HÔPITAL DE LA MONTAGNE

Du même auteur
aux Presses de la Cité

Alerte en neurologie
La Justice en procès
Et nous vous délivrerons du mal

Henry DENKER

HÔPITAL DE LA MONTAGNE

PRESSES DE LA CITÉ
PARIS

Titre original :
KINCAID

Traduit de l'américain par Gilles Vernay

Publié avec l'accord de William Morrow and Company, Inc. New York.

ISBN 2.258.01737.8

1

— Miss... Miss Kincaid ! cria Rose Bellino de son lit, au fond de la salle de la maternité. Ça recommence. Je vous en prie, Miss Kincaid, ajouta-t-elle, sur un ton plus craintif.

Du chevet de Mrs Thorpe, Kate Kincaid jeta un coup d'œil vers Mrs Bellino :

— Un instant, j'arrive.

Mais elle continua cependant à écouter avec attention le rythme du petit cœur qui battait dans le ventre de Mrs Thorpe. Quelle que fût l'urgence de l'appel de Mrs Bellino et aussi harcelée que fût Kate, il lui fallait s'assurer d'abord de l'état de Mrs Thorpe.

Pour Kate Kincaid, c'était une dure journée. Au lieu d'un ou deux cas compliqués, ce qui est habituel en maternité, il y en avait trois et elle pressentait que celui de Mrs Bellino allait être le plus délicat de tous.

— Miss, cria de nouveau Mrs Bellino. Miss Kincaid !

— Je viens !

Kate se précipita vers cette femme rondelette, aux cheveux bruns, qui avait déjà accouché quatre fois sans problème, mais dont la cinquième grossesse paraissait plus difficile : elle souffrait d'hypertension depuis quelques années, ce qui la prédisposait aux complications.

« Foutu docteur Morse ! » pensa Kate.

Il aimait bien faire *table rase* (comme disaient certains médecins) le jeudi. En d'autres termes, il s'arrangeait pour que toutes les femmes enceintes du service accouchent ce jour-là, afin qu'elles commencent à se rétablir le lendemain matin, vendredi, ce qui lui permettait d'être tranquille le week-end.

A cet effet il prescrivait de la Pitocine, un médicament qui hâtait la délivrance. Il ne se préoccupait pas des risques que cela faisait courir aux patientes : l'important était de faire *table rase.*

Deux fois déjà, Kate avait eu l'occasion de se plaindre à la commission médicale, qui n'avait pas donné de suite.

Epuisée, soucieuse, elle ramena en arrière la longue mèche de cheveux blonds qui lui tombait sur les yeux chaque fois qu'elle était énervée. Elle s'appliqua cependant, dans l'intérêt de sa patiente, à paraître calme. Posant le pavillon métallique de son stéthoscope sur le ventre bombé de Mrs Bellino, elle écouta les battements de cœur du fœtus.

Elle voulait vérifier que les décélérations correspondaient aux contractions de la mère. Elle écouta avec soin et ce qu'elle entendit ne lui plut pas. Le cœur du bébé réagissait et ralentissait bien, mais après et non pendant les spasmes. Or, des décélérations tardives pouvaient s'avérer inquiétantes pour la vie de la mère comme pour celle de l'enfant.

Kate courut au téléphone pour faire appeler le docteur Alfred Morse : elle voulait qu'il vienne la rejoindre au chevet de Mrs Bellino aussi vite que possible. Puis elle s'occupa de nouveau de Mrs Thorpe, qui avait déjà eu deux enfants mort-nés mais ne semblait pas pour autant manquer de courage. De toute façon, Kate en voulait à Morse d'avoir mis la jeune femme sous Pitocine. « Pour faire *table rase,* naturellement, le salaud ! »

Il y avait aussi Mrs Theresa Nolan, plutôt jeune, catholique pratiquante et qui avait déjà accouché sept fois. Médicalement parlant, c'était une grande multipare, mot qui désigne une femme ayant porté cinq enfants ou plus. Le fait que la Pitocine provoque fréquemment des complications chez les grandes multipares aurait dû constituer un avertissement pour le Dr Morse. Il l'avait néanmoins prescrite et, en tant qu'infirmière de garde, Kate Kincaid ne pouvait qu'obéir aux instructions du médecin. Elle palpa doucement le ventre de Mrs Nolan pour s'assurer qu'il n'était pas douloureux au toucher. Elle contrôla aussi le rythme cardiaque du bébé : s'il avait ralenti, c'était signe que l'enfant souffrait d'une mauvaise réaction à la Pitocine, laquelle pouvait causer des lésions ou même la mort. Les battements de cœur du bébé semblaient être un peu moins rapides que la normale. Mais le toucher n'était pas douloureux pour la mère. Kate décida d'attendre. « Mais que fiche Morse, bon sang ? » fulmina-t-elle. Quand le jeune et arrogant médecin se décida enfin à paraître, sa colère était telle qu'elle ne chercha pas à la dissimuler.

— Pouvez-vous examiner Mrs Bellino, docteur ?

— Bellino ? demanda Morse, comme s'il s'agissait d'un nom qu'il n'avait jamais entendu.

— La malade qui fait de l'hypertension. Celle qui est dans le lit près de la fenêtre, lui rappela Kate d'un ton mordant.

Elle précéda Morse jusqu'au chevet de Mrs Bellino.

— Que se passe-t-il ? demanda Morse.

— Décélération tardive du rythme cardiaque du bébé, énonça Kate.

— Ce n'est pas une raison pour vous conduire en hystérique, lui dit Morse, vexé de recevoir un conseil d'une infirmière, comme de quiconque lui était inférieur dans la hiérarchie de l'hôpital.

Il sortit son stéthoscope, en appliqua le pavillon métallique, rond et froid, sur le ventre de Mrs Bellino.

— Il semblerait que nous ayons quelques petites douleurs, n'est-ce pas ?

Angoissée et couverte de sueur car elle connaissait les dangers que lui faisaient courir les efforts qu'elle faisait pour mettre son enfant au monde, Mrs Bellino répliqua :

— Je ne sais pas si vous, vous avez mal, docteur, mais en ce qui me concerne *moi*, oui, j'ai mal.

— Bah ! vous vous êtes déjà trouvée assez souvent dans cette situation pour savoir qu'il y a toujours quelques douleurs...

Morse repéra les battements de cœur du bébé, les écouta un moment, sourit machinalement, puis déclara :

— Bien, tout va très bien. Dans quelques heures vous serez maman une nouvelle fois, maman d'un beau bébé bien portant.

En se retournant, il découvrit le joli visage de Kate empreint d'une expression de défi. Devant la désapprobation qu'il y lisait, il ordonna sèchement :

— Venez avec moi, Miss.

Depuis le jour où elle avait refusé de l'accompagner en week-end, il ne l'appelait plus jamais par son nom, se contentant de lui dire « Miss ».

Kate le suivit, considérant qu'il valait mieux pour les malades que cette discussion se déroule hors de leur champ. A la porte de la salle de travail, Morse se retourna si brusquement qu'elle se cogna à lui.

— Excusez-moi, dit-elle.

— Quel est le problème, Miss ? dit Morse. Puisque problème il semble y avoir...

— Vous ne vous êtes rendu compte de rien ?

— De quoi aurais-je dû me rendre compte ? demanda Morse, en colère.

— Les décélérations tardives.

— Il n'y en a pas eu une seule pendant que j'auscultais, affirma Morse.

— Bien sûr qu'il n'y en a pas eu ; vous n'avez pas pris suffisamment de temps, accusa Kate.

— C'est à moi de juger du temps nécessaire pour détecter les décélérations, répliqua Morse, furieux. Je n'ai pas à recevoir mes instructions d'une infirmière.

Bien que plus jeune que ce médecin autoritaire, elle osa lui répondre :

— Je me souviens du jour où Miss Curzon a été obligée de vous montrer comment introduire l'aiguille pour une intraveineuse. Cette fois-là non plus, vous ne vous y étiez pas bien pris.

— Que signifie exactement ce « non plus » ? Est-ce que vous cherchez à insinuer qu'à l'instant je n'ai pas fait ce qu'il fallait ? demanda Morse.

— J'insinue qu'il vaudrait mieux pour la patiente que vous partiez en week-end aujourd'hui, au lieu d'attendre jusqu'à demain après-midi, dit Kate, en levant la tête pour bien fixer son interlocuteur dans les yeux.

Kate Kincaid était impressionnante dans son uniforme de nylon immaculé et ce malgré sa petite taille, à peine un mètre soixante, et sa jeunesse : elle n'avait pas encore fêté son vingt-septième anniversaire.

Elle avait une silhouette juvénile, bien faite, avec des seins ronds et la taille fine. Bien que chaussées de talons plats, ses jambes étaient suffisamment jolies pour attirer le regard des hommes, lorsque ceux-ci n'étaient pas occupés à admirer son visage.

Elle ne tirait pas une fierté particulière de sa beauté. Lorsqu'on l'avait assignée pour la première fois à la maternité, un réalisateur de télévision était venu à la recherche d'une infirmière jeune et séduisante pour tourner dans un film publicitaire. Kate avait refusé catégoriquement : vanter des produits d'hygiène féminine intime ne correspondait pas à l'idée qu'elle se faisait de sa profession.

Impressionnante au premier abord, Kate pouvait devenir franchement intimidante lorsqu'elle était en colère, ce qui était le cas.

Morse ne répondit pas, mais partit à grands pas dans le couloir. Arrivé au poste de garde, il prit le téléphone, appela le standard et fit rechercher la surveillante principale.

— Miss Curzon, Katherine Kincaid, une de vos infirmières, vient de m'insulter grossièrement. J'exige des excuses ; sinon, je porte plainte contre elle auprès du conseil de discipline !

Habituée aux jeunes médecins, dont la vanité semblait directement proportionnelle à leur manque d'expérience, Miss Curzon répondit seulement :

— Je m'en occupe tout de suite.

— Il y a intérêt ! dit Morse, en raccrochant.

Il regarda la pendule murale : seize heures quinze. Encore deux heures de garde et il serait libre de partir pour la montagne en compagnie d'une jeune infirmière qui venait d'obtenir son diplôme et allait ainsi commencer son apprentissage sur le tas...

Miss Curzon, qui avait d'autres obligations plus urgentes, ne se rendit pas tout de suite à la salle de travail. Elle y aurait trouvé Kate Kincaid au chevet de Mrs Bellino, à côté du docteur Walter Irving. Celui-ci palpa soigneusement le ventre de la future mère, puis chercha délicatement les battements de cœur du bébé.

Le docteur Irving était un petit homme fluet, aux cheveux blancs ; son visage très doux et son attitude bienveillante encourageaient les patientes à se confier à lui. Il se montrait particulièrement sensible aux soucis et aux inquiétudes des jeunes femmes enceintes, qui étaient pour lui ses filles plutôt que ses patientes. Cette sollicitude explicable par l'inaptitude de sa femme à mettre au monde un enfant viable, n'avait fait que croître depuis que Mrs Irving était morte, trois ans auparavant, d'un cancer.

Kate avait appris à bien connaître le docteur Irving lorsqu'elle s'était occupée de son épouse pendant la phase terminale de la terrible maladie qui l'avait emportée. Depuis, c'est toujours lui qu'elle faisait venir lorsqu'elle voulait solliciter un second avis, et il répondait toujours à son appel.

Le petit homme se détourna de Mrs Bellino et dit à voix basse :

— Il n'y a pas de doute, les décélérations sont tardives. Il faut tout de suite faire une césarienne. Je vais m'occuper de la salle d'opération ; vous, vous allez préparer la malade.

— Tout de suite, docteur. Mais avant que vous partiez, j'aimerais que vous examiniez Mrs Nolan, là, dans le lit d'à côté...

— Bien sûr. De quoi s'agit-il ?

— Une grande multipare, sous Pitocine...

— Mais qui diable... ? explosa Walter Irving, avant de se reprendre et de poursuivre avec calme : Je vais jeter un coup d'œil.

A petits pas étonnamment rapides pour son âge, le médecin aux cheveux blancs arriva près de Catherine Nolan ; puis, comme s'il disposait de tout son temps, il examina celle-ci avec soin, palpa son ventre et trouva le cœur de l'enfant qu'il écouta pendant plusieurs minutes.

— Des douleurs ? demanda-t-il à Kate.

— Seulement des contractions.

— Bon. — Irving parut rassuré. — Arrêtons la Pitocine. Tout en parlant, il s'aperçut que l'aiguille, toujours maintenue sur le bras de la patiente par du sparadrap, n'était plus insérée dans la veine. Il interrogea Kate du regard.

— J'ai pris l'initiative d'interrompre le traitement, dit celle-ci.

— Vous avez bien fait, dit Irving. Je vais en salle, restez avec Mrs Bellino jusqu'au moment où il faudra l'emmener.

Avant de partir, il ne put s'empêcher d'ajouter :

— Je n'oublierai jamais combien vous avez été gentille avec Dorine. Je n'oublierai jamais la façon dont elle vous tenait la main, le dernier jour. — Ses yeux s'embuèrent ;

il donna une petite tape sur la joue de Kate. — Je n'arriverai jamais à savoir si vous êtes plus jolie que gentille ou plus gentille que jolie, dit-il en s'éloignant rapidement.

Tandis que Kate, remplacée par une jeune stagiaire dans la salle de travail, accompagnait Mrs Bellino à la salle d'opération, le docteur Morse arriva pour faire sa visite : il espérait fermement que ce serait la dernière de la journée. Il s'approcha du lit où était couchée Mrs Nolan, en proie à des contractions, ni assez fréquentes ni assez fortes toutefois pour indiquer un accouchement imminent. En commençant à l'examiner, il s'aperçut que l'aiguille de la perfusion de Pitocine n'était plus dans la veine. En colère, il appela :

— Miss !

La jeune stagiaire arriva en courant.

— Qui a fait ça ?

— Je suis désolée, docteur, je ne sais pas. Elle était déjà retirée lorsque je suis arrivée.

— C'est encore cette garce de Kincaid ! Lorsqu'elle reviendra, dites-lui que je veux la voir immédiatement, ordonna Morse. — Réalisant qu'il serait déjà parti à ce moment-là, il modifia ses instructions. — Dites-lui que je veux des explications sur ce manquement à mes ordres lundi matin, à la première heure !

— Oui, docteur, répondit la jeune infirmière.

— Et maintenant, remettez le goutte-à-goutte en place et veillez à ce qu'il y reste.

— Oui, docteur.

— Maudites infirmières, marmonna-t-il. Dès qu'elles prennent un peu d'expérience, elles se donnent de l'importance et n'en font plus qu'à leur tête.

Il quitta la salle sans finir sa visite, grommelant toujours contre les infirmières et leur manque de discipline.

A l'étage supérieur, dans la salle d'opération, le docteur Irving et une équipe rassemblée en hâte pratiquaient une césarienne, qui se déroula heureusement sans problème. Après avoir sorti l'enfant, Irving l'examina avec attention et, sur les apparences, le jugea normal. Il le tendit à Kate pour que celle-ci le soumette au test d'Apgar.

— L'Apgar est bon...

En disant cela, Kate échangea avec Irving un regard qui en disait long : le placenta n'avait pas aussi complètement adhéré à la paroi utérine qu'il l'aurait fallu ; peut-être le bébé n'avait-il pas reçu tout l'oxygène dont il avait besoin.

— Espérons qu'il continuera à être bon, dit Irving.

Chez les bébés qui avaient souffert de décélérations tardives, les troubles neurologiques mettaient parfois plusieurs mois à se manifester.

Les épaules courbées par l'âge et les soucis personnels, le petit chirurgien quitta la salle d'opération d'un pas devenu lourd et en marmonnant :

— Ah ! Ces jeunes médecins ! Ils n'ont pas de temps à perdre, mais de l'arrogance, ils en ont à revendre.

En principe, Kate Kincaid devait terminer son service à seize heures. La pendule de la salle d'opération indiquait seize heures dix-sept. Encore un coup d'œil à la salle de travail et elle serait libre. Libre de rentrer chez elle, de prendre un bain prolongé, et peut-être même de faire une petite sieste avant de se préparer en vue de la soirée qu'elle allait passer en compagnie d'Howard. Le dîner d'abord, puis cette pièce qui s'annonçait comme le clou de la saison théâtrale. Kate se promettait d'y prendre plaisir, ne serait-ce que comme détente après sa journée agitée. Et puis elle aimait bien être avec Howard. A trente ans et quelque, Howard Brewster, avocat, avait l'enthousiasme d'un étudiant frais émoulu de la faculté. Il adorait son métier et chaque affaire était pour lui une nouvelle aventure ; d'ores et déjà, on pouvait dire qu'il avait devant lui un avenir professionnel des plus prometteurs.

Tout cela faisait de lui un homme à marier très convenable et hautement recherché — ce qu'il ne manquait jamais de rappeler à Kate. Il ne voyait vraiment pas pourquoi elle continuerait d'exercer un métier aussi astreignant puisque bientôt il aurait les moyens de l'épouser, de l'installer dans une belle maison en dehors de la ville et de lui assurer une vie confortable, peut-être même un jour luxueuse. Et bien qu'elle se dérobât fréquemment, Howard était certain qu'un jour prochain, très prochain, elle dirait oui.

A la fin d'une journée aussi difficile que celle-là, Kate n'était pas loin de se rallier au point de vue d'Howard.

Peut-être penserait-elle différemment après son bain et sa sieste mais en cet instant précis, alors qu'elle s'en retournait vers la salle d'opération, elle aurait dit oui à Howard, et sans hésiter.

Dès qu'elle eût passé la porte, elle s'aperçut que Mrs Van Cleave et Mrs Benthal avaient toutes deux été emmenées en salle d'accouchement ; la délivrance avait peut-être même déjà eu lieu. Il y avait une nouvelle patiente dans le lit du fond. Quant à Mrs Nolan, non seulement elle était encore là, mais elle semblait en proie à des douleurs qui ne ressemblaient en rien à celles causées par les contractions de l'enfantement. Kate courut jusqu'à son lit ; la première chose qu'elle vit fut le goutte-à-goutte de Pitocine qui avait été remis en place. Elle le débrancha et écouta les battements de cœur du bébé, qu'elle trouva désordonnés. Ayant demandé à Mrs Nolan de lui décrire ce qu'elle ressentait, Kate comprit vite qu'il s'agissait d'un hématome rétroplacentaire susceptible d'entraîner une hémorragie chez la mère, et la mort de l'enfant.

Elle se précipita au téléphone et fit appeler le docteur Irving. Par chance, la standardiste put le rattraper au moment où il montait dans sa voiture. Quelques minutes plus tard, le vieux médecin, après un examen rapide et habilement mené, aboutissait à la même conclusion que Kate : il fallait opérer sur-le-champ. L'hémorragie avait peut-être même déjà commencé.

— Nom d'un chien ! s'exclama-t-il. Qui l'a remise sous Pitocine ?

— C'est un ordre du docteur Morse, expliqua la jeune stagiaire, tout émue et tremblante. Il était furieux.

— La prochaine fois que je le verrai, je lui montrerai ce qu'est un homme vraiment furieux. Mettez la patiente sur un chariot et en route pour la salle d'opération !

Abandonnant tout espoir de bain chaud, de sieste et de soirée plaisante avec Howard, Kate accompagna Mrs Nolan. Une fois dans la salle, elle resta à observer le docteur Irving qui tentait de conjurer la menace planant sur Mrs Nolan et son bébé. Il travaillait vite et bien de ses doigts marqués par l'âge, et réussit à stopper l'hémorragie. Malheureusement, il n'était plus possible de sauver l'enfant.

Près de deux heures plus tard, le docteur Irving quitta

la table d'opération et se laissa lourdement tomber sur le tabouret qui occupait l'angle de la salle. Un profond soupir où se mêlaient l'épuisement et un sentiment d'impuissance s'échappa de sa poitrine. La pénurie d'oxygène de dernière minute était seule responsable de la mort du bébé.

Du doigt, Irving fit signe à Kate de le rejoindre. Lorsqu'elle fut assez près, il lui chuchota à l'oreille :

— Je vais aller en personne devant la commission de supervision et je vais lui tanner le cuir, à ce petit salaud. J'en ai plus qu'assez de ces prétentieux qui croient que la médecine a été inventée pour leur convenance et leur plus grand profit. Vous m'entendez, Katie : ensemble, nous allons mettre fin à ce genre de pratiques !

— Certainement, docteur. Mais ne croyez-vous pas qu'il est temps maintenant de rentrer chez vous pour vous reposer ? fit-elle en lui épongeant le front avec une compresse de gaze.

— A la maison ? Pour quoi faire ? Dorine n'y sera pas. Il n'y aura personne. Mais oui, je vais rentrer, bien sûr que je vais rentrer. Où donc pourrais-je aller... ?

Ce fut la dernière fois que Kate vit le docteur Walter Irving vivant. Il mourut cette nuit-là, dans son sommeil, à l'âge de soixante-neuf ans.

2

La semaine suivante, lorsque l'affaire de la mort du bébé Nolan vint devant la commission hebdomadaire, il n'y eut personne pour contredire la version donnée par Morse de l'événement.

Kate Kincaid proposa de fournir des renseignements, mais le médecin qui présidait refusa son témoignage. Il pensait avoir affaire à une infirmière rancunière qui cherchait à se venger d'un jeune interne dont les manières frisaient certes l'incorrection. Mais de là à qualifier ce manque de civilité de « faute professionnelle »... Voyant que Kate s'obstinait, Miss Curzon voulut la mettre en garde :

— Ça ne servira à rien. Vous savez très bien qu'ils ne donneront jamais raison à une infirmière contre un médecin.

Ce soir-là, après que Morse eût été totalement blanchi du moindre soupçon de négligence, Kate dîna avec Howard. Au beau milieu du repas, elle posa tout à coup violemment son verre sur la table et déclara :

— Au diable cette foutue profession ! Je ne vais pas contribuer à servir de souffre-douleur à des médecins dont la principale préoccupation dans l'existence est de se serrer les coudes. Si le docteur Irving était encore vivant, il ne les laisserait pas faire.

— Katie, ma chérie, je comprends exactement ce que tu éprouves. Cela nous arrive souvent dans les affaires de justice : nous savons que nous sommes au service d'une juste cause, mais comme nous n'avons pas de témoin pour le prouver, nous perdons. Nous avons appris que le mieux à faire, en l'occurrence, c'est d'oublier les affaires qu'on ne peut gagner pour se tourner vers celles où un résultat est possible.

— Un bébé parfait, protesta Kate. Il était fait pour vivre.

— Je sais, je sais, chercha à la consoler Howard.

— Ramène-moi chez moi, chéri !

— Mais nous n'avons même pas commencé à dîner...

— Ramène-moi à la maison, répéta-t-elle.

Il la connaissait suffisamment pour comprendre qu'il fallait lui céder.

Ils roulaient en direction de chez Kate, lorsque Howard s'aperçut que la jeune femme pleurait silencieusement.

— Chérie, qu'est-ce que tu as ? demanda-t-il.

Elle continua à pleurer en silence. Puis, après s'être essuyé les yeux du revers de la main, elle dit doucement :

— Je suis désolée, mon chéri, d'avoir gâché ta soirée, mais je ne l'ai pas fait exprès. Je revois toujours ce petit corps parfaitement formé, inerte entre mes mains, alors que le bébé aurait dû être en train de hurler de tous ses poumons et de se servir de ses petits muscles tout neufs pour agiter les bras et les jambes dans tous les sens. Si Morse croit qu'il va s'en tirer comme ça !

— Que veux-tu dire ? demanda Howard, en arrêtant la voiture.

— Demain, j'irai directement voir le docteur Minter.

— Le chef des internes ?

— Oui ! Je vais lui rapporter la dernière chose que Walter Irving m'a dite. Cela le forcera à agir !

— Katie, mon chéri, mon amour, si tu m'aimes un peu, si tu me fais un peu confiance, n'y va pas ! Dis-toi plutôt que c'est le moment ou jamais de lâcher. Nous allons nous marier, dans un mois, dans une semaine, même demain si tu veux. Tu pourrais t'occuper à chercher une maison, à faire des projets pour la meubler, au lieu de te laisser miner par quelque chose que l'on ne peut plus changer.

Kate gardait le silence.

— Même si Minter te croit et réunit le conseil de discipline, est-ce que cela ramènera le bébé Nolan à la vie ?

— Non, fut-elle obligée d'admettre.

— Alors à quoi cela aura-t-il servi ?

— Il y a quelque part d'autres Mrs Nolan sans méfiance,

qui mettront leur vie entre les mains de Morse, simplement parce qu'il est médecin. Il y aura d'autres bébés Nolan, d'autres bébés mort-nés.

— Tu n'y peux rien, dit Howard.

— J'ai le devoir d'essayer, affirma-t-elle.

Howard connaissait bien cette rage froide qui s'emparait toujours d'elle lorsqu'elle avait été le témoin d'une injustice. Il la serra contre lui et l'embrassa tendrement :

— Voilà l'une des choses que j'aime en toi, Katie. Tu ne te mets en colère que lorsque cela en vaut la peine. Et quand tu t'y mets, tes yeux bleus deviennent plus bleus et ton joli visage plus décidé. Agis selon ta conscience : je te soutiendrai jusqu'au bout.

Bradley Minter avait coutume de s'asseoir tout au bord de son fauteuil tournant, penché vers ses patients qu'il scrutait à travers ses épais verres à double foyer. Tandis qu'il se renseignait sur leur passé médical et les symptômes qu'ils présentaient, son visage hâlé irradiait une chaleur amicale qui rassurait les malades et les encourageait à s'exprimer librement.

Sa posture et son attitude étaient les mêmes lorsqu'il avait affaire au personnel de l'hôpital. Ce matin-là, c'est vers Kate qu'il se penchait alors que la jeune femme lui racontait ce qui s'était passé dans la salle de travail, le soir où Mrs Nolan avait accouché d'un bébé mort-né.

— Docteur, je suis certaine que Mrs Nolan n'aurait pas eu d'hématome rétroplacentaire et que le bébé ne serait pas mort si Morse n'avait pas rétabli la perfusion. C'était plus qu'une faute, c'était stupide. Je regrette d'avoir à le dire, c'était stupide et arrogant !

Minter hocha la tête d'un air grave pour indiquer combien il prenait l'affaire au sérieux :

— Miss Kincaid, il faut que je pousse l'enquête. Tout seul, discrètement. Inutile de provoquer un scandale si nous pouvons l'éviter.

— Aussi longtemps que vous ne chercherez pas à étouffer l'affaire, lança Kate en guise d'avertissement.

Minter ajusta ses lunettes et la fixa d'un air courroucé.

— Excusez-moi ! se hâta-t-elle de dire. Je sais que ce n'est pas votre genre.

— Et soyez prête à témoigner si nécessaire, dit Minter, en mettant ainsi fin à l'entretien.

Deux jours plus tard, Kate s'entendit appeler par les haut-parleurs au moment où elle allait prendre son service. Elle se rendit au téléphone, pensant que c'était Howard qui voulait lui signaler une nouvelle maison à vendre. C'était le docteur Minter, qui la convoquait d'urgence dans son bureau.

— Miss Kincaid, je me suis un peu renseigné. J'ai même parlé au docteur Ahmanson, chef du service obstétrique. Il m'a assuré qu'il y avait des précédents à l'utilisation de la Pitocine chez les grandes multipares et que les risques encourus ne suffisaient pas à interdire son emploi. Il m'a dit qu'il fallait être prudent. Mais c'est à peu près tout. De fait, toute question de faute professionnelle se trouve éliminée.

— Dans l'intérêt même de cet hôpital, docteur Minter, il faudrait faire quelque chose au sujet de Morse avant qu'un accident plus grave ne se produise ! insista Kate.

— Si son propre patron dit que ce n'est pas une faute professionnelle... Que voulez-vous que je fasse ? Sans preuve... rien.

— Sans preuve ? répliqua Kate. Il n'y a qu'à examiner les anciennes pancartes [1] du service de gynéco-obstétrique... Il n'y a qu'à noter la fréquence avec laquelle il prescrit la Pitocine le jeudi en fin de journée ou tôt le vendredi matin. Cela devrait suffire comme preuve.

— Je l'ai fait, *malheureusement,* dit Minter en prenant un air peiné...

— *Malheureusement ?* répéta Kate, intriguée.

— Morse a appris que j'avais demandé les pancartes et il est venu me trouver en exigeant des explications. J'ai bien peur que tout cela prenne un assez vilain tour.

— Que voulez-vous dire ?

— Tout simplement que, lorsque Morse a quitté mon bureau, c'est *lui* qui menaçait de porter plainte contre *vous,* révéla Minter.

1. Pancarte : terme utilisé par les professionnels pour désigner les feuilles affichées au pied des lits et où figurent la température du malade ainsi que les prescriptions.

— Porter plainte contre *moi* ? Parce que j'ai essayé de l'empêcher d'assassiner un bébé ? Eh bien, qu'il porte plainte, je l'attends de pied ferme !

— Pas moi. Je souhaite que cette affaire cesse le plus vite possible. Il ne peut rien en sortir de bon. Pour personne. Ni lui, ni vous.

— Je n'ai rien à craindre ! s'insurgea Kate.

— Si cette affaire vient à être portée devant une instance supérieure, ce sont des médecins et non des infirmières qui jugeront. Et ce n'est pas la première fois que vous aurez le dessous, dans un conflit avec un interne. Miss Kincaid, Kate, dit-il en se penchant encore plus en avant pour lui tapoter la main. J'ai une fille plus âgée que vous. Je peux donc vous parler en père. Ecoutez-moi et oubliez cette pénible histoire qui appartient déjà au passé. Nos patients nous attendent. C'est à eux que nous devons consacrer notre énergie. Tout le monde peut se tromper, médecins, infirmières... L'erreur est humaine. Suivez mon conseil, laissez tomber tout ça.

Vers la fin de la journée, Miss Curzon — qui connaissait bien son équipe — s'arrangea pour être seule avec Kate au foyer des infirmières :

— Vous avez parlé à Minter ? J'espère que vous allez faire ce qu'il vous a dit.

— Mais c'est injuste, parfaitement injuste, répliqua Kate avec vivacité.

— Je suis la première à le savoir, acquiesça Miss Curzon. Cela fait trente ans que j'ai maille à partir avec les internes. Il faut leur apprendre à pratiquer des actes médicaux que nous-mêmes n'avons pas le droit d'exécuter. Parfois d'ailleurs, on le fait — clandestinement — parce que ces jeunes gens inexpérimentés n'y arrivent tout simplement pas. Puis nous les voyons obtenir leur diplôme et chercher à nous en imposer. Il est arrivé plus d'une fois que j'aie envie de dire à un médecin : « Ecoute, mon petit, je me rappelle le temps où, si ta vie en avait dépendu — ou, pire, celle de ton patient —, tu n'aurais pas été capable de trouver la veine où piquer. » Je comprends donc ce que vous éprouvez au sujet de Morse. Mais là où Minter a absolument raison, c'est que c'est à vous et à vous seule que vous allez attirer des ennuis.

La mauvaise humeur de Kate n'avait cessé de croître

depuis son entretien avec le docteur Minter. Ce fut donc d'une voix tranchante qu'elle répondit :

— C'est justement à cause de ce que vous venez de me dire, Miss Curzon, dans l'intérêt de toutes les infirmières de l'hôpital et de toutes celles qui nous succéderont, que j'en fais une question de principe ; une infirmière a sa dignité ; elle a droit au respect. On ne peut pas continuer à laisser les médecins nous traiter comme ils nous traitent, en ne tenant aucun compte de nos années d'études et en s'entêtant à commettre des erreurs que l'on aurait facilement pu éviter !

— Vous savez, ma petite Kate, dit tristement Miss Curzon, de mon temps les études étaient moins poussées et nous étions obligées de dire « amen » aux sottises de tous les médecins. C'est une mauvaise habitude dont je n'ai probablement pas su me défaire. Mais si vous voulez essayer de vous battre, je serai de votre côté. Je ne peux pas vous promettre que vous allez gagner, mais moi, je ferai de mon mieux. C'est bien le moins quand il s'agit d'une de mes filles. Car c'est comme cela que je vous considère toutes, avoua-t-elle en souriant. Blanches ou noires, et d'où que vous veniez, vous êtes toutes mes filles. Mais vous avez raison, vous méritez d'être mieux traitées que ne l'a été ma génération. Alors, allez-y !

***

— Katie, ma douce, je t'en supplie, laisse tomber, insista Howard, assis avec elle à une table de leur restaurant français favori.

Grand garçon d'un mètre quatre-vingts aux cheveux bruns, sa carrure d'athlète et sa musculature témoignaient de sa carrière de sportif ; bien que forcé, maintenant, de passer de longues nuits penché sur des livres de Droit, il ne s'était jamais laissé aller : il se rendait à son bureau en faisant du jogging et montait à pied, quatre à quatre, les quatorze étages de l'immeuble. Un souvenir de lycée le hantait toujours : celui de son entraîneur, mort brusquement à quarante-quatre ans. Il avait donc décidé de ne pas risquer le sort que connaissent certains athlètes qui abandonnent brutalement la compétition.

Howard avait un visage mince et énergique ; sans être

beau, il était agréable à voir. Bien qu'ayant besoin de lunettes pour lire, il n'acceptait pas d'en porter régulièrement ; elles lui donnaient pourtant un air d'intellectuel qui correspondait mieux à son véritable personnage.

— Il faut que quelqu'un ait enfin le courage de se dresser dans cet hôpital et de dire la vérité au sujet de Morse ! s'obstina Kate.

— Kate, n'importe quel avocat te dira que l'on se fait plus de mal que de bien en se battant pour une cause qui vous touche de trop près — même si l'on a raison et même si l'on passe pour quelqu'un de généralement impartial.

— Sur le plan médical, c'est moi qui ai raison et il faudra bien qu'ils l'admettent !

— Sur le plan médical, oui, mais tu vas devenir une menace professionnelle pour tous les médecins. Chacun d'eux se dira intérieurement : « Si je donne raison aujourd'hui à cette jeune et audacieuse infirmière, demain c'est peut-être moi qu'une autre infirmière traînera devant une quelconque instance, pour exposer mes éventuelles erreurs de jugement. » Ils n'oseront pas prendre parti pour toi.

Le docteur Minter trouva la note que Katherine Kincaid avait glissée sous sa porte, en regagnant son bureau après la visite du matin dans son service. En termes courtois mais fermes, elle demandait à être entendue par le conseil de discipline dans l'affaire qui concernait le docteur Morse et la mort du bébé Nolan.

« Qu'est-ce qui peut bien pousser une jolie jeune femme, parfaitement compétente et qui a toute sa carrière devant elle, à toujours aller au-devant des difficultés ? » se demanda-t-il. En y réfléchissant, il dut admettre que c'était justement parce qu'elle était si compétente et parce qu'elle avait de si bons principes qu'elle se compliquait la vie.

Il demanda à sa secrétaire de faire des photocopies de la note de Kate et d'en envoyer un exemplaire à tous les médecins, hommes ou femmes, susceptibles de siéger au conseil.

Il reçut quatre réponses dans l'après-midi ; aucune par écrit, toutes téléphonées et sur un ton confidentiel :

— Brad, est-ce que tu te rends compte de ce qui arriverait si cette réunion se tenait et que cela se sache ? Non seulement les Nolan poursuivraient l'hôpital en dommages et intérêts, mais chacune des femmes qui ont accouché ici d'un enfant mort-né nous ferait un procès. Nous ne pouvons nous exposer de cette façon. Je ne siégerai pas : il n'en est pas question.

En fin de journée, Minter savait ce qu'il lui restait à faire, mais les mots lui manquaient. Après avoir longuement médité, il dicta une lettre. Le lendemain matin, il la corrigea. Tard dans la soirée, il relut la nouvelle version et la signa. Elle disait :

« Chère Ms Kincaid [1],

« A l'issue de discussions longues et intensives avec mes « confrères du conseil de discipline, il nous a paru que « les déclarations contenues dans votre lettre ne constituaient pas une raison suffisante pour la convocation « d'une réunion. Sincèrement à vous,

Bradley Minter. »

La lettre attendait Kate au bureau des infirmières. Elle la lut et la froissa d'un geste rageur. De la cabine téléphonique de l'étage, elle téléphona à Howard qui l'écouta avec indulgence avant de déclarer :

— Eh bien, que peux-tu faire de plus ? Rien, n'est-ce pas ?

En fait, il se sentait très soulagé : en agissant, Kate s'était libérée de ce qui la minait, et elle allait sans doute se calmer. Peut-être serait-elle même suffisamment déçue pour envisager le mariage plus sérieusement qu'elle ne l'avait fait jusqu'alors.

— Si seulement..., commença-t-elle.

— Katie, il n'y a pas de « si seulement », interrompit-il fermement. Le conseil de discipline fait autorité pour ce genre de cas et ils ont dit non.

— Et le conseil d'administration ? demanda-t-elle.

— Les administrateurs ne se mêlent jamais de décisions qui ne concernent que les médecins.

Elle finit par céder après un long moment de silence, mais à regret :

1. Ms : prononcer *MIZ*. Terme inventé par les mouvements féministes américains et passé dans l'usage, désignant une femme sans précision de statut marital.

— Bon, puisque tu le dis.

— Oui, je le dis, déclara-t-il avec autorité. Maintenant rentre chez toi, fais-toi couler un bon bain chaud et détends-toi. Je te veux heureuse et souriante quand je viendrai te chercher. J'ai des projets formidables pour ce soir, des projets pour nous, si tu vois ce que je veux dire...

Il n'avait pas besoin d'être plus précis : Howard était un amant tendre, prévenant et satisfaisant.

Kate raccrocha lentement et ouvrit la porte de la cabine : le docteur Alfred Morse se tenait de l'autre côté du couloir, l'œil menaçant, visiblement furieux. Elle l'ignora et partit vers les ascenseurs. Rapidement il lui barra le chemin et, lorsqu'elle fit mine de l'éviter, l'agrippa par le bras.

— Lâchez-moi, dit-elle, en colère mais sans élever la voix pour ne pas attirer l'attention.

— A quel petit jeu croyez-vous donc jouer ? demanda-t-il.

— *Lâchez-moi !* répéta-t-elle en essayant de se soustraire à son étreinte.

— Je suis au courant de votre note à Minter, dit-il sans se préoccuper de ses protestations. Qu'est-ce que vous voulez ? Qu'est-ce que vous cherchez ? A me faire renvoyer de l'hôpital ? Ou à démolir ma carrière ?

Elle réussit à se libérer dans un dernier effort.

— Miss Kincaid, lui lança le jeune médecin, vous n'avez pas fini d'entendre parler de cette histoire !

Sourde à la menace, Kate courut pour attraper l'ascenseur.

Deux jours plus tard, elle recevait une convocation du conseil de discipline de l'hôpital. Elle était accusée d'insubordination, pour avoir désobéi délibérément aux ordres d'un médecin. En temps normal, une accusation aussi grave l'aurait inquiétée. Cette fois-là, elle l'accepta avec plaisir : ce qu'elle n'avait pu faire devant la commission de supervision elle pourrait le faire au conseil de discipline. « Morse me cherche ? Eh bien, il va me trouver ! »

— Kate, je n'ai pas l'intention de te laisser te rendre seule à cette réunion, affirma Howard avec force, dès qu'elle l'eut mis au courant.

— Miss Curzon sera là.

— Chérie, tu ne te rends pas compte de la gravité de cette affaire. En tant qu'avocat, je t'affirme que tout cela pourrait bien n'être qu'un début. Car si le conseil se prononce en faveur de Morse, celui-ci peut te poursuivre en diffamation. Aussi je t'accompagne, et c'est *moi* qui te défendrai.

— Howard, il s'agit d'une querelle médicale qui doit se régler entre gens de la profession.

— Kate, une audition, une plainte sont des affaires juridiques, même s'il s'agit d'une querelle médicale. Mais pour qui me prendrais-tu si je te laissais t'aventurer seule dans cette jungle ?

— Howard, il y a longtemps que je suis une grande fille parfaitement capable de résoudre ses problèmes. C'est toute seule que je veux affronter ce salaud prétentieux et arrogant.

— Alors, promets-moi une chose, insista Howard. Si ça tourne mal, plus mal que tu ne l'imagines, demande une suspension de séance et appelle-moi. Je lâcherai tout immédiatement et rallierai l'hôpital en moins de temps qu'il ne faut pour le dire. Tu promets ?

Voyant que c'était la seule façon de l'empêcher de venir, Kate finit par accepter :

— D'accord, c'est promis.

Le docteur Lewis Crane, qui présidait, était un homme d'âge mûr, aux tempes grisonnantes, avec des soupçons de blanc dans sa moustache soignée. Lorsqu'il entrait dans un service ou dans une salle d'attente, sa seule présence rassurait les malades : Crane était là, le grand docteur Crane. Ses confrères, eux, avaient plus de considération pour son comportement au chevet des malades que pour son sens du diagnostic ; ils lui enviaient plus ses honoraires démesurés que son taux de guérison.

Dès que Crane prit la parole, Kate eut l'impression désagréable que Morse — assis en face d'elle à la table, un sourire suffisant aux lèvres — l'avait très bien conditionné.

— Miss Kincaid, permettez-moi de préciser que la procédure en cours n'a aucun caractère personnel. Nous ne sommes réunis que pour faire la lumière sur les faits évoqués dans la plainte. Et puisque c'est le docteur Morse qui en est l'auteur, je pense qu'il est normal qu'il nous précise ses griefs.

Morse donna sa version, dans laquelle il apparaissait aussi innocent et consciencieux que possible. A l'entendre, il avait très soigneusement examiné Mrs Nolan et écouté les battements de cœur du bébé ; il savait parfaitement qu'il s'agissait d'une grande multipare et il connaissait les risques qu'il y avait à lui donner de la Pitocine. Aussi n'en avait-il prescrit qu'une petite quantité, suffisamment diluée pour que le traitement puisse être interrompu sans danger pour la mère ou pour l'enfant si le besoin s'en faisait sentir. Mais, de retour au chevet de sa patiente, il avait été consterné de découvrir que Miss Kincaid avait arrêté le goutte-à-goutte. Ayant tout lieu de prévoir un accouchement normal et sans histoire, il avait ordonné la reprise de la perfusion. Il avait pensé à faire un rapport sur la scandaleuse insubordination de Miss Kincaid, mais avait décidé, à la réflexion, de ne pas être trop dur avec elle et d'oublier toute l'histoire. Bien entendu, après la mort du bébé Nolan, il avait été forcé de porter cette triste affaire devant le conseil de discipline.

Même Miss Curzon ne put s'empêcher de jeter un coup d'œil dans la direction de Kate, en entendant un récit d'une malhonnêteté aussi flagrante.

Le docteur Crane se tourna vers Kate. De son air le plus indulgent et le plus bienveillant, il lui dit :

— Et maintenant, Miss Kincaid, nous vous laissons tout loisir de justifier votre conduite. Après tout, l'accusation portée contre vous par le docteur Morse est très grave.

Kate sentit ses mains se mettre à trembler et les garda sous la table pour dissimuler sa nervosité et sa colère. Elle regarda un instant du côté de Morse, avant de commencer :

— Docteur Crane, vous avez dit qu'il n'y avait rien de personnel dans cette affaire. Pourtant, certains traits de caractère personnels font partie du problème.

— Ce ne serait pas la première fois qu'un conflit « personnel » entre un médecin et une infirmière serait une source de problèmes, dit Crane en souriant, pour montrer qu'il soupçonnait l'existence entre Kate et le docteur Morse de relations intimes à l'issue malheureuse.

— Je faisais référence à la coutume qu'a le docteur Morse de faire *table rase* tous les vendredis, dit-elle, le visage empourpré de rage.

— Je trouve cette remarque injurieuse, interrompit Morse.

— Vous n'avez pas fini de vous sentir injurié avec ce que j'ai à dire, répliqua Kate. — Elle porta son attention sur le docteur Crane qui, bien que décidé à lui laisser la parole, affichait un scepticisme de mauvais augure quant à l'importance de ce qui allait suivre. — Certes, je ne m'attends pas à ce qu'un médecin consacre vingt-quatre heures sur vingt-quatre à ses patients. En revanche, je m'attends à ce qu'il se dévoue entièrement à leur confort, à leur sécurité et à leur santé. Jouer avec ces trois critères et faire un emploi abusif de la Pitocine aux seules fins de passer un week-end paisible, continua-t-elle en se tournant vers Morse, me paraît être un acte non seulement égoïste mais aussi et surtout impardonnable.

— C'était à *moi* de décider de prescrire de la Pitocine à Mrs Nolan ; c'était à *vous* de contrôler son état et de veiller à ce que tout se passe bien. Au moindre problème, votre devoir était de m'appeler et non d'interrompre le goutte-à-goutte !

Kate attendit la fin de l'insolente interruption du jeune médecin avant de répondre, doucement mais avec fermeté :

— Le docteur Irving a été d'accord avec moi. En fait, dès qu'il a su ce qui se passait, il en a été bouleversé. Et s'il était vivant, il serait ici aujourd'hui pour en témoigner.

— Jusqu'à quand allez-vous lui permettre de continuer, docteur Crane ? demanda Morse, en affectant un sourire. Elle peut inventer n'importe quoi et dire : « C'est le docteur Irving qui l'a dit. » Le docteur Irving est mort. Comment puis-je prouver qu'il s'agit de contre-vérités ?

Kate bondit sur sa chaise et se pencha vers Morse :

— Je ne mens pas ! C'est vrai que le docteur Irving était furieux. La vérité, c'est que lorsqu'il a su que j'avais interrompu le goutte-à-goutte, il m'a félicitée. Il a déclaré que c'était la chose à faire et, vu comment tout cela a fini, c'est lui qui avait raison et moi aussi. Ma seule erreur a été de ne pas intervenir plus tôt ; si je l'avais fait, ce bébé serait encore vivant, termina-t-elle, en se rasseyant, calmée.

— Si je vous ai bien comprise, vous dites que les événements se sont déroulés de la façon suivante : le docteur Morse a prescrit de la Pitocine par voie intraveineuse. Vous avez surveillé la patiente, puis vous avez décidé de votre propre initiative d'arrêter le traitement ; ce n'est qu'après que le docteur Irving est intervenu.

— J'ai demandé qu'on appelle le docteur Irving pour qu'il vienne s'occuper du cas de Mrs Bellino. Comme j'avais remarqué des décélérations tardives...

— Ne vous occupez pas du cas Bellino, l'interrompit Crane, il s'agit ici du cas Nolan. C'est de votre propre initiative que vous avez arrêté l'administration du médicament prescrit. Et le docteur Irving n'a donné son accord qu'après coup. C'est bien cela ?

— Oui, admit Kate.

— Eh bien ! s'exclama Crane avec réprobation. Voilà qui donne un tout autre éclairage aux choses.

— Docteur, intervint Miss Curzon, il n'y a rien dans le règlement qui empêche une infirmière de demander son avis à un médecin ancien lorsqu'elle a un doute. C'est une façon d'agir parfaitement correcte et tout à fait souhaitable : cela prouve qu'elle s'inquiète du bien-être de sa patiente.

Crane écoutait d'un air intolérant, qui montrait que rien de ce qu'elle pourrait dire ne le ferait changer d'avis :

— Vous ne m'avez pas compris, Miss Curzon. Je suis certain que personne, pas plus le docteur Morse qu'un autre, ne conteste à une infirmière le droit de solliciter une seconde opinion lorsqu'elle pense le faire dans l'intérêt de sa malade. Toutefois... — Il s'interrompit pour ménager son effet. — Toutefois, ce n'est pas ce qu'a fait Miss Kincaid. Elle a d'abord interrompu la perfusion et ce n'est qu'ensuite qu'elle a fait venir le docteur Irving. En d'autres termes, c'est de son propre chef qu'elle a contrevenu aux ordres spécifiques d'un médecin. Que le docteur Irving se soit par la suite déclaré d'accord ou qu'elle nous dise que le docteur Irving s'est déclaré d'accord...

— Il *était* d'accord, affirma Kate.

— Je vous en prie, Miss Kincaid, laissez-moi conduire ce débat, dit Crane, sur ce ton de fausse déférence que l'on destine à ceux considérés comme inférieurs dans la hiérarchie ou par l'intelligence. Ce qui est en cause ici, c'est la plainte portée par le docteur Morse : contrevenant aux ordres de celui-ci, une infirmière a interrompu une médication prescrite, faisant ainsi passer sa propre opinion avant celle du médecin traitant. Ce conseil se trouve donc placé devant une situation extrêmement grave.

— Et un fait tout aussi grave, qui est le suivant, énonça

Kate. Parce qu'un médecin trop pressé de faire *table rase* ordonne de la Pitocine à tort et à travers, un enfant est mort, qui avait le droit de venir au monde vivant et en bonne santé. Et une femme subit le traumatisme émotionnel provoqué par cette tragédie. Pensez à Mrs Nolan !

D'un geste vif, Kate Kincaid repoussa sa chaise en arrière et quitta la salle. Miss Curzon courut derrière elle dans le couloir :

— Kate, ce n'est pas le moment d'abandonner !

— A quoi servirait-il de me battre ? L'opinion de Crane est déjà faite et les autres se rallieront à son point de vue, vous le savez bien ! dit-elle, en se dirigeant vers l'ascenseur qui la remènerait à la maternité, où elle reprendrait son travail jusqu'à ce que l'on ne veuille plus d'elle.

Miss Curzon réintégra la salle au moment où le docteur Morse expliquait :

— C'est ainsi qu'en arrêtant comme elle l'a fait la Pitocine et en m'obligeant à remettre en route la perfusion, elle a modifié mon plan de traitement soigneusement préparé, d'où ce résultat des plus regrettables. Nous ne serions pas ici aujourd'hui si Miss Kincaid n'avait pas enfreint mes ordres.

Crane indiqua d'un signe de tête qu'il approuvait la présentation de l'affaire faite par Morse.

— Docteur, Messieurs... ! s'insurgea Miss Curzon. J'aimerais être entendue avant que vous preniez votre décision. Je n'ai pas besoin de vous exposer les difficultés que nous rencontrons de nos jours pour pourvoir cet hôpital d'un personnel infirmier qualifié. Je passe la moitié de mon temps à rechercher des jeunes femmes qui possèdent les diplômes et l'éducation professionnelle nécessaires. Mais le temps des infirmières-automates est passé. Si l'on veut qu'elles soient fières de leur métier, il faut accorder de la valeur à leurs opinions.

— Miss Curzon, comment pourriez-vous décrire la conduite de Miss Kincaid, autrement qu'en la qualifiant de violation flagrante des ordres d'un médecin ? lui lança Crane sur un ton de défi.

— A mon avis, Messieurs, répliqua Miss Curzon, dont le visage, habituellement pâle, s'empourpra sous ses cheveux gris, la réponse est très facile. Pour une simple question de forme du règlement, vous allez priver cet hôpital d'une infirmière très appréciée, d'une jeune femme dont je projetais de faire mon assistante, pour qu'elle me succède lorsque je partirai. Il est exact qu'elle a enfreint les ordres qu'elle avait reçus. Mais c'est elle qui avait raison et le médecin qui avait tort ! Tout comme il avait tort au sujet de Mrs Bellino : il n'a pas remarqué les décélérations tardives, à la différence de Miss Kincaid. Le docteur Irving...

— Si nous cessions de parler du docteur Irving ? intervint Crane. Je regrette qu'il ne soit pas là pour témoigner, mais c'est un fait, nous n'y pouvons rien.

— Il existe une main-courante à l'hôpital, docteur, répondit Miss Curzon sans se laisser intimider. Elle montre que le docteur Irving a lui aussi noté les décélérations tardives. C'est à ce moment-là — et avant qu'il n'en résulte de plus graves conséquences pour le bébé — qu'il a expédié Mrs Bellino en salle d'opération et qu'il a pratiqué une césarienne. Ce qui prouve bien que c'est Miss Kincaid qui avait raison, au sujet des battements de cœur du bébé, et non le docteur Morse. Si Miss Kincaid n'avait pas fait appeler le docteur Irving, le bébé aurait pu souffrir de lésions cérébrales. — Elle se leva. — Si vous prenez des sanctions contre cette infirmière intelligente et dévouée, sous prétexte qu'elle a agi au mieux des intérêts de ses patientes, vous porterez un grand préjudice à notre hôpital et à la médecine en général.

Crane était visiblement embarrassé et perplexe ; il tirailla à nouveau sa moustache, fronça les sourcils et se tourna vers ses confrères :

— Votre avis, Messieurs ?

Wesley Rossiter, un homme plus jeune que Crane, également spécialiste en gynécologie-obstétrique, prit la parole le premier :

— J'ai été formé par Irving, dont j'ai été l'assistant pendant cinq ans avant de m'établir. Je le connaissais mieux que personne : la façon dont Kincaid rapporte ce qu'il a dit et fait me paraît correspondre exactement aux réactions que je lui ai connues. S'il était ici aujourd'hui, il défendrait cette jeune femme avec éloquence et énergie. Malheureusement, ce n'est pas le cas. Et il faut que nous prenions une décision. Je vais donc vous dire jusqu'où je suis disposé à aller : officiellement, pour l'exemple et le respect de la forme, j'infligerais un très léger blâme à Miss Kincaid.

Après quoi j'estime que chacun de nous devrait lui présenter ses excuses pour avoir été obligé d'agir ainsi. C'est une excellente infirmière : je lui confierais n'importe lequel de mes malades sans la moindre inquiétude. Si ce conseil vote une mesure plus sévère, quelle qu'elle soit, je m'y opposerai et rendrai publique mon objection. Me suis-je exprimé de façon suffisamment claire ?

Tout au long de l'intervention de Rossiter, l'irritation de Crane n'avait fait que croître.

— Bon, finit-il par concéder, s'il y a une chose dont cet hôpital n'a pas besoin, c'est bien d'un scandale public. Le docteur Rossiter vient peut-être de nous montrer comment sortir de cette situation délicate. A moins que le docteur Morse ne veuille être entendu à nouveau...

— Aussi longtemps que n'est pas remis en question le principe selon lequel une infirmière n'a pas le droit de passer outre aux ordres du médecin, je n'ai rien à ajouter, déclara Morse.

3

Deux jours plus tard, on frappa à la porte de Miss Curzon pendant qu'elle vérifiait le tableau d'affectation des infirmières. C'était Kate, avec à la main une lettre d'apparence officielle qu'elle lui tendit. Miss Curzon la lut et leva les yeux.

— Eh bien, il y a quelques commentaires très élogieux sur vous et sur votre travail, dit-elle, en s'efforçant de présenter la missive sous son meilleur jour.

— Oui ? ironisa Kate. Et que pensez-vous du passage qui dit : « Nous sommes certains que c'est à la légère que vous avez décidé de cet acte d'insubordination et qu'il ne se répétera pas à l'avenir » ? Quelle que soit la façon dont vous l'interprétez, cela signifie que mes études, mon expérience professionnelle et mon opinion, acquises par l'observation constante des patientes, ne valent pas celles d'un médecin qui entre au pas de charge, jette un rapide coup d'œil, et se sert deux secondes de son stéthoscope avant de faire une prescription. Cela, je refuse de l'accepter.

— Il fallait qu'ils fassent quelque chose pour la forme, lui dit Miss Curzon pour essayer de l'apaiser.

— Je me fous de la forme ! explosa Kate. Il doit bien y avoir sur terre, quelque part, un endroit où l'on reconnaît la valeur d'une infirmière et où l'on respecte son intelligence.

— Qu'est-ce que vous voulez dire ?

— Je ne pense pas qu'il me soit possible de rester, déclara très simplement Kate qui, visiblement, avait pris sa décision.

— Vous êtes encore sous le coup de cette lettre qui vous

blesse. Je vous comprends, mais ne faites rien que vous puissiez regretter plus tard. Cet hôpital est le plus coté de la ville, Kate ; si vous voulez un meilleur poste, il vous faudra chercher ailleurs. Autrement dit, vous devrez renoncer à votre ancienneté ici ainsi qu'à vos chances de me succéder. Ce qui signifie renoncer également à l'autre partie de votre existence.

Elle prit les mains de Kate dans les siennes comme l'aurait fait une mère et poursuivit :

— J'ai vu Howard, quand vous l'avez amené au Noël du personnel. C'est un beau jeune homme, très gentil. Il vous aime profondément. Je l'ai vu dans ses yeux. Il a une manière de vous regarder qui ne trompe pas. Mais vous ne pouvez pas lui demander de sacrifier sa carrière d'avocat pour vous suivre là où vous aurez décider d'aller. Ce serait injuste.

— C'est exact. Ce serait injuste, dit Kate, pensive. Je vais y réfléchir.

***

Kate rinçait ses longs cheveux blonds qu'elle venait de laver avec un shampooing parfumé. Puis elle les releva sur le sommet de sa tête et les enveloppa, façon turban, dans une serviette bleu marine qui faisait ressortir son teint clair et ses traits réguliers. C'est ainsi que Howard la préférait. Elle examina son visage dans le miroir : il était frais, jeune et, s'avoua-t-elle avec un soupçon de vanité, joli. S'attardant sur ses yeux bleus, elle allait détourner son regard lorsqu'elle réalisa que ce serait un excellent moyen de ne pas répondre à la question que lui avait posée Miss Curzon.

Sa décision de démissionner n'était-elle donc qu'une simple question d'orgueil et d'amour-propre ? Qu'allait-il en résulter pour elle et Howard ? Leur couple serait-il en danger ? Ou bien ce blâme était-il le prétexte qu'elle attendait pour tout abandonner et se marier ? Pourquoi pas ? Une tout autre vie l'attendait : celle de bonne épouse et de bonne mère. Sa propre mère avait tenu ce rôle sa vie durant, sans jamais fléchir un seul instant, jusqu'à la mort de son mari. D'un autre côté, il y avait la tante de Kate, Sybil : Syb avait travaillé dur pour être infirmière, et avait consacré sa vie à ce métier dans lequel elle avait très bien réussi. Deux sœurs avaient donc choisi deux carrières différentes et chacune d'elles avait atteint son objectif.

Deux raisons remontant à son enfance avaient poussé Kate à choisir le métier d'infirmière. L'une d'elles était sa tante Sybil.

Petite, Kate l'aimait déjà tendrement et l'admirait aussi pour la façon dont elle se dévouait à son exigeante profession. Kate se rappelait les Noëls et autres fêtes où la famille tout entière était rassemblée à l'exception de Sybil qui ne voulait pas s'absenter de son travail car elle avait un cas difficile à traiter. Cependant, elle s'arrangeait toujours pour téléphoner de l'hôpital et insistait pour parler séparément à chacun, particulièrement à Kate, la plus jeune. Et Sybil finissait par lui dire :

— Il faut que je te laisse maintenant, ma chérie. Mes patients me réclament.

Sybil ne se plaignait jamais et ne regrettait rien ; son seul désir était de se mettre au service de ceux qui avaient besoin d'elle. C'est cette attitude que Kate admirait : y aurait-il un jour encore des infirmières comme Syb ? Pas si l'on en jugeait par les doléances des malades d'aujourd'hui. « Eh bien oui, il y en aura ! » affirma Kate, en s'adressant à la Kate du miroir. Le grésillement de l'interphone la coupa dans son monologue. C'était Howard.

— Tu es un peu en avance, mais cela ne fait rien, monte, dit-elle en appuyant sur le bouton pour ouvrir.

Elle n'avait pas l'intention de lui parler de ses projets de démission avant d'avoir décidé où elle irait, quand elle y irait et même, *si* elle partirait.

Elle avait déjà ajouté le lait au mélange de beurre, de farine et d'épices ; elle se préparait à ajouter les jaunes d'œufs battus lorsqu'elle se rendit compte de la présence de Howard, qui la regardait, un verre à la main, du seuil de la cuisine.

— Qu'est-ce qui ne va pas, chéri ? demanda-t-elle.

— C'est la question que j'allais te poser, dit-il en faisant tinter les glaçons dans son scotch. Tu as l'air perdue dans tes pensées. Ailleurs.

— Je suis en train de cuisiner, dit-elle un peu impatiemment. Et j'en suis au moment le plus important de mon soufflé au fromage. Une seconde d'inattention et je le rate.

— Non, il y a autre chose. Je partirais que tu ne t'apercevrais même pas de mon absence. Tu es encore à l'hôpital, en train de te battre contre cet abominable Morse. Oublie un peu tout ça, veux-tu ? La médecine, ton métier, les sacrifices, le dévouement... On ne vit qu'une fois. Vis pour toi-même. Et pour moi.

Sans répondre, Kate versa sa mixture dans une casserole et vérifia la température du four, dont elle régla le minuteur avant de se tourner vers Howard :

— « Champion », dit-elle en l'appelant par le surnom qu'on lui donnait au collège, du temps où il était joueur de basket. J'ai beaucoup médité ces derniers jours. J'ai consacré sept ans de ma vie à étudier, à préparer et à exercer une profession choisie en connaissance de cause. Mais aujourd'hui, je me demande : est-ce que je me suis trompée ? »

— Bonne question, dit-il, c'est un métier ingrat, dont il n'y a rien à attendre. Laisse tomber, marions-nous et tu pourras commencer une nouvelle vie. Toi et moi, comme dit la chanson. Puis il y aura un petit « Champion » et peut-être même une ou deux petites filles blondes. C'est ça la vie, Katie, et la nôtre sera belle. Si seulement tu n'étais pas animée de cette volonté déraisonnable de poursuivre une carrière qui t'a déjà trahie. Oui, parfaitement, trahie ! répéta-t-il avant qu'elle ait le temps de protester. Tu étudies, tu travailles dur, tu te donnes entièrement, physiquement et moralement, et quelle est ta récompense ? Ils t'ont fait savoir, poliment bien sûr, que tu es un citoyen de deuxième zone, une employée : tu es là pour recevoir les ordres. Bon sang ! Mais cette note qu'ils t'ont envoyée est une véritable insulte à ton intelligence ! Tu veux la vérité ? Ce blâme si diplomatiquement formulé m'a choqué plus que toi. Ils se sont dit : « Nous allons verser le médicament sur un morceau de sucre et il passera mieux. Et notre Miss Kincaid, si dévouée et généreuse, va tout de suite retourner s'user la santé à l'hôpital ! » Ah ! les médecins et toute cette profession...

— Si seulement le docteur Irving... commença-t-elle.

— Un exemple parfait ! l'interrompit Howard. Quand tu as besoin de lui, il n'est pas là. Parce qu'il y a laissé sa peau, à faire ce que tu es en train de faire. S'il avait pris sa retraite dix ans plus tôt, il serait encore vivant aujourd'hui.

— Il y a un tas de gens encore en vie qui ne le seraient pas sans Walter Irving, fit remarquer Kate.

— Si ce n'avait pas été grâce à lui, ç'aurait été grâce à un autre médecin. C'est comme pour toi : si tu laisses tomber, il y aura quelqu'un d'autre. Pourquoi faut-il que ce soit toi ?

— Je ne sais pas, avoua Kate. C'est quelque chose que je ressens et que je ne peux pas expliquer. On ne peut pas côtoyer la souffrance, la peur et laisser tomber comme ça, d'un seul coup. En tout cas, moi je ne peux pas. Appelle ça une obsession, une pulsion, un besoin de me rendre utile...

— Ou bien un complexe de Syb ? lança Howard avec reproche.

— Si tu préfères, répliqua Kate d'un ton peu aimable.

— Tu sais, de tous ceux qui peuplent ton enfance, c'est d'elle dont tu parles avec le plus d'affection. Oh ! bien sûr, tu aimais ta mère et ton père. Mais vis-à-vis d'elle il y a quelque chose de plus. On pourrait appeler ça le culte de l'idole. Cela me rappelle ma dernière année de collège ; les journaux du pays racontaient que j'avais une chance d'être sélectionné dans l'équipe nationale. Je n'en avais aucune. Mais, quand je rentrais pour les vacances, les mômes faisaient le pied de grue devant chez moi dans l'espoir d'apercevoir « Champion » Brewster. Et si je faisais une apparition sur le terrain de l'école pour m'entraîner, il en arrivait de tout le voisinage pour me regarder. C'était flatteur. Mais plus tard, quand je suis revenu avec mon diplôme, il n'y avait plus personne devant ma porte : ils m'avaient oublié, ils avaient de nouvelles idoles, ils s'intéressaient à autre chose. Et c'est normal.

— Ce qui, en gros, veut dire ?

— Que c'est un manque de maturité que de transférer ses rêves, ses ambitions et les héros de son enfance dans l'âge adulte.

— Mais encore ?

— Que la petite fille qui admirait tellement sa tante lui est maintenant supérieure dans tous les domaines. La tante Syb n'avait pas la moitié de ton éducation et de ta formation ; elle était également moins féminine, moins belle, moins aimante et moins passionnée. En voulant égaler ta tante, tu l'as dépassée, et de loin, sans même t'en rendre compte. Il est temps de renoncer aux fantasmes de ton enfance et de te consacrer à toi-même. Et aussi à Howard Brewster, bien sûr.

Comme elle ne répondait pas, il insista :

— Alors, Kate ? Alors, chérie ?

— Alors, c'est cela que tu penses secrètement de moi : que je manque de maturité et que j'ai des fantasmes de petite fille.

— Tu ne peux pas nier ce que tu ressens à propos de ta tante Syb.

— Howard Brewster, si je ne te connaissais pas si bien, je dirais que tu t'exprimes en chauviniste mâle !

Il allait répondre quand le minuteur du four émit un claquement. Kate s'en retourna à la cuisine.

Elle n'eut pas à lui demander si son soufflé était bon : il s'était déjà deux fois copieusement resservi. S'adossant à la chaise, elle étudia son visage énergique :

— Ils t'appelaient « Champion », eux aussi ? demanda-t-elle.

— Qui ça ?

— Les mômes qui se rassemblaient devant ta porte.

— Bien sûr ! Je me demande ce qu'ils diraient s'ils me voyaient maintenant, portant lunettes et les épaules voûtées à force de fouiller dans les bouquins de droit.

— Tu n'es pas voûté.

— Possible, mais j'en ai l'impression, après toutes ces heures passées à la bibliothèque.

— Il n'y a pas d'assistants, de jeunes avocats, pour faire ça à ta place ?

— J'aime bien faire ma recherche moi-même. Suppose qu'un môme, frais sorti de la faculté, étudie un cas de jurisprudence et ne voie pas le rapport qu'il y a avec mon affaire, ni son importance : je pourrais être privé d'un argument décisif, au procès.

— Les nuits où je ne suis pas de service et où tu es occupé, il m'arrive d'imaginer que tu es sorti avec une belle ravageuse, plaisanta Kate. Alors qu'en réalité tu es exactement là où tu m'as dit que tu serais : à la bibliothèque de droit. Quel dévouement ! Dévouement à la loi, bien sûr !

— Et toutes les nuits où tu fais un remplacement à l'hôpital et où je reste, moi, à t'attendre ? contra-t-il.

— Ce qui ne serait pas le cas si nous étions mariés et si j'avais lâché mon métier, hein ? C'est ça ? Dans ce cas-là, naturellement, c'est moi qui serais à la maison à espérer ton retour. Dans notre maison, jolie mais déserte en pleine banlieue. Et toi tu t'amuserais comme un fou à la bibliothèque. Ce ne serait quand même pas juste, se moqua-t-elle.

— Kate, mon chéri, il ne faut pas plaisanter avec ça : le Droit, c'est ma profession et si je veux l'exercer avec efficacité, c'est un métier très exigeant. Mais il nous permettra de jouir d'une existence agréable et facile. Alors, fais le sacrifice nécessaire, et de bon cœur si possible.

— Ce qui signifie qu'il est parfaitement acceptable de se sacrifier pour ton métier, mais pas pour le mien, dit-elle sur un ton de reproche.

— Oui, lorsque la profession du mari et celle de la femme s'opposent !

— Eh ! bien, je ne suis pas certaine de vouloir passer ma vie à t'attendre. L'attente, je ne suis pas très douée pour ça. Infirmière, en revanche, oui, je me sens parfaitement capable de continuer à l'être. En résumé, mon cher Maître, il est temps que tu comprennes que, tout comme tu préfères faire ta recherche toi-même, moi j'aime à m'occuper de mes patients et ne pas abandonner ce soin à d'autres. Et ne me parle pas de fantasmes de petite fille, continua-t-elle sur le même ton. Les gens qui souffrent et les femmes sur le point d'accoucher ne sont pas des fantasmes. Un bébé mort par la faute d'un médecin. Une femme qui se vide de son sang parce qu'il n'y a pas de médecin de service. Tout cela, ce n'est pas ma tante Syb qui me l'a raconté. C'est moi qui l'ai vu. De mes yeux vu.

Elle se leva en repoussant sa chaise, fit mine d'ajouter quelque chose, mais se ravisa et passa dans la chambre à coucher en claquant la porte.

Bien qu'il eût très envie de faire l'amour avec elle, il ne la poursuivit pas. Il savait qu'il était difficile de la faire sortir de ses gonds, mais qu'une fois en colère il était préférable qu'elle se calme toute seule. Il réalisait également que leur relation avait atteint un point critique.

Jusque-là, il avait été tout à fait certain qu'il saurait, le moment venu, à l'occasion d'une déception professionnelle ou d'une crise morale, la convaincre d'abandonner l'hôpital pour se marier. Ce soir-là, il fut obligé d'admettre pour la première fois qu'il avait montré peut-être trop de confiance.

Kate l'entendit qui fermait la porte en partant, éteignit la lampe et resta étendue. Elle posa la main sur l'autre oreiller, le sien lorsqu'il passait la nuit chez elle.

Elle se sentait coupable : si elle éprouvait autant de difficultés à vivre en harmonie avec elle-même, était-il bien juste qu'ils continuent à se voir ? Après tout, les besoins et les désirs d'Howard étaient normaux ; il voulait un foyer, avec une femme et des enfants. Pour Howard, par simple sens de la justice il lui fallait prendre très vite une décision. Ce ne serait pas facile d'abandonner : est-ce qu'une femme peut oublier une carrière commencée pour devenir une bonne ménagère et une bonne mère ? De nombreuses femmes le faisaient et trouvaient cela enrichissant. Quel était donc le démon intérieur qui l'en empêchait, elle ? Pourquoi fallait-il qu'elle persévère dans un travail aussi frustrant ?

Au collège, lorsqu'elle s'était inscrite pour devenir infirmière, l'une des questions qui figuraient sur la feuille de candidature était : « Quelle est la raison de votre choix ? »

Elle n'avait pas très bien pu s'expliquer dans le peu de place réservé à la réponse et avait simplement écrit : « Parce que cela me permettra d'être au service des malades et de rassurer les angoissés. »

Comment aurait-elle pu leur faire part des terreurs de cette nuit qui remontait à si longtemps déjà ? Même aujourd'hui, le gyrophare d'une ambulance ou d'une voiture de police la lui rappelait. Encore plus les nuits où une ambulance s'arrêtait devant les Urgences de l'hôpital ou lorsqu'après une garde de nuit, en rentrant chez elle, elle voyait une voiture de police dans son rétroviseur.

Car cela s'était passé la nuit.

En ce temps-là les détecteurs n'existaient pas encore, mais l'odeur de la fumée ou les aboiements d'un chien réveillaient les familles. C'étaient les aboiements de Rusty qui avaient sauvé la vie aux Kincaid. Papa étant en voyage d'affaires, il n'y avait que maman, Kate et le petit Scott. Maman s'était précipitée dans la chambre de Kate, l'avait arrachée à son lit bien douillet et avait couru à la chambre de Scott, située au-dessus de la cuisine, là où la chaleur était la plus forte et la fumée la plus dense. De son bras libre, elle avait attrapé son fils puis porté les deux enfants jusqu'au bas de l'escalier, en ne s'arrêtant que le temps de téléphoner aux pompiers, avant de se précipiter dehors dans la nuit.

Peu après s'être réfugiés sur la pelouse, ils avaient entendu au loin les sirènes. Une voiture de police était arrivée la première, ses lumières rouges et blanches déchirant la nuit. Le conducteur avait arrêté la voiture dans un crissement de pneus et crié :

— Il y a encore quelqu'un là-dedans ?

— Non, avait répondu sa mère, qui essayait de rassurer le petit Scott aux joues barbouillées de larmes.

Puis ce fut la grande échelle, et les voisins en pyjama de plus en plus nombreux. On voyait des flammes et de la fumée s'échapper de la fenêtre de la cuisine, là où le feu avait pris.

Terrifiée de voir brûler sa maison, la petite Kate avait éclaté en sanglots tout en suppliant son frère de se calmer.

— Ne pleure pas, Scotty, s'il te plaît, ne pleure pas.

De toutes ses forces, elle s'agrippait au garçonnet qui, de sa main gauche, tenait sa main droite d'une façon telle que leur mère s'était agenouillée pour l'examiner.

Une brûlure rouge vif marquait la menotte.

— Au secours ! Mon fils est blessé. Vite, quelqu'un, s'il vous plaît ! avait crié maman.

Une femme, une inconnue qui portait un chandail blanc par-dessus son uniforme, accourut. Elle inspecta la main de Scott, s'éloigna sans un mot, et revint très vite avec une grande boîte métallique rouge et blanc de premier secours. Tout en choisissant les produits et pansements appropriés, elle continua à réconforter le petit Scott, d'une voix douce et rassurante :

— Nous allons arranger ça en un rien de temps. Tu n'auras plus mal et tu iras de nouveau très bien. Et comme tu es courageux, un vrai petit homme, tu ne vas plus pleurer.

Elle lui donna une sucette pour le distraire, puis vaporisa un anesthésique sur la brûlure avant d'étaler avec douceur un onguent antiseptique qu'elle recouvrit d'une compresse.

— Alors, ça va mieux ? demanda-t-elle à Scott, qu'elle prit dans ses bras.

Peu à peu, les pleurs de l'enfant se muèrent en reniflements et il approuva de la tête. Elle dépiauta la sucette et Scott parut content de rester dans ses bras.

Lorsque le capitaine des pompiers vint chercher Mrs Kincaid pour qu'elle lui explique la disposition des lieux, la dame en blanc déclara :

— Je vais prendre soin de la petite fille aussi.

Gentiment, elle prit Kate des bras de sa mère, la serra contre elle et murmura :

— Qu'est-ce que tu dirais d'un bon chocolat chaud avec des petits gâteaux pour toi et ton frère. Ça te plairait ?

A travers ses larmes, Kate fit signe que oui. La femme les emmena tous les deux à la camionnette blanche marquée d'une croix rouge qui attendait sur la chaussée.

— Anne, dit la jeune femme à sa collègue restée à l'intérieur, il nous faut du chocolat chaud pour ce jeune homme et cette petite dame. Et des biscuits, aussi. Au fait, combien de biscuits ? Un ? Deux ?

Kate, toujours accrochée à elle, manifesta son accord. Mais une fois qu'on lui eût donné sa tasse de chocolat chaud, elle se rendit compte qu'elle préférait la gentillesse de la dame à ces sucreries. Le moelleux du pull blanc contre sa joue était réconfortant, et doux à son oreille le chuchotement :

— Tout va aller très bien. Ton frère va guérir. Et ils vont sauver votre maison. Je les ai vus faire bien souvent. Tu n'as plus besoin de t'inquiéter et tu peux même t'endormir, si tu en as envie.

Les aboiements frénétiques de Rusty, les appels des hommes qui demandaient de l'aide et du matériel, le capitaine qui donnait des ordres à travers son porte-voix, les crépitements de l'émetteur-récepteur de la police, les gyrophares des voitures et des camions : ç'était trop pour qu'une petite fille terrifiée arrive à s'endormir. Elle se contenta de se nicher plus près encore de la gentille dame en blanc, en sécurité et au chaud.

Lorsque sa mère les rejoignit enfin, la femme dans la camionnette lui donna du café chaud et l'enveloppa d'une couverture car, dans sa panique, elle avait oublié de prendre un peignoir. Elles étaient côte à côte, sa mère qui tenait Scott et la gentille dame portant Kate.

L'aube pointait lorsque les pompiers furent certains que l'incendie était complètement éteint. La dame en blanc proposa de trouver un endroit où Scott, Kate et leur mère pourraient s'installer, mais malgré l'odeur âcre et forte de la fumée, Mrs Kincaid insista pour qu'ils restent chez eux.

Lorsque le moment fut venu de rendre Kate à sa mère, l'enfant n'avait pas envie de s'en aller. Avant de se décider, elle se serra très fort contre la jeune femme et l'embrassa sur la joue.

Bien souvent, après cette nuit-là, la petite Kate Kincaid avait pensé à cette inconnue. Elle aurait voulu lui envoyer une lettre de remerciement, comme sa mère lui avait appris à le faire au lendemain d'une petite fête chez un autre enfant. Mais elle ne sut jamais son nom : ce n'était qu'une gentille dame en blanc, qui était sortie de la nuit pour s'occuper d'un petit garçon légèrement brûlé et pour réconforter une petite fille effrayée, pour leur offrir chaleur et abri. Puis pour panser un pompier blessé par des éclats de verre, calmer les brûlures que deux autres portaient aux mains et ravitailler inlassablement en café chaud de grands gaillards musclés, au visage maculé de suie, qui portaient de lourds cirés noirs au dos rayé de jaune.

Plus tard, sa mère lui expliqua qu'il s'agissait d'une infirmière, une infirmière de la Croix-Rouge, chargée des secours en cas d'incendies, inondations et tremblements de terre.

— Comme tante Syb ? demanda Kate.

— Tante Syb travaille dans un hôpital. Les infirmières de la Croix-Rouge vont partout où les gens ont besoin d'une aide, quelle qu'elle soit.

— Je pourrai faire ça, quand je serai grande ?

— Oui, répondit sa mère, en pensant que ce rêve d'enfant vite formulé serait tout aussi vite oublié.

Mais Kate garda le souvenir de cette nuit-là, renouvelé chaque fois qu'elle voyait des feux tournants rouges et blancs. Elle retrouvait l'odeur de la fumée, elle entendait les sirènes et le bruit du verre brisé. Elle se rappelait les cris de douleur de Scott et sa propre terreur, puis la gentille infirmière qui les avait soignés. En matière de carrière, cette femme avait infllué sur l'esprit de Kate tout autant que tante Syb. Pour Kate Kincaid, être infirmière reviendrait toujours à aller au-delà du simple fait d'administrer des médicaments ou assister les médecins. Cela signifierait réconforter, venir en aide et rassurer. Et elle serait toujours spécialement sensible aux craintes des enfants et à ce qu'ils éprouvent. Aujourd'hui, après quatre ans de formation, trois ans de pratique, après non seulement le docteur Morse mais aussi une douzaine d'autres jeunes tout aussi arrogants, son dévouement était intact. La vie, le bien-être, la sécurité, le confort mental des patients demeuraient les raisons de son travail et de son sacrifice. Il était difficile d'envisager d'y renoncer.

Tout comme il était difficile d'envisager l'alternative. Howard avait souvent répété :

— Si tu y tiens vraiment, tu peux continuer à travailler après notre mariage.

Mais se satisferait-il d'une épouse à temps partiel ? Les matins où elle était de service à sept heures, il lui faudrait quitter à cinq heures et demie le lit douillet, s'habiller, attraper une tasse de café et prendre sa voiture, en laissant Howard, non seulement tout seul, mais obligé de préparer lui-même son petit déjeuner et de laver sa vaisselle. Ce qu'il ferait : c'était un de ces hommes méticuleux qui ne supportent pas la vue d'une assiette sale. Et puis, il y aurait aussi les soirées où il aurait à sortir un client ou un associé et où elle serait forcée de lui dire :

— Désolée, chéri, mais je me lève à cinq heures et demie.

Juste avant de s'endormir, Kate décida qu'elle ne se conduisait pas bien avec Howard. Elle s'éveilla en pensant : « Le pire de tout, c'est de ne rien décider. » Il fallait épouser Howard ou lui rendre sa liberté. Elle se promit de faire son choix très bientôt. Lorsqu'elle l'aurait fait, elle le lui dirait franchement et de façon définitive. Oui ou non. Le mariage ou la liberté. Elle était pleine de résolutions sérieuses, ce matin-là.

Au milieu de la matinée, les résolutions sérieuses avaient disparu : Kate avait eu à affronter deux urgences nécessitant des interventions chirurgicales, elle avait aidé quatre bébés à naître, et elle avait pris la liberté de rester sourde aux trois appels téléphoniques émanant de Miss Curzon. Il fallait qu'elle cravache dur, rien que pour faire face aux pressions du jour. L'infirmière qui devait la remplacer à déjeuner arriva en retard et lorsque Kate parvint enfin à quitter l'étage, il ne lui restait plus que le temps de prendre un café et un sandwich. Elle finissait ce frugal repas quand Miss Curzon s'assit à sa table.

— Désolée, Miss Curzon. J'avais l'intention de vous rappeler aussitôt que ça se tasserait un peu. Mais ça a encore été une de ces matinées...

Miss Curzon sourit, compréhensive. Elle avait passé les vingt-trois premières années de sa carrière à vivre en calculant ce qu'elle ferait lorsque ses tours de garde mouvementés « se tasseraient ». Ce qui n'était jamais arrivé. Elle ne dit rien, se contentant de tirer de sa poche une brochure pliée en deux qu'elle déposa sur la table.

— Pas maintenant. Mais quand vous aurez une minute, ce soir peut-être, lisez donc ceci.

— Qu'est-ce que c'est ? demanda Kate.

— Lisez-le, insista Miss Curzon sans dévoiler le fond de sa pensée. Cela vous permettra peut-être de comprendre que, même pour une infirmière, il y a un moment où l'humilité et le sens du compromis doivent prendre le pas sur l'utopie et l'idéalisme.

***

En arrivant chez elle, Kate se lava les cheveux pour se débarrasser des odeurs de pharmacie ramassées en travaillant en Chirurgie. Puis elle se prépara un dîner léger et s'installa confortablement pour lire la brochure que lui avait donnée Miss Curzon.

Ecrit simplement, le texte s'agrémentait de photos d'un établissement modeste, appelé « hôpital de la Montagne » et situé dans une petite ville des monts Appalaches, Adelphi. A en juger par les photos, l'hôpital tout entier était plus petit que la seule maternité de l'hôpital de l'Université. « Quelle peut bien être sa capacité ? se demanda Kate. Quarante lits ? Peut-être même pas ; et s'il y en a moins, qu'est-ce qu'ils peuvent bien avoir comme matériel ? Ont-ils un scanner “ corps entier ” ? Certainement pas. Une équipe chirurgicale ? C'est peu probable, vu la taille de l'hôpital. »

La brochure parlait également de petits dispensaires éloignés qui accueillaient les malades habitant le fin fond de la montagne. La vraie médecine de brousse...

Etait-ce, de la part de Miss Curzon, un avertissement discret : si elle quittait l'hôpital de l'Université, voilà ce qui l'attendait ? Non, bien sûr. Une infirmière compétente et expérimentée pouvait trouver du travail dans n'importe quel grand hôpital.

Alors ?

Kate délaissa son dîner pour continuer à lire. Elle découvrit que cet établissement lointain n'était pas seulement un hôpital, mais aussi un centre de formation, aux critères très élevés. Il n'acceptait que les infirmières diplômées déjà chevronnées. L'école n'avait que deux spécialités : comment devenir auxiliaire médicale de famille, ou bien sage-femme.

L'idée de retourner en classe déplaisait à Kate ; elle se considérait comme au-dessus de cela, en raison de sa formation et de son expérience. Elle continua cependant sa lecture.

L'autorisation d'exercer les fonctions d'auxiliaire médicale donnait le droit, et la responsabilité, de soigner des familles entières, d'établir leurs dossiers, d'observer les symptômes, d'effectuer le diagnostic, d'établir une ordonnance et de surveiller l'évolution de la maladie. A l'exception des cas suffisamment graves pour exiger l'intervention d'un chirurgien ou d'un médecin, l'auxiliaire tenait entre ses mains la santé de toute la famille.

C'est ce que Kate avait toujours recherché, la possibilité d'agir, de guérir, d'être responsable de la santé de familles entières et, ce, toute seule.

La brochure parlait ensuite du métier de sage-femme. Kate savait, pour avoir lu différentes notes à ce sujet, qu'on avait de nouveau tendance à recourir aux sages-femmes. La vieille tradition importée d'Europe aux premiers temps de l'immigration avait pratiquement disparu au XXe siècle. Les obstétriciens et les grands hôpitaux avaient relégué les sages-femmes au second plan. Mais depuis quelques années ce métier revenait en force. Dans ce petit hôpital de montagne, c'est ainsi que l'on s'occupait du suivi de la grossesse et de l'accouchement.

« Tu te rends compte ? Imagine un instant que tu sois seule responsable de ta patiente depuis la conception jusqu'à la naissance de l'enfant ! »

Que ce serait-il passé si elle avait été responsable de Mrs Bellino depuis le premier jour ? La césarienne n'aurait pas été nécessaire. Et Mrs Nolan ? Si elle avait été suivie par la même personne pendant neuf mois, son bébé aurait vécu.

A peine avait-elle terminé la brochure que Kate la relut avec avidité. Une fois. Deux fois. Elle contempla longuement les photos de l'hôpital, puis décida enfin d'aller se coucher. Le lendemain matin, elle fourra la brochure dans son sac au moment de partir pour l'hôpital et, à midi, ne put s'empêcher d'appeler Miss Curzon pour lui demander si elle pouvait venir la voir dans son bureau.

— Je pensais bien que cela vous passionnerait, dit d'emblée Miss Curzon. Mais je me demande comment ça se passerait pour vous, dans ce trou perdu, à l'écart de tout.

— C'est bien ce qui m'intrigue, admit Kate. Cet endroit est si petit, tellement éloigné des centres de la médecine de pointe. Comment se fait-il que des femmes qui ont déjà beaucoup de métier s'y rendent pour se perfectionner ? Pourquoi ?

Miss Curzon sortit une feuille du tiroir de son bureau et la poussa vers Kate.

— Ces chiffres sont exacts ? s'étonna Kate.

— J'ai réagi comme vous : alors, je les ai fait vérifier. Oui, ils sont exacts.

— Vous voulez dire qu'en plus de quarante ans, sur dix-sept mille cas, douze mères seulement sont mortes pendant l'accouchement ?

— Oui.

— Mais le taux ici est loin d'être aussi bon !

— Idem pour les autres grands hôpitaux.

— C'est stupéfiant, Kate. C'est le seul mot qu'on puisse employer : stupéfiant.

Ce jour-là et toute la soirée, jusqu'au moment où le sommeil eut raison d'elle, Kate ne pensa qu'à une seule chose. Et c'est avec cette même pensée qu'elle s'éveilla le lendemain matin.

La liberté ! La liberté et des responsabilités ! Pouvoir traiter ses patients comme bon lui semblerait, en utilisant toute sa technique, toute son expérience, toute son intuition et sans hiérarchie médicale pour lui imposer des choix.

Il fallait absolument qu'elle écrive à cette institution peu ordinaire pour en savoir plus.

4

Kate attendait l'heure du déjeuner avec impatience car elle brûlait d'envie de lire les renseignements reçus la veille de l'hôpital de la Montagne, en réponse à sa lettre.

Elle n'avait pas pu le faire la veille au soir ; Howard avait insisté pour qu'elle l'accompagne au dîner annuel du Barreau, au cours duquel il avait été nommé membre de la commission d'éthique — un honneur rare pour quelqu'un qui débutait dans un grand cabinet d'avocats. Elle fut très fière lorsqu'il se leva pour répondre aux applaudissements des invités et elle lui chuchota, amusée :

— Vas-y « Champion », à l'attaque !

Assise à côté de Kate, l'épouse de l'associé principal du cabinet, une femme aux cheveux gris, sourit et demanda :

— C'est pour quand ?

— Pour quand ? De quoi parlez-vous ?

— Arthur et moi nous nous faisons un devoir d'assister aux mariages de nos jeunes associés.

— C'est très... très intentionné, dit Kate.

Après des discours qui lui semblèrent interminables, des avocats faisant l'éloge du Droit et de ceux qui l'exercent, ils regagnèrent l'appartement de Kate. Howard insista pour passer la nuit auprès d'elle, ce dont elle avait également envie ; elle dut donc, une fois de plus, quitter discrètement, à l'aube, la chaleur du lit et laisser Howard continuer à dormir ; elle dut s'habiller à la faible lumière du living et partir pendant qu'il faisait encore nuit. Un rapide verre de jus d'orange, une tasse de café à l'hôpital et elle prit une fois de plus son service, sans avoir eu un moment pour examiner le contenu de l'épaisse lettre en provenance d'Adelphi.

La matinée commença mal et devint pire au fil des heures. Une jeune femme enceinte et diabétique avait été admise durant la nuit. On avait demandé un interne mais, comme c'était l'heure de la relève, personne n'était encore venu. Il y avait aussi une primipare, de quinze ans seulement, et dont les contractions n'étaient pas normales. La jeune stagiaire qui devait assister Kate ne s'était pas présentée à l'heure prévue. C'était une de ces matinées où Kate se serait facilement laissé convaincre de renoncer au métier d'infirmière. Surtout parce qu'elle continuait à penser à Howard, à sa chaleur d'homme dormant paisiblement.

Au moment du déjeuner elle fut remplacée assez longtemps pour prendre la totalité de ses cinquante minutes. Elle chercha un coin tranquille à la cafeteria et s'installa pour lire le contenu de cette grosse enveloppe.

La lettre d'accompagnement était signée : Christine Abbott, directrice de l'hôpital de la Montagne. Abbott répondait très directement à toutes les questions de Kate, sans chercher à influencer son jugement. Son attitude de directrice était : « Voici ce que nous offrons ; encore faut-il vous qualifier et vous préparer à travailler dur et à vous sacrifier, si vous voulez recevoir notre formation d'auxiliaire médicale et de sage-femme. »

Kate fut surprise car elle s'attendait à ce qu'une femme de son expérience soit très recherchée par ce genre d'établissement. L'idée qu'elle se faisait de sa propre valeur diminua encore plus à la lecture de la brochure qui faisait partie de l'envoi : Christine Abbott était titulaire de quatre diplômes, dont celui de docteur en philosophie. « Rien à voir avec une bouseuse », en déduisit-elle.

Il y avait également un formulaire à remplir, où devait figurer son curriculum vitæ, l'historique de ses études et de sa vie professionnelle. Si elle le complétait et le renvoyait, on prenait note de sa candidature.

Oserait-elle le remplir ? Devait-elle en parler à Howard avant de le faire ? Ou ne lui dirait-elle qu'après l'avoir expédié, pour qu'il ne risque pas de la dissuader ? Elle plia la feuille, remit le tout dans l'enveloppe et regarda la pendule : il était temps de retourner travailler.

Kate fit les courses pour le dîner, rentra chez elle, prit un bain, avec l'espoir de faire une petite sieste avant l'arrivée d'Howard. Changeant d'avis, elle décida de relire le formulaire du curriculum vitæ. Les questions habituelles y figuraient : *Nom. Date et lieu de naissance. Etudes. Diplômes. Spécialités. Expérience pratique.* Et enfin : *Situation de famille.* Il y avait, entre Howard et elle, un lien solide et tendre qui faisait profondément partie de sa vie et qui, sur un mot d'elle, se transformerait en mariage. Elle pourrait alors remplir l'espace réservé pour : *Nom du conjoint.* Il y avait même une rubrique : *Enfants.*

Non seulement le formulaire l'obligeait soudain à passer toute sa vie en revue, mais il la mettait en demeure de décider de son avenir. Ce qui rendait une chose évidente : il lui faudrait en parler à Howard avant de le remplir.

Pendant tout le dîner, il lui raconta sa journée au tribunal : comment il avait eu l'idée d'inclure une pièce dans le dossier, comment l'avocat de la partie adverse avait tenté de l'en empêcher, comment il avait persisté, et obtenu gain de cause, l'accueil triomphal que ses collègues lui avait réservé...

— Et Mr Kilbourn, l'associé principal — tu te souviens de sa femme, elle était assise à côté de toi à ce fameux dîner ? — a dit que j'avais été brillant. D'une façon qui me fait penser qu'il y aurait comme de la promotion dans l'air.

Tout en partageant sa joie, avec force sourires et hochements de tête, Kate continuait à se demander : « Est-ce que je dois le lui dire alors qu'il plane comme ça ? Est-ce bien honnête ? »

Lorsqu'elle débarrassa la table, il continuait à s'enthousiasmer sur son triomphe au tribunal. Il la piégea dans la cuisine et l'amena contre lui, la serrant d'une façon qui, n'importe quel autre soir, les aurait sans doute conduit vers le lit. Mais ce jour-là, elle avait l'impression que ce serait abuser de sa confiance de faire l'amour avec lui, alors qu'elle lui cachait la vérité. Elle chercha donc à lui échapper. Interloqué, il demanda :

— Qu'est-ce que tu as, chérie ?

— J'ai quelque chose à te dire.

— Tu es enceinte ! Super ! Maintenant nous allons être obligés de nous marier, plaisanta-t-il.

— Chéri, viens dans le living. Nous allons parler... Sérieusement. Sans bisous ni caresses. En fait, tu ferais mieux de t'asseoir là et moi ici.

— Bon, bon, d'accord ! dit-il, intrigué.

Elle s'assit au bord du canapé, très raide et décidée.

— Howard... commença-t-elle.

— Lorsque tu m'appelles Howard comme ça, c'est mauvais signe. Alors vas-y : pas de préambule, pas de préparation. De quoi s'agit-il ?

— Il y a un endroit, en Virginie...

— En Virginie ? dit-il, surpris mais pas inquiet, en s'installant confortablement dans son fauteuil, prêt à écouter.

Elle lui raconta tout ce qu'elle savait sur l'hôpital de la Montagne et termina en disant :

— J'ai reçu un formulaire dans le courrier d'aujourd'hui. Tu sais ce que ça veut dire.

Et parce qu'il le savait, Howard était maintenant non seulement inquiet mais aussi profondément troublé. Se penchant vers elle, il lui prit la main.

— Kate... chérie... évidemment, tu peux qualifier tout ce que je vais dire d'égoïste. Tu peux penser : « Il dit ça parce qu'il veut que je l'épouse. » Mais je crois qu'entre deux personnes comme nous, deux adultes qui s'aiment et qui en plus se respectent, il y a un moment où il faut parler clair et net.

» Est-ce que j'ai envie que tu restes ? Bien sûr. Je t'aime et je te désire. Je veux devenir ton mari. Mais, cela mis à part, je suis peiné de voir une femme aussi intelligente et consciencieuse que toi succomber à une impulsion purement émotive, à un moment aussi important de sa vie.

» Examine froidement les faits : le conseil de discipline de l'hôpital, qui aurait dû donner tort à Morse et te défendre, a fait le contraire. Est-ce une surprise ? Non. Des médecins, appelés à juger la conduite d'un médecin, feront toujours pencher la balance de son côté. Et pourtant, au lieu de regarder la vérité en face calmement, tu réagis comme une enfant à qui on a fait du chagrin. Tu veux t'enfuir dans ce trou perdu. Qu'est-ce que tu espères ? Que l'hôpital va venir te chercher en te suppliant de revenir ? Accepte la situation pour ce qu'elle est, à savoir une injustice provenant d'un système absurde, et continue. Dieu sait que tu es suffisamment à la hauteur pour le faire. Mais ne fiche pas le camp par simple dépit.

— Et si l'incident de l'hôpital n'avait fait que redonner actualité au vieux problème avec lequel je me débats depuis que j'ai quitté l'université ?

— Un problème ? demanda-t-il, désorienté, car c'était la première fois qu'elle faisait un aveu de cette sorte.

— Je t'ai écouté, pendant tout le dîner, parler de ta victoire d'aujourd'hui au tribunal. J'ai adoré l'expression de tes yeux qui signifiait : « Aujourd'hui mes études, mon travail ont porté leurs fruits. J'ai prouvé au tribunal et à mes aînés du cabinet que j'étais capable, sacrément capable. » J'ai partagé cet enthousiasme avec toi. Eh bien ! je voudrais bénéficier d'un enthousiasme, d'une estime, d'une admiration semblables. Et je voudrais que tu partages mes sentiments, comme j'ai partagé les tiens.

— Comment ? En mettant mille cinq cents kilomètres entre nous ?

— C'est maintenant que tu es égoïste, fit-elle remarquer.

— Il y a des moments où je crois... commença-t-il, avant de s'interrompre soudain.

— Des moments où tu crois *quoi* ?

Il hésita avant de répondre à la question :

— Des moments où je crois qu'une femme qui a ton intelligence, ta soif de connaître, aurait pu devenir médecin au lieu de devenir une infirmière trop prompte à se rebeller. Ou bien faire ses études de droit et devenir un très grand avocat.

— Et renoncer à tout ça ensuite, pour m'installer dans une maison de banlieue et devenir épouse et mère, le provoqua Kate.

— Si tu étais avocat, ce ne serait pas nécessaire. Il y a deux femmes au cabinet. Elles font très bien leur métier et élèvent quand même leurs enfants ; ce n'est pas facile mais elles se débrouillent.

— Alors ce qui te dérange ce n'est pas que je travaille, mais c'est le fait que, dans ton échelle des valeurs, le métier d'infirmière fait partie des professions inférieures. Dis donc, à quand remonte la dernière fois où un avocat a sauvé la vie de quelqu'un — hormis les cas de mise en liberté d'assassins ? Quand un avocat a-t-il soulagé les douleurs d'une parturiente ? Ou tendu un nouveau-né à sa mère et vu le regard émerveillé de celle-ci ? Le métier d'infirmière est peut-être moins prestigieux que celui de juriste mais, entre les deux, je préfère nettement le mien.

Il y eut entre eux un moment de silence pénible, puis Kate murmura :

— Ne m'en veux pas, chéri, ce n'est pas ce que je voulais dire. Mais il faut que tu comprennes une chose : il est très important pour moi de savoir si les sacrifices que j'ai faits en valaient la peine. Et c'est peut-être une manière de le découvrir.

Howard garda le silence, avant de demander :

— Ça te prendrait combien de temps ?

— Quatre trimestres.

— Autrement dit, une année, dit-il lentement. Tu auras vingt-huit ans et moi trente-deux. Kate chérie, si tu décides d'aller jusqu'au bout, cela pourrait signifier la fin de notre relation.

Elle sentit monter ses larmes, mais elle avait décidé de ne pas pleurer :

— Il doit y avoir des vacances scolaires pendant lesquelles nous pourrons nous voir. Je viendrai ici ou tu me rejoindras là-bas.

— Et si, pendant ce temps-là, il y a une autre femme ? Je ne parle pas d'une simple passade : une autre femme, dont je tombe amoureux.

— Si c'est ce que tu veux, tu es libre, se força-t-elle à répondre. Je comprendrai. Cela ne me fera pas plaisir, mais je comprendrai.

— Et tu acceptes de prendre ce risque ?

— Oui, dit-elle, après une hésitation.

Il la prit dans ses bras et ils firent l'amour. Plus tard, sa joue pressée contre celle de Kate, il dit doucement :

— J'attendrai ; à tout le moins, j'essaierai d'attendre. Mais c'est long une année...

— Rien qu'une année, souffla-t-elle. Pas une minute de plus, mon chéri. Je te le promets.

5

L'avion avait survolé des kilomètres et des kilomètres de forêts et de très hautes cimes de la chaîne des Appalaches avant de virer sur la gauche. Son aile argentée parut s'affaisser, et Kate put apercevoir, en bas, la terre verte, fleurie, cultivée. Ils passaient au-dessus de villages et de fermes ; au loin, Kate distingua la petite ville vers laquelle ils se dirigeaient sans doute. Elle avait à peine repéré l'aéroport et ses deux pistes que déjà l'aile remontait et lui cachait la vue. Elle se cala dans son fauteuil, vérifia si sa ceinture était attachée en vue de l'atterrissage et prit une profonde inspiration pour se détendre. Elle en était au premier stade d'une aventure dont l'issue l'inquiétait sérieusement, malgré la ferme volonté avec laquelle elle s'y lançait. Elle prenait un grand risque en abandonnant Howard pendant toute une année, mais ses principaux doutes la concernaient, *elle*. Certes, elle était une très bonne professionnelle mais, née et élevée dans une grande ville, ayant étudié dans une université et exercé son métier pendant quatre ans dans un important établissement hospitalier du Midwest, elle se demandait comment elle réagirait à la vie dans cet hôpital isolé, dans cet Adelphi qui, d'après les photos de la brochure, avait la taille d'une bourgade.

Les roues de l'avion entrèrent en contact avec le béton de la piste : inquiète ou pas, elle était arrivée, et il était trop tard pour revenir en arrière.

⁂

Pendant qu'elle attendait ses valises, elle fit rapidement, des yeux, le tour du hall d'arrivée. Abbott lui avait écrit que quelqu'un viendrait d'Adelphi en voiture pour l'accueillir. Mais l'attendait-on dedans ou dehors, à la station de taxis où il n'y avait qu'une seule voiture ? La personne tiendrait-elle une pancarte avec son nom dessus ? Ou le nom de l'hôpital ?

Elle eut la sensation d'un regard posé sur elle. Elle se retourna et vit un grand jeune homme efflanqué, qui ne pouvait pas avoir plus de trente ans, portant un jean usé aux genoux et un blouson au cuir griffé ; il observait les quelques passagers à l'arrivée et regardait Kate de temps en temps. Elle l'ignora ostensiblement, comme une femme qui veut décourager un inconnu. Un employé avait commencé à décharger les bagages. Kate trouva ses deux valises et allait soulever la plus grande, lorsqu'une main musclée et tannée le fit pour elle.

— Katherine Kincaid ?

En levant les yeux, elle vit le jeune homme au blouson de cuir. Elle n'eut pas à répondre : les étiquettes des bagages étaient suffisamment éloquentes.

— Laissez-moi porter ça, dit-il.

— C'est donc vous ?

— Eh oui, répondit-il, sans un sourire.

Il s'empara des deux lourdes valises et partit si rapidement que Kate dut courir pour ne pas le perdre de vue.

Ils roulaient depuis une bonne heure déjà lorsque la jeep s'engagea sur une large autoroute. Ils n'avaient pas dit grand-chose ; Kate s'agrippait fermement à la portière pour essayer d'amortir les chocs. Ce jeune homme fruste, qui conduisait son véhicule délabré comme s'il s'agissait d'un bolide, commençait à l'irriter. Une fois que la vieille jeep eut atteint sa vitesse de croisière sur le ruban lisse de l'autoroute, Kate se permit de relâcher sa prise et demanda :

— C'est encore loin ?

— Une heure et demie, peut-être même un peu plus, vu que nous n'allons pas très vite, répondit-il sans l'ombre d'un sourire.

L'autoroute s'enfonçait maintenant dans la montagne. Kate respira à pleins poumons l'air d'avril où dominait le parfum des verts sapins et des épicéas bleus.

— Vous vivez à Adelphi ? s'enquit-elle.
— Pas à Adelphi même, mais pas très loin.
— Vous avez toujours vécu là ?
— Non, dit-il, sans autrement préciser.
— Vous y êtes né ?
— Ouais.
— Et à part ça, vous avez vécu où ?
— Dans plusieurs endroits.
— Quel genre d'endroits ? insista-t-elle, curieuse et frustrée.
— Eh bien, dit-il sans la regarder, j'ai passé quatre ans à l'université de Virginie, puis j'ai obtenu mon diplôme d'ingénieur des Mines au Texas.
Après un léger silence embarrassé, Kate s'excusa :
— Je suis désolée. Je me suis trompée sur votre compte. Encore *mea culpa.* Mais maintenant que j'ai reconnu mon erreur, on peut bavarder, non ?
— Vous l'avez reconnue sans la reconnaître, dit-il en la regardant enfin. A l'arrivée, vous allez trouver le genre de montagnards que vous vous attendez à rencontrer. Sans éducation, simples, solitaires, mais braves et honnêtes. Vous y trouverez aussi des hommes et des femmes qui ont voyagé, qui ont quitté quelque temps la montagne pour aller vivre dans vos villes et étudier dans vos universités. C'est un drôle de mélange, ici. C'était peut-être mieux du temps où il n'y avait qu'une seule sorte de montagnards, mais il est trop tard pour se poser la question maintenant. Nous sommes tous ici dans le même bain, à faire marcher les choses pendant qu'une partie d'entre nous essaie de rattraper l'autre partie et que nous nous essayons tous de rattraper le reste du monde. Mais votre présence semble indiquer que nous avons quelque chose d'intéressant à offrir.
Se sentant justement remise en place, Kate ne trouva rien à répondre.
— Et vous ? demanda-t-il au bout d'un moment.
— J'ai passé mon brevet d'infirmière à l'université de Chicago, puis j'ai travaillé à l'hôpital de l'Université.
— Vous n'avez pas dû y travailler longtemps.
— Ce qui veut dire ? demanda-t-elle, blessée.
— Vous êtes si jeune que vous n'avez pas pu travailler bien longtemps, dit-il.
— Presque cinq ans, répondit-elle, en trichant un peu.

Il ne réagit pas et continua à conduire, les yeux fixés sur la route. Elle contempla les montagnes :

— La région autour de l'hôpital est-elle aussi sauvage qu'ici ?

— Plus. Et plus belle aussi. Il y a des rivières, des fleuves et, au printemps, des couleurs qui vous font battre le cœur, si vous aimez ce qui est beau. C'est pour ça que je suis revenu. Lorsque j'habitais ici, quand j'étais enfant, je trouvais tout cela normal, mais quand je suis parti et que j'ai commencé à vivre dans les villes je me suis rendu compte que j'avais le mal du pays et qu'au loin, j'étais pris chaque jour de l'envie de revoir ces montagnes et ces vallons. Particulièrement les journées du début de printemps, comme celle-ci.

— Que faites-vous ici ?

— Ingénieur des Mines. En fait, je dirige le chantier, dit-il modestement. Depuis le choc énergétique, le charbon est devenu le pétrole de ces montagnes. C'est notre boulot de le fournir.

— Vous ne m'avez pas dit votre nom, lui fit-elle remarquer.

— Jessup. Harlan Jessup, dit-il, en souriant pour la première fois.

— Harlan ? demanda Kate. Mais est-ce qu'il n'existe pas un comté de Harlan au Kentucky ? Le « comté sanglant » de Harlan ?

— Mon grand-père était l'un des meneurs qui ont été tués là-bas pendant une grève. Papa ne voulait pas que je l'oublie, aussi m'a-t-il prénommé Harlan.

— Vous êtes d'une famille de mineurs ?

— Je suppose que nous avons cela dans le sang. Et pourtant, si mon grand-père, que je n'ai jamais connu, voyait ce que je fais en ce moment, il me tuerait...

Ils avaient quitté l'autoroute pour un chemin étroit qui serpentait gracieusement vers la vallée faisant apparaître encore plus hautes et vertes les montagnes avoisinantes. Puis Jessup engagea la voiture sur une route goudronnée creusée d'ornières qui racontaient tous les gels et dégels de maints hivers rudes. Il y eut ensuite une rue étroite, qui s'allongeait entre deux pâtés de maisons avant de disparaître dans un brusque virage. Elle était bordée d'un côté par un bâtiment neuf de deux étages, à l'air officiel : la bibliothèque municipale. De l'autre côté, il y avait un bâtiment d'aspect plus vieux et plus imposant : il abritait à la fois le palais de justice et le siège du comté. Le reste se composait de constructions délabrées à un étage, d'une épicerie, d'une quincaillerie et d'une station-service. L'ensemble était si patiné, si gris et si triste qu'il ressemblait à une gravure fanée par l'âge.

— Voilà Adelphi, dit Harlan Jessup, en guettant la réaction de Kate. Le centre d'Adelphi. La bibliothèque, le bureau du journal, le tribunal, le bazar. La vieille école est après le tournant, on ne la voit pas.

Il engagea la jeep à droite, sur une rampe qui conduisait au seul immeuble que Kate reconnaissait : le modeste hôpital de la Montagne et ses deux étages.

Jessup perçut sa déception :

— C'est pas très grand, mais il y a une bonne salle des Urgences. J'ai été plus d'une fois obligé d'y amener l'un de mes hommes. Ils ont toujours été bien soignés. Les infirmières sont bonnes et sacrément qualifiées. Au fait, c'est ça qui vous amène ?

— Oui, admit-elle. Et j'ai reçu une *sacrément* bonne formation avant de venir.

— Ce n'est pas ce que je voulais dire, sourit Jessup. C'était simplement histoire de la ramener un peu, voilà tout.

Il sauta de la jeep qu'il avait arrêtée devant la porte principale et descendit les deux lourdes valises du siège arrière. Il les porta dans la salle d'attente et les posa. Comme il allait partir, Kate lui dit :

— Je vous remercie d'avoir fait tout ce trajet pour venir me chercher.

— Il fallait que je passe prendre des trucs pour la Grande Betsy. Abbott m'a demandé de vous réceptionner par la même occasion, dit-il. Remarquez que si j'avais su combien vous êtes jolie, j'aurais fait le voyage exprès pour vous.

Elle ne put s'empêcher de rougir et, levant les yeux vers lui, évalua sa haute taille ; il était encore plus grand que Howard.

— Qui est la Grande Betsy ?

— Vous le saurez un jour, dit-il en souriant.

— Bon, eh bien ! je ferais mieux d'aller me présenter à Miss Abbott, dit-elle.

— J'espère que vous vous plairez ici.

Il partit sans ajouter un mot. L'instant d'après la vieille jeep toute cabossée repartait en sens inverse.

— Je viens pour voir Miss Abbott, s'il vous plaît, dit Kate à la jeune fille de la réception.

— Miss Abbott n'est pas dans son bureau en ce moment, répondit la jeune fille. Mais asseyez-vous, je vais essayer de la trouver. Votre nom ?

— Kincaid. Katherine Kincaid.

Elle s'assit sur l'un des rares sièges libres et balaya du regard la salle d'attente, grande, claire, avec des chaises rangées le long des murs. La plupart des sièges étaient occupés par des gens âgés ou de jeunes mères accompagnées d'enfants qui ne tenaient pas en place. L'une d'elles serrait contre elle un petit trop faible, d'esprit et de corps, pour s'agiter. D'autres enfants jouaient sur le sol.

Les adultes dévisageaient Kate : rien qu'à la façon dont elle était vêtue, elle n'était pas du pays. Elle s'en trouva d'abord gênée ; puis ce furent eux qui eurent honte de leurs vêtements simples et usagés. La plupart des femmes avaient la trentaine. Elles étaient assez jeunes pour avoir des enfants de huit, neuf ou dix ans, mais leurs visages trahissaient une usure physique et morale que Kate était habituée à trouver chez des femmes plus âgées. Sa plus proche voisine ne cessait de la regarder à la dérobée. Elle se sentait sans doute mal à l'aise et, pour donner le change, réprimanda sévèrement son fils qui jouait à terre. Comme il refusait de venir s'asseoir, la jeune femme s'adressa à Kate avec un air de s'excuser :

— Je ne sais pas ce qui lui prend aujourd'hui, d'habitude c'est un enfant tellement gentil...

Joignant le geste à la parole, elle se pencha pour soulever l'enfant, mais avec une telle brusquerie que son sac glissa de ses genoux sur le dallage : il y eut une détonation, suivie d'un écho assourdissant. Kate se recula vivement. Son regard fut attiré par un vieil homme qui, à l'autre bout de la salle, avait porté les mains à sa poitrine et s'affaissait comme un pantin désarticulé.

« Une crise cardiaque », pensa aussitôt Kate. D'un bond,

elle fut auprès du vieillard, qu'elle retourna sur le dos. Mais un liquide chaud et visqueux macula sa main : du sang.

— Vite ! Un chariot ! Qu'on amène un chariot ! ordonna-t-elle, avec l'autorité et l'efficacité qui la caractérisaient lorsqu'elle travaillait aux Urgences de l'hôpital de l'Université.

La petite réceptionniste arriva avec un brancard. Ensemble, elles y déposèrent le vieil homme.

— Où sont les Urgences ?

La jeune fille la précéda ; elles tournèrent ensemble le coin de la salle d'attente.

— Appelez un médecin ! dit Kate à la jeune stagiaire de service.

— Il n'y a personne en ce moment.

Kate déchira la chemise du blessé pour atteindre la blessure. C'était une petite plaie d'impact, située juste sous la cage thoracique. D'après l'angle d'entrée et la direction de la balle, Kate craignit que le foie fût touché. Tout en continuant à contrôler le pouls, elle ordonna :

— Trouvez-moi un médecin. Je ne veux pas savoir où, ni comment, mais trouvez-en un !

Le vieil homme revenait à lui ; son pouls était faible et irrégulier, mais pour l'instant le pire n'était pas à craindre.

D'un geste désespéré, le blessé attrapa la main de Kate et la tint serrée. Kate se rendit compte que quelqu'un, derrière elle, écartait la foule des curieux. Elle se retourna.

— Vous êtes médecin ?

— Non, répondit la nouvelle venue.

— Miss Abbott ?

— Oui. Katherine Kincaid ?

Miss Abbott était une femme robuste, aux cheveux grisonnants et dans les yeux de qui on lisait une grande compréhension et une grande efficacité.

— Eh bien, dit-elle, vous avez la situation en main. — Elle se pencha sur le blessé. — J'ai téléphoné au docteur Boyd. Il est à l'un de nos avant-postes. Il sera ici dans une heure environ.

— Vous voulez dire qu'il n'y a pas de médecin de garde aux Urgences ?

— Quelquefois, comme c'est le cas maintenant, il n'y a pas un seul médecin dans tout l'hôpital, répliqua Miss Abbott. Nous ne sommes pas exactement submergés par les hommes de l'Art. Notre hôpital n'est en rien comparable à celui de l'Université, vous savez.

— Bien sûr. — Kate sentit le reproche. — Je vais seulement le surveiller jusqu'à l'arrivée du médecin.

— Bien. Quand le docteur Boyd sera là, venez me voir dans mon bureau, au premier étage.

En se retournant pour regarder partir Christine Abbott, Kate se retrouva en face des mères et des enfants, que la curiosité avait rassemblés à la porte des Urgences. Elle fut frappée de constater qu'ils n'avaient pas l'air choqué ou surpris, mais seulement curieux. De même, on n'entendait aucune sirène de police. Et pourtant, dans un hôpital comme le sien, on aurait tout de suite fait appel aux autorités pour un incident comme celui qu'elle venait de vivre. Elle se rappela qu'il fallait qu'elle cesse de penser à l'hôpital de l'Université comme « le sien ». C'était ici, maintenant, « son » hôpital. Et il en serait ainsi pendant les douze longs mois à venir. Il lui fallait s'enquérir à nouveau du docteur Boyd. Etait-il en route ?

Le docteur Raymond Boyd fit irruption en courant dans la salle des Urgences. A son visage couvert de transpiration, Kate sut qu'il avait conduit à tombeau ouvert. Grand, la barbe brune taillée court, des yeux vifs et le visage hâlé, il portait une vieille veste de velours sur une chemise de flanelle à col ouvert ; il avait plus l'air d'un trappeur que d'un médecin.

— Voyons un peu, dit Boyd en passant à côté de Kate. Il s'approcha du vieillard et examina la blessure.

— Quand on m'a dit qu'il s'agissait d'une blessure à la poitrine, je me suis inquiété. Mais ça m'a l'air moins grave que je pensais. Bien, emmenons-le en salle d'opération.

— Je ne sais même pas où elle se trouve, fit Kate.

— Oh ! vous êtes nouvelle ici, dit-il, en notant pour la première fois sa présence.

— Je me présente. Kate Kincaid.

— Ray Boyd. Vous êtes une des nouvelles stagiaires, n'est-ce pas ? Quel comité d'accueil !

Boyd pivota vers la jeune infirmière de garde aux Urgences :

— Montez-le en salle d'opération. Moi je vais me laver les

mains. — Il se tourna vers Kate. — J'espère que ce qui vient d'arriver ne vous a pas découragée.

Il partit vers l'ascenseur, s'arrêta, se retourna pour regarder encore une fois Kate et lui lancer :

— Bienvenue à Adelphi !

Christine Abbott était au téléphone lorsque l'on fit entrer Kate dans son bureau. Elle parlait de façon tout aussi brève et brusque que dans la salle des Urgences. Elle termina la conversation par un « Alors, faites-le ! » et raccrocha pour faire face à Kate, qu'elle observa d'abord d'un regard sans complaisance. Puis elle eut un sourire de détente :

— Excusez-moi, j'avais oublié. Vous êtes nouvelle ici. Il n'y a qu'une heure que vous êtes arrivée et quel accueil ! J'espère que vous ne penserez pas trop de mal de nous.

— Chez moi, on amène à l'hôpital les gens qui ont reçu un coup de feu, mais ce n'est pas à l'hôpital qu'on leur tire dessus.

— Nous avons notre quota de blessures par balles, nous aussi, surtout le samedi soir. On pourrait dire que cela fait partie de la culture locale. Comment s'est passé votre voyage depuis l'aéroport jusqu'ici ?

— Un peu secouée, dit Kate, mais tout s'est bien passé. Le pays est magnifique.

— Magnifique, oui. Et, comme beaucoup de gens qui l'habitent, il est aussi cahoteux, sauvage, voire rébarbatif.

— J'ai remarqué qu'après que l'homme ait été blessé, personne n'a cherché à arrêter la femme ou à lui prendre son arme, ne put s'empêcher de dire Kate.

— Pour quoi faire ? Elle n'a pas tiré intentionnellement, que je sache.

— C'est normal, ici, qu'une jeune femme avec un petit enfant transporte dans son sac un pistolet chargé comme d'autres leur poudrier ?

— Les armes de poing, les fusils de chasse, les carabines sont une survivance du temps des pionniers, de la guerre civile. Quand les hommes devaient abandonner leur femme et leurs enfants pendant des journées entières pour aller leur chercher de quoi manger. Mais il y avait des maraudeurs, des déserteurs et aussi de simples hors-la-loi qui prenaient tout ce qu'ils trouvaient, la nourriture, la boisson, les femmes. On ne pouvait pas laisser sa maison sans protection ; aussi y avait-il un fusil de chasse ou une carabine dans chaque foyer. Toutes les femmes et tous les enfants de plus de huit ans savaient s'en servir et le savent encore. C'est une vieille tradition, ici, dans la montagne.

— Mais nous sommes en 1984, protesta Kate. Nous sommes à l'âge des voitures, des radios, de la télévision, des téléphones. Et il n'y a pas de déserteurs qui rôdent dans les forêts.

— Miss Kincaid, nous vivons sur la ligne de démarcation, si l'on peut dire, qui sépare deux civilisations, dit Christine Abbott en enlevant ses lunettes pour les nettoyer. La première a deux cents ans de retard, dans le parler, dans les habitudes et dans les mœurs. L'autre est aussi à jour que les nouvelles de ce soir à la télé. Parfois, on rencontre les deux dans un même foyer. Harlan en est un bon exemple. Il doit y avoir un fossé d'au moins quelques générations entre lui et sa veuve de mère. Dans quelques familles, le fossé est encore plus grand. Cet endroit est un mélange d'ignorance, de superstitions et de mode de vie sauvage avec une prospérité soudaine due à la crise de l'énergie. Notre charbon est redevenu précieux, ce qui fait que certains vivent dans une économie en plein essor, tandis que d'autres doivent lutter pour survivre. Vous trouverez ici côte à côte les riches et les pauvres. Il est important pour vous de vous souvenir de ça, car vous serez en contact avec les uns comme avec les autres. Plus les opprimés, d'ailleurs, que les oppresseurs. Mais rappelez-vous une chose : dans cet hôpital, nous estimons que chaque individu a droit à la dignité, quel que soit son statut économique. Pour nous, c'est un droit inné. Ici, on traite de la même façon ceux qui ont fait des études et les illettrés. Nous ne sommes pas là pour juger ces gens, mais pour les soigner. Et j'espère que vous ferez de même aussi longtemps que vous serez parmi nous.

La façon dont la directrice dévisagea Kate en prononçant ces derniers mots était éloquente : elle la croyait incapable d'aller jusqu'au bout de son stage.

— Votre cours de mise en train va commencer, déclara-t-elle ensuite. Salle A, rez-de-chaussée.

6

Kate regarda tout autour de la petite pièce et découvrit qu'à part ses dimensions, elle ne différait en rien des nombreuses classes où elle avait passé une grande partie de sa vie. Une table ordinaire servait de bureau à l'instructeur. Le tableau noir était vierge de toute inscription. Il n'y avait que six chaises pour les élèves, ce qui montrait bien que ceux-ci faisaient l'objet d'une sélection sévère.

Trois sièges seulement étaient occupés ce jour-là. De même, il n'y avait sur la table que trois piles de cahiers à feuillets mobiles, qui éveillèrent la curiosité de Kate.

Le professeur, Adèle Sawyer, une petite femme rondelette d'une quarantaine d'années qui possédait ses diplômes d'infirmière, d'auxiliaire médicale de famille et de sage-femme, regarda ses nouvelles élèves d'un œil critique.

— Il vous serait utile d'oublier d'où vous venez et ce que vous y faisiez, commença-t-elle. Nous n'avons pas envie de vous entendre raconter ce qu'étaient vos activités, là-bas, dans quelque grande ville de l'Est ou de la Côte du Pacifique, dans un grand hôpital du Midwest ou encore dans un de ces riches centres de santé du Texas. Ici nous travaillons dans des conditions assez différentes. Tout en répondant aux besoins de la plupart de nos patients, nos installations ne sont pas toujours suffisantes pour des soins médicaux et chirurgicaux complets. De temps en temps nous sommes confrontés à des situations qui requièrent des moyens de diagnostic et de chirurgie supérieurs à ceux dont nous disposons.

» Lorsque cela se produira, vous aurez immédiatement tendance à vous plaindre et à dire : “ C'est de la médecine du Moyen Age. Où est le somptueux matériel de ce vaste hôpital que j'ai abandonné ? ” Autrement dit, nous ne voulons pas vous entendre formuler des regrets, sauf si vous acceptez de nous dire également ce qui n'allait pas là-bas et vous a poussé à venir ici. Je vous propose de commencer par ça.

Elle fit signe à l'une des voisines de Kate. Une jeune fille brune, au visage mince, à l'air doux, vêtue avec simplicité et dont les yeux reflétaient une conviction et une détermination surprenantes.

— Mahoney. Ellen Mahoney, se présenta-t-elle. En religion on m'appelle sœur Bernard.

A voir le pantalon et la chemise bleue d'Ellen Mahoney, Kate ne s'était pas doutée qu'il s'agissait d'une nonne.

— Toutefois, poursuivit la religieuse, à partir de maintenant, je préférerais que l'on m'appelle Mahoney ou simplement Ellen, car il m'est clairement apparu, depuis mon arrivée hier, que les catholiques sont très rares dans la région. Et je ne tiens pas à passer les prochains douze mois à expliquer comment je suis devenue sœur Bernard. Quant à la raison qui m'a amenée ici, c'est un conflit avec mon évêque, déclara-t-elle. Comme vous le savez, le contrôle des naissances, tel qu'on le pratique de nos jours, est contraire aux dogmes de l'Eglise. Mais je sais ce que c'est d'être pauvre, d'avoir une famille nombreuse et de ne pouvoir élever décemment ses enfants. J'ai donc décidé, peu après avoir commencé à travailler comme infirmière, que le planning familial est d'une importance essentielle. Et j'ai choisi d'enseigner aux pauvres toutes les méthodes de contrôle des naissances. J'ai reçu l'ordre de cesser cette activité et j'ai même été menacée d'exclusion si je n'obéissais pas. Je suis donc partie, et je suis venue ici, pour m'informer, apprendre à m'occuper de familles entières, à les aider à régulariser le taux de leurs naissances, de manière que chaque enfant naisse dans les meilleures conditions, avec les meilleures chances d'avenir possibles.

» J'ai le sentiment que, de cette façon, je remplirai envers Dieu mon devoir qui est d'être la servante de Ses pauvres, dit-elle les yeux pleins de larmes. Lorsque j'en aurai terminé ici, je choisirai la région la plus déshéritée de ce grand pays et c'est là que j'irai servir. Je crois que c'est ce à quoi Jésus-Christ m'a destinée.

Après un long silence respectueux, Adèle Sawyer appela la suivante.

La jeune femme se tortilla sur sa chaise, ne sachant pas trop si elle devait se lever. Elle finit par rester assise, se tournant tantôt à droite tantôt à gauche pendant qu'elle parlait. Grande et robuste, elle avait des cheveux bruns, courts et coiffés en arrière. Ses traits étaient classiques.

— Je m'appelle Emily McClendon, commença-t-elle, avec l'accent chantant des gens du Sud des Etats-Unis. Ce que je vais dire pourrait être mal interprété, aussi je tiens à préciser dès le début que je ne suis pas raciste. Mon objectif, en venant ici, est d'en apprendre assez pour m'occuper des « pauvres blancs » que j'ai vus aller et venir chez moi. Par « aller et venir », je veux dire : comme vont et viennent les saisons. Il s'agit des travailleurs migrants qui, deux fois par an, dans ma région, font la cueillette des fruits en vivant comme des bêtes, puis disparaissent jusqu'à la saison suivante.

» Il y a des gens qui les méprisent et pensent que personne n'est obligé de vivre comme ils le font, ou qu'ils sont trop paresseux pour s'élever dans la société. Et pourtant, je n'ai jamais vu de gens travailler plus dur, ni être aussi mal payés. Cela me tracasse depuis mon enfance. Quand j'ai grandi, je suis partie étudier et je les ai perdus de vue. Lorsque j'ai obtenu mon diplôme d'infirmière et que je suis allée travailler à l'hôpital de ma ville, j'ai été soulagée de ne plus les avoir devant les yeux.

» De temps en temps, cependant, on nous en amenait un. Un père de famille, qui avait travaillé jusqu'à ne plus pouvoir tenir sur ses jambes, ou un enfant qui n'avait pas été vacciné. Et je les regardais. Les visages de la mère et de ses enfants qui attendaient, terrifiés, pour savoir si leur époux — leur père — allait survivre. Ou encore le visage émacié d'un petit malade affamé, qui nous suppliait des yeux de l'intégrer à notre monde, tout en sachant aussi bien que nous qu'il n'y avait aucun espoir. Puis on ne les voyait plus : ils étaient morts, ou partis. J'en ai passé des nuits blanches, à penser à ces visages. Un jour, j'ai voulu organiser à l'hôpital un service qui s'occuperait de ces pauvres gens, mais les propriétaires de vergers ont refusé et l'hôpital, du coup, a refusé aussi : " Nous avons bien assez de travail avec les nôtres ", ont dit les administrateurs. Comment pouvait-on être assez cruel pour ignorer ces pauvres enfants ? Mais ce qui...

Emily McClendon s'arrêta soudain, se demandant si elle allait continuer. Finalement, elle poursuivit :

— Ce qui m'a fait me décider est arrivé pendant la dernière récolte de pêches. Ils sont arrivés comme un nuage de sauterelles, dans de vieux camions bruyants et déglingués, ou dans des voitures poussives. Ils ont cueilli les fruits, puis ils ont continué leur route. Lorsqu'après leur départ les garçons de ferme se sont mis à nettoyer leurs misérables baraques, l'un d'entre eux a trouvé un sac en plastique vert sombre : il y avait quelque chose qui couinait et bougeait à l'intérieur. Pensant qu'il s'agissait d'un rat, le garçon de ferme a tapé dessus avec un balai, de toutes ses forces. Puis il a ouvert le sac.

La jeune femme regardait fixement devant elle, sans voir personne.

— C'était un bébé. Lorsqu'ils ont apporté le petit corps à l'hôpital, nous nous sommes aperçus qu'il n'avait pas plus d'un mois. Un bébé en bonne santé, bien formé. Et pourtant une mère s'en était débarrassée, après avoir sans doute pensé : « Il vaut mieux qu'il meure ici, plutôt que vivre comme nous vivons. » Je ne condamne pas cette mère. Dieu sait qu'elle n'avait pas envie de faire ce qu'elle a fait. Cet enfant n'aurait jamais dû naître. Ou alors il aurait dû naître dans un monde qui aurait permis à sa mère, si elle ne se sentait pas en mesure d'assurer son existence, de le donner à quelqu'un d'aimant. Voilà la raison qui m'a poussée à venir ici, pour suivre les cours et m'en retourner me mettre au service de ces gens-là. Je ne sais pas encore si je prendrai la route avec eux ou si je les attendrai de récolte en récolte, mais je suis décidée à tout faire pour qu'une tragédie pareille ne se reproduise plus.

C'était maintenant le tour de Kate, qui se leva et se présenta. Puis elle se mit à raconter ce qui l'avait incitée à abandonner l'hôpital de l'Université.

— Si mes raisons paraissent moins idéalistes, ajouta-t-elle en guise de conclusion, je peux toutefois vous assurer que je ne serai pas moins assidue à étudier ou à travailler. Je n'ai pas encore décidé de l'endroit où j'irai lorsque je partirai d'ici, mais je promets de faire bon usage de l'instructon que je recevrai au profit de ceux qui ont besoin de mon aide.

Adèle Sawyer avait écouté patiemment ses élèves. Elle les dévisagea l'une après l'autre avant de reprendre la parole :

— Je connais vos dossiers : vous êtes toutes trois professionnellement qualifiées. Maintenant, je connais vos bonnes intentions. Mais ce que nous ne savons pas, ce que vous ne savez pas parce que vous n'avez jamais été mises à l'épreuve, c'est si vous avez des tripes, à quel point vous êtes capables de faire face à un cas grave où une vie humaine est en jeu et dépend totalement de vous. Tout simplement parce que vous serez seule, sans médecin ou ambulance à appeler. A un de nos avant-postes ou dans la cabane d'un malade. A l'écart de toute civilisation. Si vous n'êtes pas capables d'affronter des urgences de cette sorte, alors vous n'avez rien à faire ici. Si, donc, à un moment quelconque il semble que vous ne faites pas le poids, nous mettrons fin à votre formation.

Kate jeta un coup d'œil à droite et à gauche pour voir si ses nouvelles condisciples avaient été aussi refroidies qu'elle par le discours de leur professeur. C'était le cas.

Adèle Sawyer montra les trois piles de cahiers sur la table. Chacune contenait neuf manuels et était haute de plus de trente centimètres.

— Tout ce que vous aurez à apprendre se trouve là. Le premier trimestre sera entièrement consacré aux techniques d'examen clinique, ou diagnostic. Le second trimestre, vous étudierez les problèmes de santé courants — refroidissements, maux d'estomac, hypertension... — et leurs remèdes ; vous rapporterez vos observations au médecin et avec lui déciderez du traitement à prescrire. Au troisième trimestre, vous recevrez une instruction approfondie du métier de sage-femme : suivi de la grossesse, déroulement de l'accouchement, soins à donner au nouveau-né... Durant tout ce troisième trimestre, vous partagerez votre temps entre la théorie et la pratique : un jour en classe, un jour en maternité ; et ainsi de suite. Le quatrième et dernier trimestre vous procéderez vous-même à des accouchements. Chacune de vous devra avoir effectué quinze délivrances, seule et avec succès, avant d'être considérée par nous comme qualifiée.

» Vous trouverez également dans ces manuels des références à des centaines d'autres documents médicaux avec lesquels vous auriez intérêt à vous familiariser pour étendre votre savoir. Eh bien maintenant, il ne vous reste plus qu'à prendre ce qui vous revient.

Soulevant la pile qui lui était destinée, Kate en évalua le poids à quatre ou cinq kilos au moins. Lorsqu'elles eurent regagné leurs sièges, Adèle Sawyer dit :

— Ne commettez surtout pas l'erreur d'essayer de tout apprendre d'un seul coup. Vous ne feriez que vous embrouiller les idées. Ce sera déjà bien assez dur d'étudier les manuels correspondant au trimestre en cours et de mettre en pratique ce que vous aurez appris.

» Premier cours demain à huit heures précises. Allez vous installer dans vos nouveaux quartiers. Mais ne traînez pas. Il vous faut être de retour à seize heures pour prendre votre service de nuit.

Elle tendit à chacune des trois élèves une feuille de papier avec le nom et l'adresse d'une famille.

Sur celle de Kate était inscrit : Mrs Elvira Russel, 33, Ridge Street.

7

Avec ses deux valises et ses nombreux cahiers, Kate eut du mal à sortir par la porte principale de l'hôpital de la Montagne. Elle posa les valises et les cahiers glissèrent au sol, où ils s'éparpillèrent. Une infirmière qui faisait chauffer sa jeep dans le parking vit l'incident et proposa :

— Un coup de main ?

— Je veux bien ! Merci.

— Mettez vos valises à l'arrière ; je vais vous déposer.

— C'est gentil. Je ne savais pas quoi faire avec tout ce barda.

— Où allons-nous ? demanda l'infirmière en s'installant derrière son volant.

— Chez Mrs Russel.

— Ah oui ! sourit l'infirmière, avec l'air de quelqu'un qui est au courant.

— Je me présente. Kate Kincaid.

— Edna Braden. — Elle débraya, appuya sur le champignon, démarra en trombe. — Vous êtes nerveuse ?

— Je conduis aussi vite que vous, oui, répondit Kate.

— Je parlais d'aujourd'hui. Votre premier jour.

— Oh ! Ça ? dit Kate, sans se compromettre.

— Vous pouvez bien l'admettre, dit Edna Braden. Moi, je l'étais terriblement. S'il y en a une qui s'y connaît pour faire trembler toute une classe, c'est Adèle Sawyer.

— C'est bien vrai, dit Kate, soulagée de trouver quelqu'un qui comprenait ses soucis.

— Vous savez quoi ? poursuivit Edna Braden qui ne souriait plus. En réalité, elle a été très gentille, plus gentille que vous ne devez l'être avec vous-même. Car toutes les erreurs dont il était si facile de rendre les médecins responsables vont devenir *vos* erreurs. Ah, vous allez en passer des nuits agitées, je vous le garantis !

La modeste maison en bois de Mrs Russel se trouvait dans la grand-rue, juste après le tournant. Kate pouvait donc aller à pied à son travail. Elle descendait de la jeep quand elle ne put s'empêcher de faire remarquer :

— Mais vous êtes quand même restée...

— Ils ont besoin de moi, fut le seul commentaire d'Edna Braden. — Du doigt, elle désigna les valises. — Vous voulez un coup de main ?

— Je me débrouillerai, dit Kate, en prenant les lourds bagages.

Elle voulut poser encore une question, mais Edna avait déjà embrayé et s'éloignait ; les larges pneus du véhicule crissaient sur la route sillonnée d'ornières.

Kate contempla la petite maison blanche devant laquelle s'étendait un jardin coquet et bien entretenu. Elle se dirigea vers le porche, auquel une nouvelle couche de peinture n'aurait pas fait de mal. En montant les deux marches, elle aperçut, derrière les rideaux de dentelle de la fenêtre, le visage d'une femme d'un certain âge, aux cheveux blancs et dont les rides étaient si profondes qu'elles semblaient avoir été sculptées.

La porte s'ouvrit et Kate demanda :

— Mrs Russel ?

— Oui, mon enfant.

— Je suis Kate Kincaid.

De ses yeux d'un bleu couleur de ciel, Mrs Russel examina Kate un long moment. Puis un léger sourire se dessina sur ses lèvres.

— Je vous appellerai Katherine.

— C'est le nom que me donnait ma mère.

— J'en étais sûre. Entrez, entrez, Katherine !

Elle s'écarta pour accueillir Kate dans sa maison. L'entrée s'ouvrait sur un petit salon. Le mobilier était vieux, mais en bon état et très propre. Des napperons au crochet garnissaient les accoudoirs des fauteuils. Le tapis était si usagé qu'à certains endroits on en voyait la trame.

Un antique phonographe à manivelle occupait un angle

de la pièce dépourvue de télévision. De l'autre côté de la porte qui séparait le salon de la salle à manger, Kate pouvait voir une grande table de bois sombre, à l'extrémité de laquelle trônait un lourd fauteuil sculpté ; elle imaginait facilement à quoi ressemblait le reste de la maison.

— Vous avez probablement envie de voir votre chambre, dit Mrs Russel, en lui faisant signe de la suivre.

Au lieu de se diriger vers l'escalier, elle emprunta le couloir moquetté qui menait vers le fond de la maison. Elle ouvrit une porte :

— La voici.

Kate se trouvait dans une chambre bleu clair, parsemée ici et là de touches rouges, une combinaison de couleurs surprenante par le contraste qu'elle formait avec le reste de la maison sombre. Mrs Russel dut lire son étonnement car elle déclara :

— C'était celle de Louise. Elle avait été préparée pour son retour. Mais Louise n'est jamais revenue.

— Je suis désolée, murmura Kate.

— Les filles préfèrent être ici plutôt qu'au premier. Comme ça, quand elles rentrent de leur garde de nuit ou qu'elles travaillent tard, elles ne me dérangent pas. Mais je les entends. Quelle que soit l'heure du jour ou de la nuit, je les entends. Ce n'est pas que je les surveille : il ne me viendrait jamais à l'idée de les espionner. Simplement, j'attends Louise.

— Je ferai de mon mieux pour ne pas vous déranger, promit Kate.

— Ne vous faites pas de souci, dit Mrs Russel. C'est toujours agréable de savoir qu'il y a quelqu'un d'autre dans la maison. C'est pour ça que j'aime loger les élèves. Sauf l'année de la grande tempête de neige, la chambre de Louise a toujours été occupée.

— Il y a longtemps que...

— La dernière année de la guerre. La même année que le président Roosevelt, répondit Mrs Russel qui avait compris.

« Trente-neuf ans, pensa Kate. Trente-neuf ans que cette femme vit avec ses souvenirs. » Elle eut envie de demander de quoi Louise était morte, mais ne put se résoudre à le faire.

— Bon, vous voulez sans doute défaire vos bagages.

Quand vous aurez fini, faites-moi le plaisir de venir prendre une tasse de thé avec moi.

— Mais bien sûr, je serai ravie.

Mrs Russel ferma doucement la porte. Kate eut tout loisir d'examiner la chambre, qui était plus grande qu'elle ne s'y attendait. Tout était clair et gai, du tapis bleu à fleurettes rouges et blanches et dessus de lit assorti jusqu'aux rideaux blancs des deux fenêtres. La glace de la coiffeuse était grande et haute. Une lourde porte ouvrait sur un vaste placard qui sentait bon le cèdre. Kate y suspendit les quelques robes simples et le pantalon qu'elle avait apportés.

Lorsqu'elle revint dans le salon, il était vide ; elle traversa la salle à manger et se rendit à la cuisine, où l'on sentait la chaleur de la cuisinière à charbon. La table était recouverte d'une nappe brodée, visiblement réservée aux visites.

— Votre thé, vous l'aimez fort ?

— Oui, dit Kate. Un sucre seulement, s'il vous plaît.

Une fois Kate assise en train de siroter son thé, Mrs Russel lui tendit une assiette de biscuits.

— Faits maison.

Kate en croqua un.

— Délicieux.

— Alors, mon enfant, qu'est-ce qui vous a amenée ici ?

Kate expliqua les raisons qui l'avaient poussée à venir dans cet endroit retiré. Mrs Russel approuvait de temps en temps d'un hochement de tête.

— Et votre homme ? demanda-t-elle quand Kate eut fini. — Comprenant que ce mot choquait son interlocutrice, elle s'empressa d'expliquer. — Je suis née dans un vallon assez loin d'ici. J'y suis restée jusqu'à l'âge de quatorze ans. C'est alors que Mr Russel est passé par là ; il venait installer les premiers fils téléphoniques. Il était jeune et très beau garçon, et il devait me trouver à son goût puisqu'il revenait tout le temps. Jusqu'au jour — j'avais seize ans — où il m'a demandée en mariage. J'avais peur du monde où il vivait et aussi de ses manières, mais j'ai dit oui. Et comme maman dépérissait et qu'il ne lui restait que peu de temps, comme elle ne voulait pas me laisser dans le vallon pour le restant de mes jours, elle a dit oui, elle aussi.

» Alors, je me suis mariée. Et nous sommes descendus ici, en ville. Je me suis promis de ne jamais lui faire honte en parlant le patois de la montagne, mais il a fallu que j'étudie dur pour y arriver. Je suis même allée en classe, déjà mariée et même enceinte. J'étais assise au milieu de fillettes de neuf et dix ans et je les voyais sourire et rire de moi sous cape. Mais j'ai appris à parler correctement. De temps en temps, cependant, un mot de l'ancien temps revient et je dis « votre homme » au lieu de fiancé ou mari. — Se penchant vers Kate, elle lui demanda le plus sérieusement du monde : — Vous devez être au courant. Ces derniers temps, je remarque qu'il y a de plus en plus de mots du passé qui se glissent dans ma conversation. Est-ce que c'est un signe de vieillesse de revenir à la langue dans laquelle on a été élevé ?

— Je ne vois pas en vous de signe de vieillesse, sourit Kate.

— Vous êtes polie et pleine d'égards. Comme l'était Louise.

Cette fois, Kate ne put s'empêcher de demander :

— Louise, comment est-elle... ?

— Elle avait fait ses études d'infirmière. Ici même, à la Montagne ; alors, quand la guerre est arrivée et que son homme a été enrôlé, elle est partie, elle aussi. Lui, il est revenu. Elle, jamais. Elle a été tuée dans un raid aérien en Angleterre, par une de ces bombes volantes, vous savez... On n'a jamais retrouvé son corps. On m'a seulement envoyé ses affaires. Quelques vêtements. Et puis des lettres, toutes les lettres que je lui avais écrites ; et celles de mon mari, qui était déjà malade mais pouvait encore écrire. Et puis, naturellement, il y avait des lettres de George, dans lesquelles il parlait de leurs projets de mariage pour la fin de la guerre.

Des larmes brillèrent dans les yeux de la vieille dame, mais on voyait sur son visage qu'elle était décidée à ne pas pleurer. Ses rides semblèrent se creuser un peu plus. Elle s'excusa :

— Je ne voulais pas vous ennuyer. Je voulais seulement vous expliquer pourquoi il m'arrive parfois de parler comme je le fais, pour que vous vous y accoutumiez. Parce que là-haut, dans les montagnes, ils parlent toujours comme ça et la moitié du temps vous ne saurez pas ce qu'ils veulent dire. Il faut que celles qui viennent ici, comme vous, s'habituent à leurs façons, car eux, ils ne seront pas rapides à s'habituer aux vôtres.

— J'essaierai, promit Kate. Je vous en donne ma parole, j'essaierai.

— Ils ne se lient pas facilement avec les étrangers, avertit encore Mrs Russel.

— Je comprends.

Mrs Russel fit un signe de tête approbateur, puis fixa soudain Kate :

— Une aussi jolie fille et pas encore mariée. Vous reviendrez vers lui ?

— J'ai un an pour répondre à cette question, dit Kate.

Elle s'était d'abord plongée dans la grande baignoire blanche démodée, qui reposait sur quatre pieds en forme de pattes d'animal, puis coiffée simplement. Elle s'habilla de vêtements commodes et conformes au règlement : chaussures robustes à talons plats, pantalon bleu clair, chemise unie par-dessus laquelle il lui faudrait porter une blouse blanche lorsqu'elle serait de service. Se regardant dans la glace elle décida qu'elle était convenable et prête à retourner à l'hôpital.

Elle atteignait la porte d'entrée quand elle entendit Mrs Russel qui l'appelait de la cuisine.

— Mon enfant, tout à l'heure je n'avais pas l'intention de vous effrayer, en vous parlant des gens d'ici. Mais si vous voulez, les soirs où vous aurez le temps, je pourrai vous apprendre leur patois.

— Cela me fera très plaisir.

Mrs Russel sortit de la poche de son tablier un petit objet qu'elle remit à Kate : c'était une vieille clé en fer forgé.

— C'est pour la porte de derrière, expliqua la vieille dame. Le soir, ce n'est pas la peine de passer par-devant. Surtout si vous ne rentrez pas seule.

Pendant un instant Kate fut décontenancée, mais elle vit le regard franc des yeux bleu clair où ne se lisait aucune gêne. Mrs Russel ajouta :

— J'ai été jeune moi aussi. Je n'ai jamais oublié comment

c'était. Une jeune femme, surtout une jolie jeune femme, ne reste jamais longtemps seule. Dieu et la nature ne le permettraient pas.

Sans un mot, Kate prit la clé. Elle était chaude comme si quelqu'un l'avait longuement serrée dans sa main avant de la lui donner.

8

La longue séance du matin avait été consacrée à la meilleure façon de constituer les dossiers des nouveaux patients. Le docteur Boyd, généraliste et chirurgien attaché à l'hôpital, souligna l'importance de connaître autant les malades que leur famille.

— Si votre patient ne meurt pas accidentellement, dans un incendie ou d'un coup de fusil, il mourra, pourrait-on dire, héréditairement. Si vous voulez accroître sa longévité, intéressez-vous à ses points faibles et établissez un régime approprié. La bonne médecine est la médecine préventive — au taux de succès nettement plus élevé que la médecine qui guérit.

» Les obligations d'une auxiliaire de famille semblent parfois excessives, poursuivit le docteur Boyd. Dites-vous pourtant qu'en travaillant beaucoup et grâce à l'expérience acquise, la plupart d'entre vous apprendront à les assumer. Toutes ces connaissances médicales, qui peuvent vous paraître embrouillées pour l'instant, s'ordonneront comme par magie lorsque vous aurez besoin de les utiliser. Vous ressentez en ce moment les mêmes doutes et angoisses qu'éprouve un interne lorsqu'il lui faut pour la première fois mettre en pratique ce qu'il sait.

Kate étudia le visage du jeune médecin en se disant : « Cela ne doit pas faire très longtemps qu'il a abandonné le statut d'interne. Il doit savoir de quoi il parle. » Quel âge pouvait-il bien avoir ? Trente-deux, trente-trois ? De toute évidence, il laissait pousser sa barbe pour paraître plus mûr. « Est-il beau ? » se demandait-elle lorsqu'elle entendit prononcer son nom.

C'était le docteur Boyd qui l'interpellait. Kate se redressa sur sa chaise en rougissant et se rendit compte qu'elle était tellement plongée dans ses pensées qu'elle n'avait pas prêté attention à ce qu'il disait.

— Que répondriez-vous à ce genre de question ? lui demanda-t-il.

« Une question, quelle question ? » Elle sentit qu'elle rougissait de plus en plus et qu'elle était incapable de répondre.

— Vous aviez un regard si lointain que je me suis rendu compte que vous n'étiez plus avec nous. Maintenant que vous êtes de retour, nous allons continuer.

— Je vous prie de m'excuser, murmura-t-elle, à la fois penaude et vexée.

— Le problème que je me proposais d'aborder est le suivant : « Mademoiselle, pouvez-vous me donner quelque chose contre mes maux de tête ? » Cela, vous l'entendrez très souvent lorsque vous serez auxiliaire de famille. Ce sera presque toujours la mère qui vous posera cette question. Vous contemplerez son modeste intérieur, le mobilier clairsemé, le parquet usé à force d'être briqué. Par la fenêtre, vous apercevrez la lessive en train de sécher. Par terre, un bébé sera en train de jouer, près de la cuisinière sur laquelle chauffera le dîner et qui sert à cuire tout le pain de la semaine. Et vous penserez : « Ce n'est pas étonnant que cette femme ait mal à la tête. Bien sûr qu'il lui faut quelque chose pour la soulager. »

» Et c'est précisément au moment où vous commencerez à la plaindre qu'il faudra réagir et vous dire : “ Non ! ”. En effet, vous avez assez de discernement, vous découvrirez que cette femme souffre d'une affection commune à toutes les ménagères : l'idée fausse selon laquelle un petit flacon ou une petite boîte, en vente dans n'importe quelle pharmacie, peut résoudre tous nos problèmes. C'est le genre de raisonnement qui conduit à la drogue.

Kate ne fut pas la seule à se redresser en entendant ces mots. « Les stupéfiants, oui, j'ai rencontré des drogués, j'en ai rencontré plus d'un, là-bas, mais je mettais cela sur le compte de la vie citadine. Alors qu'ici, chez ces gens simples, presque primitifs ?», se dit-elle.

— L'alcoolisme, la drogue, les mauvais traitements infligés aux femmes et aux enfants existent ici tout autant que là d'où vous venez. Il faut que vous soyez sur le qui-vive et prêtes à lutter contre ces fléaux. Si vous décelez la moindre difficulté de ce genre, prenez-en note. Et si vos soupçons se précisent, vous les signalerez sur les formulaires spéciaux à votre disposition. Surtout ne vous dites jamais : « Si je moucharde, cela va détruire mes rapports avec eux, leur confiance en moi. » Parce qu'il peut arriver qu'une mère droguée laisse quelque malheureux enfant sans soin pendant que vous réfléchissez. Qu'un autre enfant soit maltraité, physiquement ou émotionnellement, par une mère alcoolique. En tant qu'auxiliaire médicale et familiale, vous n'êtes pas responsable d'un seul malade, mais de plusieurs générations de patients. L'enfant maltraité deviendra celui qui maltraite. L'enfant qui ne reçoit pas aujourd'hui sa part d'amour et de soins peut devenir demain celui qui privera les siens d'affection. Des générations entières seront entre vos mains.

» Alors, ne vous laissez pas aller à la pitié. Ne tenez pas compte de leur éducation ou de leur mode de vie. Soyez ferme, en gardant un cœur généreux, bien sûr, mais ferme. Nous ne sommes pas différents de vous, souvenez-vous-en.

A ces mots, Kate comprit que Boyd lui-même venait de la montagne, ce qui était une surprise, car il était pareil à tous les autres jeunes médecins avec qui elle avait été en rapport.

— Et maintenant, la pause-déjeuner, annonça soudain Boyd.

***

Pour faire plaisir à Mrs Russel, Kate prenait ses petits déjeuners à la maison. Mais à midi, elle fréquentait la cafeteria de l'hôpital. C'était d'abord un gain de temps et d'énergie, et elle en profitait aussi pour relire les notes prises pendant la matinée.

Tenant son sandwich d'une main et de l'autre son cahier, elle était plongée dans la lecture lorsqu'elle entendit une voix d'homme prononcer son nom. C'était Boyd. « Oui, il est vraiment beau », décida-t-elle.

— Je peux ? demanda-t-il, en posant son plateau à côté du sien.

— Bien entendu, dit-elle un peu crispée, persuadée qu'il allait de nouveau la réprimander pour son inattention du matin. — Elle prit les devants. — Je suis désolée d'avoir laissé vagabonder ma pensée pendant le cours. Cela n'arrivera plus.

— C'est moi qui suis désolé, dit-il en souriant. Et cela arrivera encore, je le crains.

Elle le regarda sans comprendre.

— Cet incident est de ma faute, dit-il. Je l'ai créé pour cacher mon propre embarras.

— Vous... commença Kate.

— Je me suis surpris à vous regarder de plus en plus souvent, jusqu'au moment où je me suis dit qu'il fallait que je mette une certaine distance entre nous. J'avais remarqué aussi que vous ne vous concentriez plus sur mon cours. J'ai décidé de vous obliger à le faire, espérant que vous en seriez confuse et que vous m'en voudriez. Ce qui rétablirait le rapport correct qui doit exister entre maître et élèves. C'est pourquoi j'ai prétendu que j'avais posé une question à laquelle vous n'étiez pas prête à répondre. Vous me pardonnez ?

Kate sourit et demanda :

— Vous êtes vraiment de la montagne ?

— Cela vous surprend ?

— Vous n'avez aucune des caractéristiques ni les manières de s'exprimer de la...

— Cela n'a pas été facile, reconnut-il. Mais cela prendrait des heures à raconter.

— Un jour où nous aurons le temps j'aimerais que vous le fassiez.

En voyant Boyd rougir, Kate se rendit compte qu'il prenait l'intérêt qu'elle manifestait à la vie et aux traditions locales pour un intérêt beaucoup plus personnel. Elle entreprit immédiatement de mettre les choses au point.

— Qu'il n'y ait pas de malentendu entre nous, docteur Boyd. Vous êtes un homme séduisant, mais je suis ici pour parfaire mon éducation en douze mois d'études intensives et pour rien d'autre.

— Bien entendu, dit Boyd froidement. Le cours recommence dans huit minutes exactement.

Il quitta la table, en laissant son déjeuner auquel il n'avait pas touché.

Pendant les deux heures qui suivirent Boyd expliqua comment procéder correctement à un examen des yeux, des oreilles, du nez et de la gorge. Il leur signala les différences existant à ce sujet entre les individus jeunes et âgés. Il insista sur les nuances que comporte l'étude de l'iris, où se décèlent foule de symptômes n'intéressant pas la seule vue du patient.

Ce fut un cours passionnant. Juste avant de leur donner congé, il lut sur une feuille de papier qui lui avait été apportée :

— Sœur Ellen, vous irez en pédiatrie. Emily McClendon, en chirurgie. Vous, Miss Kincaid, venez avec moi.

Prise de court, Kate fit un signe de tête, en s'efforçant de ne pas regarder dans la direction des deux autres élèves. Comment réagissaient-elles à cette invitation inhabituelle ?

Boyd et Kate se retrouvèrent donc seuls.

— Retour à la cafeteria, dit Boyd, sur un ton qui n'admettait pas de réplique.

Bien que mécontente de recevoir un ordre, Kate le suivit. Ils arrivèrent à la cafeteria pour constater que l'équipe de cuisine avait repoussé les tables et les chaises afin de dégager un large espace au milieu de la salle. Deux hautes échelles étaient dressées jusqu'au plafond.

Il y avait un immense carton sur l'une des tables ; Boyd en déchira le couvercle et se mit à en extraire de grands rouleaux de papier-cadeau.

— Ne restez pas plantée là, Miss Kincaid. Rendez-vous utile ! ordonna-t-il.

Au lieu d'obéir, Kate dit :

— Docteur Boyd, si c'est là votre façon de m'humilier à cause de ce que j'ai dit au déjeuner, je ne l'apprécie pas du tout. Je suis une infirmière qualifiée. Et je désire, non, j'exige que l'on me confie des tâches en relation avec mes connaissances et mon expérience professionnelles.

— Tiens, tiens ! dit Boyd, en déroulant des banderoles rouges, blanches et bleues. Il semblerait qu'à l'université ce soient les cours d'indignation que vous avez fréquentés le plus assidûment !

— Je préférerais une affectation comme celle de sœur Ellen ou celle d'Emily McClendon, dit Kate, du ton le plus froid et le plus professionnel qu'elle put trouver.

— Si je pensais que ça n'a rien à voir avec vos futures responsabilités d'auxiliaire, je ne vous aurais pas demandé de m'aider.

— Je ne sais pas ce que vous avez l'intention de fêter, mais cela peut se faire sans moi, j'en suis certaine.

— Puisque vous insistez, allez remplacer sœur Ellen en pédiatrie et envoyez-la ici pour travailler avec moi, dit Boyd sèchement.

— Vous appelez ça du travail...

— Envoyez-moi sœur Ellen, l'interrompit Boyd. Et allez la remplacer. Mais changez d'attitude. Vous allez travailler avec des petits enfants qui ne sont pas au courant de vos excellentes connaissances professionnelles et de votre expérience antérieure acquise, ajouta-t-il, sarcastique.

Elle allait lui répondre sur le même ton, mais, se ravisant, elle fit volte-face et partit. Boyd la regarda s'éloigner, puis recommença à décharger des rouleaux de papier de couleur, des guirlandes, des lampions et autres ornements décoratifs.

La consultation de pédiatrie était bondée de mères et d'enfants de six mois à douze ans. Kate n'eut pas un moment pour s'arrêter ou réfléchir, trop occupée qu'elle était à chercher leurs dossiers et à leur poser quelques questions élémentaires avant de les diriger vers Miss Ledyard qui les examinait puis faisait un diagnostic et prescrivait un traitement.

Elle put à peine admirer la célérité, cordiale et attentive, avec laquelle Miss Ledyard s'occupait de chaque petit patient. Elle remarqua particulièrement combien l'infirmière prenait son temps pour expliquer à chaque mère l'état de son enfant, les moyens de guérison et les symptômes dangereux qui exigeaient un retour immédiat à l'hôpital.

De temps en temps, Miss Ledyard chuchotait à Kate :

— Mettez ce dossier de côté pour moi.

A la fin de la consultation, qui se prolongea bien au-delà de dix-sept heures comme prévu, Miss Ledyard étudia les six dossiers que Kate avait gardé à son intention.

— Deux cas d'anémie, dont un par malnutrition ; l'autre provient d'une cause plus profonde et nécessite d'autres examens. Il faudra opérer celui-ci : il a la cloison déviée.

Pour ces deux-là, radio des poumons : ils ont des râles inquiétants.

Elle tint le sixième dossier levé pendant quelque temps, avant de dire :

— Pour celui-ci, analyse de sang poussée et scanner !

— Scanner ? demanda Kate, consciente de la gravité de la maladie que ce mot impliquait.

— Possibilité de cancer.

— Est-ce que c'est une journée-type en pédiatrie ?

— Oh ! non, ça a été très tranquille aujourd'hui. D'habitude, ils viennent de la montagne bien plus nombreux. Je crois qu'il y en a beaucoup qui attendent demain, pour le cirque.

— Le cirque ? s'étonna Kate.

Son aînée se contenta de lui dire qu'elle verrait, puis elle reporta toute son attention sur le sixième dossier qui paraissait beaucoup l'inquiéter.

En sortant de l'hôpital, Kate ne put s'empêcher de s'arrêter pour voir ce que Boyd et sœur Ellen avaient fabriqué pendant l'après-midi. Mais les panneaux vitrés des portes de la cafeteria étaient couverts de papiers rouges, blancs et bleus et l'on ne pouvait rien distinguer. Sur le mur était épinglée une petite note dactylographiée avec soin : « Tous les membres du personnel devront porter des costumes de cirque demain matin. Laissez-vous guider par votre ingéniosité et votre imagination. La directrice : C. Abbott. »

Toujours sous le coup de la vexation infligée plus tôt par le médecin, Kate se dit : « Pas moi ! Je ne suis pas ici pour faire du théâtre d'amateur. Que cela plaise ou non à Boyd. »

Après une aussi longue journée et une soirée consacrée à la relecture de ses notes sur le diagnostic, Kate dormit d'une seule traite jusqu'au lendemain matin, six heures.

Ce fut un bruit fort, inhabituel, celui d'une vibration juste au-dessus de la maison qui la réveilla. Une vibration si puissante et si percutante qu'elle sauta de son lit. Elle ouvrit sa fenêtre et eut le temps de voir passer, volant bas, un très gros hélicoptère qui se dirigeait vers l'hôpital. Il était peint en kaki et portait les insignes du *Marine Corps.*

La première réaction de Kate fut qu'il devait s'agir d'une urgence militaire des plus sérieuses. Quelque part dans les environs, dans un camp d'entraînement, un accident avait dû se produire et des soldats avaient été très grièvement blessés. Comment expliquer autrement cette arrivée inopinée, puisque dans la ville voisine, éloignée de cent kilomètres seulement, il y avait un hôpital dix fois plus grand et mieux équipé que celui de la Montagne ? « On va avoir besoin de moi », pensa aussitôt Kate.

Elle s'habilla en hâte et fit le chemin de l'hôpital en courant. Là, un spectacle surprenant l'attendait : une caravane de véhicules, toutes marques et années confondues, s'étirait pour ne former qu'une seule et longue file. Et dans ces camions rouillés et ces vieilles guimbardes cabossées s'entassaient des familles entières : le père, la mère, et jusqu'à trois, quatre, cinq, voire six enfants d'âges divers. Kate remonta la file au pas de course, jusqu'au parking où l'attendait un autre spectacle tout aussi surprenant : du ventre de l'hélicoptère, des hommes en civil, et non en uniforme, sortaient des monceaux de paquets.

— Miss Kincaid ! cria le docteur Boyd qui aidait au déchargement. Venez nous aider. Vous ne serez pas de trop. Ils sont déjà là et nous ne sommes pas prêts !

Elle s'élança vers l'hélicoptère et s'empara du lourd carton qu'on lui tendait. L'inscription qui figurait dessus. en grosses lettres noires lui sauta aux yeux : « JOUETS ». Elle regardait autour d'elle à la recherche d'un endroit où poser le carton quand Boyd vint à son secours.

— Donnez-le-moi.

— Qu'est-ce que c'est que tout ça ? s'enquit-elle. Ces jouets ? Cette file de voitures ? Cet hélicoptère ?

— Et vous ? Où est votre costume ? Vous n'avez pas lu la note ?

— Mon costume ? demanda Kate, qui resta un instant interloquée. Ah oui ! vous voulez parler du cirque ?

— Evidemment ! Et vous en faites partie. Allez vous habiller.

— Je n'ai rien prévu, dut-elle admettre.

— Eh bien, dans ce cas, venez comme vous êtes ! — Boyd la contempla un moment, une lueur moqueuse dans le regard. — Nous dirons que vous êtes la princesse sortie tout droit de la grande ville, ajouta-t-il, sarcastique.

Sur ces mots, il pivota et prit la direction de la cafeteria. Bien que vexée par sa remarque, Kate le suivit. Ils passèrent devant la consultation d'otorhino-laryngologie. La salle était pleine d'hommes qui s'activaient, trop nombreux pour évoluer à l'aise. Sur une table, l'un d'eux disposait du matériel chirurgical utilisé pour les examens compliqués du nez et de la gorge. Les autres étaient en train de se maquiller : ils se dessinaient de grands cercles rouges, jaunes, bleus autour de la bouche. Ainsi grimés, ils riaient, ils admiraient ou ils critiquaient leurs efforts respectifs.

— Tu es meilleur comme clown que comme médecin, commenta l'un, en s'adressant à son voisin.

« Des médecins maquillés ? » s'étonna Kate en silence. Nulle part ailleurs, pareille chose aurait été possible ! Et surtout pas à l'hôpital de l'Université, si sérieux et réglementé.

Un médecin, petit mais puissamment musclé et plus vieux d'une douzaine d'années que ses confrères, mit la dernière main à son maquillage et dit :

— C'est bon ! Faites une annonce : que l'hélicoptère décolle et que les gens commencent à entrer !

*
* *

De l'une des fenêtres, Kate vit les longues pales de l'hélicoptère tourner de plus en plus vite, puis l'appareil s'élever. L'instant d'après les voitures, les camions et les jeeps commencèrent à avancer en bon ordre. A peine un véhicule se garait-il que la famille au grand complet en descendait : des bébés tenus dans les bras jusqu'aux enfants de treize ou quatorze ans. L'atmosphère était à la gaieté. Les enfants riaient, criaient, appelaient leurs amis. Il y en avait des centaines et tous, d'un pas joyeux, se dirigeaient vers l'entrée de l'hôpital.

Christine Abbott, la directrice, était en train de canaliser le flot humain vers la cafeteria lorsqu'elle aperçut Kate :

— Miss Kincaid ! Ne restez pas là à ne rien faire. Nous avons besoin d'aide.

Kate se laissa porter par le courant humain jusqu'à la cafeteria, où elle rejoignit ses deux camarades de cours qui, habillées en clown, donnaient du lait et des beignets aux enfants. Un peu plus loin, on offrait aux adultes du café ou du thé avec des biscuits. Kate prit un beignet et le déposa dans l'une des petites mains qui se tendaient vers elle avec avidité.

***

Toutes les familles avaient été admises et chacune avait eu à manger et à boire. Il n'y avait plus une seule chaise de libre et une cinquantaine de personnes étaient assises à même le sol. Le chef du groupe des chirurgiens apparut dans l'encadrement de la porte. Vêtu d'une tenue de chirurgien habilement transformée en habit de clown, il fit son entrée en improvisant un boniment d'amuseur.

— Et voici, s'exclama-t-il à la grande joie des petits, le cirque itinérant du docteur Abrams. Faites-lui bon accueil !

Tous les médecins, déguisés et maquillés, s'élancèrent dans la pièce, en file indienne et au son d'une tonitruante musique de cirque diffusée par le haut-parleur. Les enfants écarquillèrent les yeux de surprise, une surprise qui devint bientôt enchantement et rires.

Le docteur Abrams commença par quelques tours de prestidigitation assez déroutants qu'il accomplissait avec les instruments habituellement employés en chirurgie : pinces, ciseaux, et autre matériel de manipulation facile et sans danger. Les enfants applaudirent tous les tours, y compris les ratés. Kate se rendit rapidement compte que Abrams faisait exprès d'en manquer certains, car il était visiblement assez adroit pour les réussir tous.

Il fut suivi par deux autres chirurgiens, Bethard et Wilson, qui faisaient l'un le ventriloque, l'autre la marionnette. Wilson dépassant Bethard d'au moins trente centimètres, c'est lui qui jouait le rôle de la marionnette, assis sur les genoux de son minuscule confrère.

Le contraste fit hurler les enfants de rire.

Après le numéro de ventriloque, ce furent des chansons. Puis l'un des plus jeunes médecins apporta son violon et joua des airs de la montagne, qui témoignaient tout à la fois de son origine et de son talent. Ce fut le clou de la représentation pour les adultes aussi bien que pour les enfants. Le numéro se termina dans les acclamations, les cris, les rires, les applaudissements et les rappels.

Kate nota que sur un signal discret d'Abrams tous les

membres de la troupe sortirent de la pièce un par un, en catimini. Kate s'éclipsa à leur suite. Dans le couloir, ils prirent la direction du service d'ORL, non sans s'être auparavant arrêtés dans le petit vestiaire improvisé, d'où ils ressortirent démaquillés et vêtus de la blouse verte de chirurgien. Puis ils gagnèrent la salle de consultation après s'être vigoureusement brossé les mains dans l'un des trois éviers métalliques. En l'espace de quelques minutes, ce groupe de clowns joyeux et comiques s'était transformé en une équipe de praticiens efficaces et compétents.

Pensant que Kate lui avait été affectée, Abrams lui donna un ordre bref :

— Allez, petite ! Mettez une blouse et commencez à faire entrer les enfants !

Elle dénicha une blouse dans un placard à fournitures et retournait vers la consultation lorsqu'elle faillit se cogner dans Boyd, qui avait un enfant de deux ans dans les bras. Il ouvrit la bouche pour faire un commentaire sur la nouvelle tenue de Kate, mais se contenta de sourire et, de la tête, lui fit signe de le suivre vers l'entrée de la salle.

Abrams était déjà en train d'examiner le premier jeune patient. Deux de ses assistants se livraient également à des examens approfondis du nez, de la gorge et des oreilles. Ne sachant pas trop quoi faire, Kate entreprit d'amuser les enfants jusqu'à ce que leur tour vienne. Elle joua donc, tout en observant les médecins. Elle avait assisté à nombre de séances d'examens d'ORL à l'hôpital de l'Université, mais elle n'en avait jamais vu effectuées dans une telle ambiance de sérieux mêlé de bonne humeur, de sorte que si l'on découvrait quelque chose de grave, l'enfant ne s'en apercevait pas. Mais les médecins avaient une façon silencieuse de communiquer entre eux, qui voulait dire :

— Ce que je vois n'est pas joli-joli.

Ou bien, un regard adressé à Abrams lui signalait :

— Une opération s'impose. Une grosse opération.

Miss Abbott vint s'assurer que tout se passait bien. En voyant Kate, elle lui demanda :

— Qui vous a affectée ici ?

— C'est moi qui l'ai enrôlée, Christine, répondit Abrams. Vous savez que je prends toujours les plus jolies.

La directrice parut se contenter de cette explication puisqu'elle hocha la tête en guise de consentement.

Des cas plus compliqués se présentèrent, et Abrams demanda à Kate de l'assister. Lorsqu'il avait à étudier des végétations, elle orientait la lumière de manière à ce qu'elle soit bien dans le champ. Quand il eut affaire à un phlegmon de la gorge assez gros pour nécessiter une opération, il pria Kate de lui passer une sonde. Et ainsi de suite. Très rapidement elle ne fit plus rien d'autre que tendre des instruments à Abrams ou se réapprovisionner en matériel stérile.

Après plus de quatre heures de ce travail intensif, toute l'équipe était exténuée. Abrams décida qu'il était temps d'aller déjeuner. Ils partirent à la cafeteria. Au bord de l'épuisement, Abrams se laissa tomber sur la première chaise vide.

— Puis-je vous apporter quelque chose à manger, docteur ? proposa Kate.

— Non, merci. Mais allez donc vous chercher quelque chose, vous.

— Du café, alors ? insista Kate.

— Si vous y tenez, dit-il avec un sourire.

Il y avait des enfants partout, couvés par leurs parents qui tenaient à s'assurer qu'ils ne manquaient de rien. Sœur Ellen et Emily McClendon évoluaient parmi eux, remplissant ici un verre de lait, offrant là une tasse de café.

Kate prépara un plateau pour Abrams, un autre pour elle-même. Malgré le refus du médecin, elle prit deux sandwiches, deux cafés et même deux morceaux de gâteau joliment décorés pour l'occasion par le pâtissier de l'hôpital. Abrams grignota un sandwich, plus par politesse que par appétit. Puis il sirota son café, en observant Kate.

— Vous êtes une très bonne infirmière. Très efficace, complimenta-t-il.

— Merci docteur.

— Je vous ai remarquée dès le début, avant même que nous commencions la séance. C'est vous qui n'étiez ni costumée ni maquillée ?

— Je ne me suis pas rendu compte de la portée de l'événement, répondit Kate confuse.

— Cela vous a paru ridicule ?

Elle hésita avant de reconnaître :

— Oui, je l'avoue.

Abrams remua le fond de café qui restait dans sa tasse.

— La bonne médecine ne consiste pas toujours à amener le patient à la thérapie. Parfois, elle doit amener la thérapie au patient. Ces gens ne vivent pas comme vous et moi. Ils aiment leurs montagnes, leurs rivières, leurs vallons. Ils aiment leur isolement, leur façon de vivre. Ce n'est pas l'existence que nous choisirions pour nous-même, peut-être, mais ce n'est pas une raison pour la leur refuser.

» Et pourtant, ils ont besoin de surveillance et de soins médicaux. C'est pourquoi, deux fois par an, mes garçons et moi-même — je les appelle mes garçons... mais il n'y en a pas un qui ne serait pas capable de diriger mon service — mes garçons et moi-même, donc, nous quittons la ville pour donner cette consultation de masse. Les *Marines* ont la gentillesse de nous prêter un hélicoptère, ce qui nous fait gagner un temps considérable. Là, les gens se mettent en quatre pour nous aider. Et tous ensemble, nous essayons de camoufler l'opération en représentation de cirque, en spectacle. Le médecin est un clown, un magicien, un ventriloque, une marionnette, un violoniste, bref, quelqu'un qui fait rire, ou rêver, mais en aucun cas quelqu'un qui fait peur.

Abrams but une gorgée de café, reposa sa tasse.

— Vous êtes une jeune femme qui prend son métier au sérieux, ça se voit. Rien qu'à la manière dont vous passez les instruments, je sais que vous avez reçu une excellente formation. Et pourtant, vous êtes ici. Pourquoi ? Ça ne me regarde pas. Mais aussi longtemps que vous y resterez, détendez-vous, mêlez-vous à la population, intégrez la communauté. Ne restez pas dans votre tour d'ivoire.

» Mettez un habit de clown. Barbouillez-vous de rouge, vert ou jaune. Moquez-vous de vous-même, comme nous nous moquons de nous-mêmes. Vous finirez par y prendre goût, et les gosses seront enchantés. Pour reprendre une expression de mon père, soyez un *mensh* [1] un être humain parmi d'autres êtres humains.

Abrams prit Kate par le menton.

— J'aimerais voir sourire ces yeux. J'aimerais que vous vous disiez une chose : si Abrams peut devenir clown dans ces circonstances, eh bien moi — au fait, comment vous appelez-vous ?

— Katherine Kincaid.

— Eh bien, moi, Kate, je le peux aussi.

1. Mensh : mot yiddish signifiant : « humain. »

Il lui tendit sa tasse de café, vide.

— Allez me chercher du rab. Et après vous m'assisterez comme panseuse.

Ils travaillèrent tard dans la soirée. Abrams occupait l'une des deux salles d'opération, son principal assistant, Ron Wilson, exerçant dans l'autre. Deux autres médecins pratiquaient des interventions mineures dans la salle de consultation.

Kate avait vu de nombreux médecins opérer à l'hôpital de l'Université, mais aucun ne travaillait aussi rapidement et de façon aussi experte qu'Abrams. Ses jeunes patients étaient maintenant sous anesthésie ; n'ayant plus besoin de jouer le chirurgien souriant et affable, il était tout à son travail. Il faisait des incisions petites et fines et traitait le tissu humain avec soin et respect. Mais il n'hésitait pas, lorsque c'était nécessaire, comme ce fut deux fois le cas pour des infections malignes, à utiliser toute sa technique et sa force. Au sujet de l'un des malades, il finit par dire :

— Celui-ci doit venir à l'hôpital de la ville. Nous l'emmènerons demain dans l'hélico.

A neuf heures ce soir-là, toutes les ablations d'amygdales et de végétations étaient terminées. Les cas plus sérieux avaient également été réglés. Un seul transport à la ville s'imposait ; on s'en occuperait au petit matin, lorsque l'hélicoptère reviendrait chercher l'équipe.

La cafeteria était restée ouverte ; du café chaud et des dîners attendaient les chirurgiens. Abrams invita Kate à se joindre à eux.

— J'ai classe très tôt demain matin, prétexta-t-elle.

Abrams rit :

— Jeune fille, quand j'étais interne et que j'avais votre âge, je pouvais rester quarante-huit heures sans dormir. Alors, vous, vous pouvez bien vous débrouiller avec seulement quelques heures de sommeil cette nuit.

Après le dîner, les médecins comparèrent leurs notes. Le quota habituel d'angines, de végétations, d'infections mineures des oreilles. Mais il y avait aussi les deux tumeurs, et Wilson soupçonnait l'existence d'une autre, dont il avait prélevé un échantillon suffisant pour une biopsie.

— Je vous enverrai mon rapport dans trois jours, dit Wilson à Kate. Au fait, comment vous appelez-vous ?

— Kate, dit Abrams, Kate Kincaid. Mais je pense que vous feriez mieux d'envoyer votre compte rendu à Christine Abbott. J'ai raison ? demanda-t-il en souriant.

— Je crois que oui, acquiesça Kate.

Il était presque minuit lorsque Kate quitta l'hôpital. Elle ne put s'empêcher de faire une dernière ronde dans les salles. Elles étaient pleines de jeunes malades ; certains dormaient. D'autres souffraient de légères douleurs post-opératoires et pleurnichaient. Mais à chaque chevet, un père ou une mère était là, prêt à réconforter l'enfant. Ici, on soignait des familles entières et pas seulement des individus. C'était la première fois que Kate percevait le métier d'auxiliaire médicale : il ne fallait pas isoler le patient mais amener sa famille à participer au traitement. Lorsqu'elle sortit dans la nuit fraîche, Kate était encore plus motivée qu'elle ne l'avait été lorsqu'elle avait choisi cet endroit écarté. De retour chez elle, elle se sentit à la fois fatiguée et contente.

Elle s'éveilla juste avant le lever du jour. Sautant dans ses vêtements, elle courut jusqu'à l'hôpital de peur de rater le départ du gros hélicoptère qui se trouvait déjà dans le parking.

Elle arriva au moment où Abrams supervisait l'embarquement. En la voyant approcher, il l'appela :

— Kate ! Venez nous dire au revoir ! — Il posa un baiser paternel sur sa joue. — Si vous décidez de partir d'ici, prévenez-moi.

— Je ne m'en irai pas avant d'avoir terminé ma formation, dit Kate avec fermeté.

— Tant mieux ! répliqua Abrams.

Il se hissa dans l'appareil dont les immenses pales se mirent à tourner, d'abord lentement, puis en fouettant l'air si fort que Kate dut reculer pour échapper au tourbillon. La seconde d'après, l'hélicoptère décollait.

Kate agita les bras jusqu'à ce qu'il ne fut plus qu'un point dans le ciel.

« Apporter la médecine aux gens », avait dit Abrams. Elle pourrait en faire sa devise. Elle venait de passer les vingt-quatre heures les plus satisfaisantes de son bref séjour à Adelphi.

9

Les journées devinrent des semaines, puis des mois. On était déjà en juin. Après trois mois de travail quotidien en classe et en consultation suivi de longues nuits à étudier, Kate était tellement habituée à ce rythme qu'elle avait du mal à se rappeler quand elle avait vécu autrement.

Bien souvent, elle s'endormait dans la cuisine de Mrs Russell sur des manuels qui décrivaient en détail les sujets abordés dans la journée. Parfois Mrs Russell la réveillait avec une tasse de thé puis insistait pour qu'elle regagne sa chambre et s'abandonne à ce sommeil dont elle avait tant besoin.

Ces soirs-là, les deux femmes bavardaient et évoquaient le passé tout en sirotant leur thé bien chaud et parfumé. Après une semaine particulièrement studieuse, Kate confia à sa logeuse qu'il y avait des jours où elle se demandait si elle avait vraiment fait le bon choix.

Howard lui manquait, certaines nuits plus que d'autres. Elle restait alors là, étendue dans son lit, à penser à lui. Ses lettres, leurs conversations téléphoniques — trop souvent interrompues par les pannes fréquentes du réseau local — ne suffisaient pas à combler son absence. Ce qu'elle regrettait le plus et qu'elle n'avait pas apprécié à sa juste valeur, c'était la stabilité et le confort moral qu'il lui offrait en insistant pour qu'ils se marient.

Parfois elle pensait : « Je pourrais aussi bien me faire bonne sœur. J'ai renoncé à tous les plaisirs terrestres comme étant des réconforts égoïstes. J'ai choisi une vie de célibat sans avoir les convictions religieuses sur lesquelles s'appuie sœur Ellen. »

Il n'y avait qu'un moyen d'effacer ces regrets : redoubler d'efforts. Non seulement elle se montrerait à la hauteur des critères exigés par l'hôpital de la Montagne, mais elle les dépasserait.

La nuit précédant les examens de fin du trimestre, une nuit où elle comptait travailler avec acharnement, elle reçut un appel téléphonique de la directrice : Miss Ebert, qui était de garde aux Urgences, avait la grippe. Miss Abbott demandait à Kate de la remplacer.

— Je crains que vous n'ayez pas beaucoup le temps d'étudier pendant le service. Vous savez comment ça se passe, le samedi soir en Urgence. Mais je suis sûre que vous êtes prête pour l'examen... ajouta-t-elle avec un brin d'ironie.

Bien que mécontente d'hériter cette obligation imprévue, Kate la considéra comme un défi, comme une occasion de prouver à Miss Abbott qu'elle pouvait faire les deux en même temps : s'occuper des Urgences et potasser ses cours. Armée de cahiers, de brochures médicales et de deux manuels, elle alla prendre son service.

Les premières heures, elle révisa sans être dérangée, sauf une fois par le veilleur de nuit qui lui apportait du café frais.

Il était une heure du matin et elle venait d'ouvrir un livre de pédiatrie quand elle entendit de violents crissements de pneus à l'entrée. Un véhicule avait freiné brutalement. Des hommes énervés et en colère criaient.

La porte s'ouvrit brusquement. Kate se trouva face à deux hommes barbus, qui en portaient un troisième, à l'épaule sanguinolente. Ils écartèrent Kate et déposèrent leur ami inconscient sur la table d'examen. Le plus âgé ordonna d'une voix bourrue :

— Allez chercher le docteur !

— Aucun médecin n'est de service, leur dit Kate.

— Alors, trouvez-en un ! exigea le barbu.

Kate le repoussa pour s'occuper du patient. Elle prit des ciseaux chirurgicaux, découpa la vieille chemise et découvrit une large plaie. Elle avait passé suffisamment de temps en salle d'urgence à la ville pour reconnaître une blessure par arme à feu, mais celle-ci était plus importante que toutes celles qu'elle avait vues auparavant. L'état dans lequel se trouvaient les tissus environnants indiquait qu'il s'agissait sans doute du point de sortie de la balle, qui avait dû entrer par le dos. Mais cela n'avait pas d'importance pour le moment. Il lui fallait d'abord arrêter l'hémorragie. Elle appuya une large compresse sur la plaie et dut jeter compresse après compresse au fur et à mesure qu'elles s'imbibaient de sang.

Pendant ce temps, les deux compagnons du blessé se tenaient de l'autre côté de la table, observant chacun des mouvements de Kate et doutant clairement de ses capacités.

— Allez nous chercher un médecin, nom d'un chien ! commanda le chef.

— La ferme ! répliqua Kate tout en enfilant une paire de gants stériles.

Elle fouilla dans la plaie en tâtonnant jusqu'à ce qu'elle trouve l'artère d'où s'écoulait le sang. Elle essaya de la ligaturer avec une pince hémostatique, mais le vaisseau rendu glissant par le sang lui échappait sans cesse. Au quatrième essai, il lui sembla qu'elle l'avait attrapé car le flot de sang ralentit. Seul un petit filet suintait encore au voisinage de l'artère.

— J'aime mieux ça, murmura-t-elle.

— Ça venait d'où ? demanda le chef.

Ignorant la question, Kate prit une nouvelle compresse, plus large, et la plaça sur la plaie pour maintenir la pince. Elle ordonna au plus âgé des deux hommes :

— Tenez-la comme ça. Et ne bougez pas.

— Alors, c'te balle, elle était où ? Devant ou derrière ? s'enquit de nouveau l'homme.

Sans se soucier de lui répondre, Kate prit le téléphone pour appeler le docteur Boyd. L'homme l'attrapa par les épaules et la fit pivoter pour lui faire face. Son haleine prouvait qu'il avait beaucoup bu et pouvait être dangereux. Elle se débattit pour échapper à ses grandes mains puissantes, des mains qui avaient extrait du charbon, cultivé la terre, construit des routes et effectué encore bien d'autres rudes travaux.

— La balle : devant ou dans le dos ? persista-t-il.

Pressentant que la réponse était d'une importance capitale pour cet ivrogne en colère, elle sut qu'il était préférable de ne pas la donner.

— Je suis infirmière : il n'y a qu'un médecin qui puisse

répondre à cette question. Je suis en train d'essayer d'en trouver un. Et si je n'y arrive pas, j'ignore combien de temps votre ami restera en vie.

— Pas mon ami, mon fils, précisa le vieil homme en relâchant son étreinte pour permettre à Kate de téléphoner.

Peu de temps après, la jeep du docteur Boyd s'arrêta devant le bâtiment. En entendant claquer la portière, Kate poussa un énorme soupir de soulagement. Un instant plus tard, Boyd faisait irruption dans la salle.

— Bon. Alors ?

Kate s'écarta pour qu'il puisse approcher le jeune blessé, toujours inconscient. Boyd réclama une paire de gants que Kate enfila sur ses mains tendues. Il commença son examen en silence, se contentant de hocher la tête de temps en temps tout en déterminant l'étendue exacte de la blessure. Il inspecta très délicatement la zone touchée et la façon dont la pince avait été fixée sur l'artère déchirée.

— Bon travail, Miss Kincaid, ç'aurait pu être grave, très grave. Tension ?

— Je ne l'ai pas prise.

— Alors prenez-la ! dit Boyd, mécontent.

— Je n'ai pas eu le temps.

— Ne me donnez pas d'explications, prenez la tension, ordonna-t-il, impatient.

Boyd continua son examen pendant qu'elle fixait le tensiomètre sur l'autre bras du patient.

— 8-5, l'informa-t-elle.

— Son état va se stabiliser. Grâce à cette pince, il n'y aura pas besoin de transfusion. Et surtout, il n'y a lieu de parler d'état de choc pour l'instant.

Cette affirmation libéra le père de son principal souci, et il demanda :

— De quel côté, devant ou dans le dos, docteur ?

— Ecoutez, nous avons d'autres préoccupations pour le moment, dit Boyd.

Mais comme il l'avait fait auparavant pour Kate, le père attrapa Boyd et l'écarta du blessé.

— Celle-là, dit-il en parlant de Kate, c'est une étrangère, elle ne sait pas. Mais vous, vous êtes l'un des nôtres et vous devez nous le dire. C'est votre devoir sacré.

— Il faut d'abord que je trouve la balle... commença Boyd.

Fou de rage, le père l'interrompit :

— Vous ne trouverez pas la balle. Elle est fichée dans le mur du bar où ça s'est passé. Alors vous devez nous le dire. Ou bien préférez-vous que je devine ?

Kate ne savait pas ce que « deviner » impliquait, mais elle se rendit compte que c'était une menace. Boyd retourna près du blessé. Kate comprit qu'il faisait seulement semblant de se livrer à un nouvel examen pour éviter de répondre.

— Si vous ne me laissez pas continuer, dit-il à l'adresse du père, ce sera peut-être le médecin-légiste qui vous répondra.

— Vous avez dit vous-même qu'il n'était pas en état de choc.

— Pour l'instant, précisa Boyd. Si vous ne dégagez pas tous les deux sur-le-champ, vous serez responsable de ce qui risque d'arriver.

— D'accord, faites ce que vous avez à faire. Nous allons en faire autant.

D'un signe de tête, le père invita son compagnon à le suivre, et ils partirent. Kate entendit leur vieux camion démarrer bruyamment avant de disparaître dans la nuit.

— Nom d'un chien, de nom d'un chien, de nom d'un chien !

Boyd entreprit de faire le nécessaire pour maintenir son jeune patient en vie et à l'abri d'une infection. Après avoir inséré un goutte-à-goutte pour empêcher l'état de choc, Kate eut l'occasion d'étudier pour la première fois le blessé. Ses cheveux noirs luisants faisaient ressortir la pâleur de son visage mince. Un visage assez beau pour le moment, mais qui serait un jour vieux et raviné comme celui de son père et sur lequel on lirait la même agressivité.

A intervalles fréquents, Boyd fit vérifier la tension par Kate. Elle s'améliorait à chaque fois. Puis elle atteignit 10-6. Finalement, ils placèrent le blessé sur un chariot et l'emmenèrent dans la plus petite des salles communes ; là, ils le confièrent à l'infirmière de nuit.

Kate fut surprise par l'énoncé de la seule question posée par l'infirmière au docteur Boyd :

— De face ou de dos ?

— De dos, admit Boyd en hochant la tête.

— Ah ! Zut... fut la réponse de l'infirmière.

Kate en savait assez sur les blessures par balle pour

savoir que leurs conséquences étaient les mêmes, qu'elles aient été reçues de face ou de dos. Alors pourquoi l'infirmière avait-elle réagi ainsi ?

En retournant aux Urgences, Kate dit à Boyd :

— Je suis désolée de vous avoir dérangé, docteur. Mais vu les circonstances...

— Vous avez bien fait. Bien que, d'après mes constatations, vous auriez pu vous occuper de lui toute seule.

— Mais c'est l'autre qui m'inquiétait, dit-elle, faisant allusion au père en colère.

— Ce sont des montagnards, fut le seul commentaire de Boyd. — Puis il demanda. — Du café ?

— Bien sûr, avec plaisir. C'est moi qui aurais dû vous en offrir, s'excusa Kate.

Cela leur fit du bien de prendre les tasses chaudes dans leurs mains. Entre deux gorgées, ils purent bavarder pour la première fois depuis des semaines.

— Comment ça a marché ? demanda Boyd. C'est dur ?

— J'ai connu plus dur.

— Pourquoi éprouvez-vous le besoin de nier que ce n'est pas commode ? Qu'est-ce qui vous travaille ?

— Rien ! répliqua-t-elle. Pourquoi ?

— Vos deux collègues n'hésitent pas à admettre combien c'est difficile. Vous pas, souligna-t-il. Qu'est-ce que vous cherchez à éviter ?

— Encore une fois, rien.

Boyd sourit. Son sourire séduisant et amical ne fit qu'irriter Kate.

— Ça vous amuse ? demanda-t-elle, en colère.

— Je me disais que si j'étais psychiatre, je qualifierais votre attitude d'agressive, de surdéterminée, de défensive, et donc de hautement suspecte.

— Eh bien, vous n'êtes pas psychiatre. Et je ne mérite aucun des qualificatifs que vous m'avez décernés. Bonsoir, docteur. Désolée de vous avoir dérangé.

— Vous me chassez ? demanda Boyd en riant.

— Le besoin de votre présence ici cette nuit ne se fait plus sentir.

— Ça, c'est ce que vous croyez. Si vous le permettez, je vais attendre.

— Pourquoi ? Pour exercer sur moi votre talent d'apprenti psychiatre ? Ce n'est pas nécessaire et, franchement, cela me déplaît.

— Vous voulez que je vous dise ? fit Boyd. Vous êtes ici pour vous débarrasser d'une vieille rancune. Pour prouver quelque chose à ceux qui vous ont offensée, là-bas, d'où vous venez. Ça ne suffit pas. Ici, il faut que vous arriviez à comprendre ces gens, à les aimer, à participer à leur façon de vivre. *Si*... — Il marqua une pause. — *S'ils* vous acceptent. Oui, poursuivit-il sans lui laisser le temps de protester. Oui, si *eux* vous acceptent et pas le contraire. Cela dit, vous n'êtes pas obligée de rester. Vous n'êtes pas prisonnière. Ici, tout le monde est libre. Nous restons parce que nous aimons notre travail et qu'il nous plaît de soigner ces gens. Aussi longtemps que vous n'en serez pas vous-même convaincue, il vous sera impossible d'être heureuse ici. Alors, peut-être devriez-vous laisser tomber.

— Je n'ai jamais « laissé tomber »...

— Bien sûr que non, ironisa Boyd. Une personne aussi surdéterminée que vous...

— Encore ce mot ! s'insurgea Kate.

— Exact, ma bonne dame. La différence entre vous et moi, c'est que j'emploie ce mot alors que vous, vous le vivez. Vous voulez trop bien faire, vous avez toujours voulu trop bien faire. Pourquoi ? Pour prouver que vous êtes aussi intelligente que belle ?

» Vous avez éveillé ma curiosité depuis le début. Alors j'ai recherché votre curriculum vitæ dans le fichier de la directrice. Vous êtes brillante depuis que vous avez mis les pieds dans une école. Je parie que, là d'où vous venez, vous avez la réputation de compter parmi les meilleures infirmières de la région. Je me trompe ?

Elle ne voulut pas lui faire le plaisir de l'admettre.

— Eh bien ! ici, nous sommes convaincus que vous l'êtes. Sinon vous n'auriez pas été admise. Mais nous voulons plus. Nous voulons l'amour, le respect. Apprenez à nous connaître et laissez-vous aller ; soyez humaine. Déguisez-vous en clown même si cela vous paraît ridicule. Rien n'est ridicule quand il s'agit des patients.

— Vous et le docteur Abrams... commença-t-elle.

— Exactement ! C'est l'exemple parfait. Quand il est arrivé, on le considérait comme un paria, parce qu'il est juif. Il y a des gens ici qui ne rencontrent pas un juif de toute leur existence. Alors Abrams aurait pu dire : « Qu'ils aillent au diable ; je n'ai rien à faire d'eux, ni de leurs préjugés. » Il a, au contraire, décidé de leur prouver quelque chose : qu'il était, comme eux, un être humain dans notre monde de toutes parts harcelé. Il y a aujourd'hui des gens dans cette vallée qui ne confieraient leurs enfants à aucun autre chirurgien qu'Abrams. J'ai vu une mère interdire à un orthopédiste d'opérer la jambe de sa petite fille sans l'accord d'Abrams — pourtant spécialiste en ORL ! C'est ça le respect, la confiance et l'amour. Ça ne s'apprend pas dans les livres : ça s'apprend au contact des gens. Et jusqu'à ce que vous vous y mettiez, vous n'arriverez à rien ici.

— Si vous avez dit tout ce que vous avez à dire, j'aimerais rester seule, répondit Kate.

— Je ne peux pas partir, dit Boyd.

— Il n'y a rien qui vous retienne ici.

— Oh ! si, insista-t-il.

— Quoi ? Vous voulez faire encore un peu de diagnostic psychiatrique ? lui demanda-t-elle sur un ton sarcastique.

— Vous verrez bien, répondit-il, relevant le défi. Pour l'instant je vais aller jeter un coup d'œil sur le blessé.

Elle le regarda partir : sa colère n'avait pour effet que de l'empêcher de s'avouer qu'elle le trouvait, malgré ses manières, intéressant. Finalement, elle comprit qu'il lui rappelait Howard.

Les deux hommes s'étaient servis du même mot pour décrire son dévouement à son métier : surdétermination. Ce terme la poursuivrait-elle toujours ? Ceux qui l'employaient étaient ceux qui ne comprenaient pas, qui ne pouvaient pas comprendre puisqu'ils ne savaient pas. Et comment auraient-il su puisqu'elle n'avait jamais pu se résoudre à le raconter à qui que ce soit.

Cela remontait au temps où son père était revenu spécialement d'un voyage d'affaires pour assister à la cérémonie de fin d'études secondaires de sa fille. Il était certain qu'elle aurait le prix d'excellence et la médaille d'or en anglais car les notes de Kate avaient toujours été très bonnes. Et sans le dire à personne il avait acheté un cadeau : un petit chevalet et un cadre conçus pour abriter côte à côte la photo de Kate et la médaille d'or. Ainsi, il pourrait se vanter auprès de toutes ses relations d'affaires d'avoir une fille aussi jolie qu'intelligente.

Mais le jour de la cérémonie, la médaille d'or revint à Priscilla Waybright. Le directeur de l'établissement eut beau annoncer que trois dixièmes de point seulement la séparaient de Kate, celle-ci éprouva une profonde déception et un chagrin intense.

Elle n'aurait jamais rien su du chevalet et du cadre si, cette nuit-là, incapable de trouver le sommeil, elle n'était sortie de son lit et n'avait surpris, en descendant l'escalier, ce que disait sa mère .

— Fred, il ne faut pas que tu lui dises, pour le cadre. Ce serait trop cruel. Trouve un autre cadeau.

— Et celui-ci, qu'est-ce que je vais en faire ? demanda son père.

— Donne-le, jette-le.

— Mais je l'ai payé très cher, protesta-t-il. Je l'ai fait faire exprès.

— Alors garde-le. Elle aura sûrement une médaille une autre fois.

— J'ai même écrit au directeur pour lui demander la dimension exacte de la médaille, avoua-t-il. Je me sens tellement idiot maintenant.

— Tu y tenais beaucoup, je le sais, dit sa mère.

Aussi silencieusement qu'elle était descendue, la petite Kate remonta à sa chambre, ferma sa porte et pleura tout le reste de la nuit. Le matin venu, elle était décidée à ne plus jamais décevoir son père. C'était assez triste de perdre, mais c'était pire de décevoir les autres.

En deuxième année au lycée, elle eut la médaille de latin. Celle-ci rentrait presque exactement dans le cadre et elle dut faire semblant d'être surprise par le cadeau. Mais elle n'oublierait jamais l'échec qui avait tant peiné son père.

Si c'était de la surdétermination que de vouloir faire de son mieux, alors elle était surdéterminée et fière de l'être.

Ses pensées furent interrompues par les mêmes bruits un peu effrayants de dérapage de pneus dans l'allée menant aux Urgences. Puis il y eut des voix d'hommes en colère, des claquements de portières. La porte de la salle s'ouvrit avec fracas et trois personnes apparurent ; deux hommes en portaient un troisième à la chemise maculée de sang. Sans un mot, ils le placèrent sur la table d'examen. Kate cria au veilleur de nuit :

— Allez chercher le docteur Boyd !

Elle déchira aussitôt la chemise pour localiser la blessure : la plaie touchait l'aorte. Kate cherchait désespérément le pouls du blessé lorsque Boyd entra en courant. Il écarta Kate et commença un examen rapide, puis s'arrêta et regarda la jeune femme : ses yeux confirmaient le diagnostic qu'elle avait porté. Le jeune homme, qui ne devait pas avoir plus de dix-neuf ou vingt ans, était déjà mort lorsqu'on l'avait apporté.

— Comment est-ce arrivé ? demanda Boyd au plus vieux des deux hommes.

— Peter Crispin, répliqua l'homme. Est-ce que Lafe est ici ?

Et comme Boyd ne répondait pas :

— Lafe est ici ? répéta-t-il.

— Oui, admit Boyd. Mais si vous essayez de le descendre, je serai obligé de témoigner contre vous.

L'homme regarda son compagnon. Kate se rendit compte que la menace de Boyd portait. Le plus jeune des deux hommes haussa les épaules et sembla se résigner. Mais le vieux sortit brusquement, pour revenir quelques moments plus tard un vieux fusil de chasse à la main. Posément, il introduisit deux cartouches et se dirigea vers la porte du couloir de l'hôpital.

— Je vous avertis, cria Boyd. Il faudra non seulement que je témoigne contre vous mais aussi que je dise que Lafe était inconscient. Vous ne pourrez pas invoquer la légitime défense.

En entendant ces mots, l'homme s'arrêta et se retourna pour jeter un regard mauvais à Boyd. L'espace d'une seconde, Kate eut peur qu'il ne lève son fusil et ne le dirige contre le médecin. Mais le jeune fut forcé d'admettre :

— Il le fera, Ez, il le fera.

Ez abaissa son fusil, marqua un silence, puis dit d'une voix rauque :

— On se retrouvera.

Il quitta la salle d'un pas lourd, suivi de son compagnon. Une fois qu'ils eurent entendu démarrer le vieux camion, Kate se tourna vers Boyd.

— Je comprends tout, maintenant. C'est pour ça que vous êtes obligé de rester, n'est-ce pas ? C'est pour ça que Crispin insistait tellement pour savoir si on avait tiré sur son fils de face ou de dos ?

— C'est la loi de la montagne. Le mort qui repose ici savait que quiconque tire sur un homme vous tournant le dos s'expose à la vengeance.

— Et maintenant, demanda Kate, il va y avoir d'autres vengeances ?

— Si sa famille pense qu'il ne méritait pas d'être tué, oui.

— Et la loi, là-dedans ?

— Elle vient d'être appliquée, dit Boyd avec simplicité.

— Mais c'est de la sauvagerie ! Pas de procès, pas de jury, on attrape un fusil de chasse et l'on fait sa propre justice. Nous sommes en 1984, pas au temps des pionniers !

Devant son regard indigné, Boyd lui prit la main et l'attrapa par le menton pour l'obliger à le regarder en face.

— Avant de les condamner, essayez donc de les comprendre !

— Tout ce que je sais, c'est qu'il y a eu un meurtre, un meurtre commis de sang-froid, et que vous, médecin, vous essayez de le justifier !

— Kate...

Il caressa sa joue.

Elle voulut se détourner, mais il la retint.

— Kate, murmura-t-il. Vous attachez de l'importance à ce que je pense, n'est-ce pas ? Je me trompe ?

Elle chercha à se libérer, mais il l'en empêcha d'une main ferme et l'embrassa. Un baiser farouche où semblaient se mêler l'amour et la colère. Elle résista à l'envie de lui rendre son baiser, mais ils savaient tous les deux que, la prochaine fois, elle s'abandonnerait. Il la lâcha.

Un long silence s'ensuivit. Ce fut Boyd qui le brisa.

— Il faut que vous compreniez comment ces gens sont devenus ce qu'ils sont. Lorsqu'ils sont arrivés en Amérique, ils ont choisi cet endroit parce que la plupart d'entre eux venaient des Highlands d'Ecosse. Ils ont choisi ces montagnes, ces vallées et ces rivières parce qu'elles leur rappelaient la beauté majestueuse de leur patrie. Et, comme tous les immigrants de ce pays neuf, ils voulaient vivre en communauté, pour se rassurer, pour plus de sécurité.

» Ecoutez-les parler et vous entendrez encore les accents de l'Angleterre élisabéthaine et les « r » roulés comme en Ecosse. Leur parler peut vous paraître archaïque, mais il ne l'est pas pour une oreille anglaise. Le fait d'être isolé du monde extérieur les a empêchés de faire comme les autres immigrants qui, en une génération ou deux, se sont assimilés au reste de la population.

» Ce ne sont pas eux qui ont choisi de vivre à l'écart. Lorsqu'on a tracé les premières lignes de chemin de fer, on a considéré que ces montagnes accidentées étaient inaccessibles. Lorsqu'on a construit les premières routes nationales, on a estimé que cela revenait trop cher de leur faire traverser la région. De fait l'Histoire est passée à côté de ces gens, tout comme elle est passée à côté des ressources de ce sous-sol. Vous ne trouvez pas que c'est une histoire curieuse ? termina-t-il en s'esclaffant.

L'éclat de ses yeux et les rides creusées par le rire dans ses joues hâlées plurent beaucoup à Kate.

— L'Histoire joue des tours curieux, continua-t-il. A des milliers de kilomètres d'ici, les Arabes et les Israéliens se font la guerre. Les Arabes mettent l'embargo sur le pétrole, et l'écho se fait entendre jusqu'ici, dans ces montagnes. Brusquement, on amène la Grande Betsy. Les camions se mettent à rouler et la prospérité touche la région.

« La Grande Betsy... » Kate se souvenait d'avoir entendu ce nom, prononcé par Harlan Jessup, le jour de son arrivée.

— Naturellement, continua Boyd redevenu sérieux, maintenant que les Arabes ne tiennent plus les pays occidentaux à la gorge, on ne peut pas savoir ce qui va se passer ici.

— Qui est la Grande Betsy ?

— Vous ne savez pas ? — Boyd repartit dans un grand éclat de rire. — Vous ne l'avez jamais vue ? Eh bien ! un jour où vous pourrez vous arracher à vos chères études, je vous emmènerai là-haut pour la voir. Elle vaut le coup d'œil. Et maintenant, si vous avez fini votre service, je vais vous raccompagner chez vous.

***

A l'est le soleil se levait et répandait ses rayons d'un rouge doré sur le sommet de la montagne. A l'ouest on voyait encore le croissant d'argent de la lune qui s'estompait derrière un haut massif. La seule rue d'Adelphi était silencieuse ; on n'entendait pas encore le grondement des énormes camions de charbon. Tout était calme, à l'exception de l'aboiement lointain d'un chien qui accompagnait un chasseur matinal.

Tandis qu'ils marchaient, Kate s'émut de la majesté des montagnes environnantes. C'était un tel dépaysement ! Les promenades auxquelles elle était habituée, à l'aube en ville, étaient si différentes !

— Regardez bien, dit Boyd un peu tristement. Qui sait jusqu'à quand ces montagnes et ces vallées vont rester vertes et parfumées ?

— Vous adorez cet endroit, n'est-ce pas ?

— Oui, je l'aime. Mais je hais la pauvreté et ce qu'elle fait aux gens.

— Ils ne sont pas tous pauvres, fit Kate qui se rappelait avoir vu de belles maisons aux abords de la petite ville.

— Ma famille l'est.

— Mais vous, vous en êtes sorti.

— C'est vrai, dit Boyd. Mais il y a des enfants, là-bas dans ces collines, beaucoup plus doués que moi et qui n'auront jamais une chance de s'en sortir. Des enfants dont les yeux ne sont jamais tournés vers le monde extérieur, qui n'auront jamais quelque chose pour les stimuler.

Sa voix s'éteignit. Ils étaient arrivés à la maison de Mrs Russel.

— Un peu de café ? proposa Kate. Mrs Russel fait un café délicieux. Je crois qu'elle a pris l'habitude de me gâter : elle trouve que je maigris et que je travaille trop dur. Parfois, elle se lève la nuit pour m'apporter du thé et des biscuits pendant que je potasse mes cours.

— Un café serait le bienvenu.

Pour ne pas déranger Mrs Russel, ils passèrent par la porte de derrière. Le café fut bientôt prêt et la table mise. Boyd observa Kate pendant qu'elle s'activait, admirant la grâce avec laquelle elle s'acquittait de ces tâches ménagères. Jusqu'au moment où il se rendit compte qu'en réalité c'était son visage et ses cheveux longs et soyeux qui le fascinaient.

— Allez-vous rester ? demanda-t-il.

— Encore neuf mois ; j'y suis tenue, expliqua Kate.

— Je veux dire : après.

— Je n'ai fait de projets que pour un an.

— Et ensuite ?

— J'irai quelque part où l'on appréciera ce que je sais faire.

— Vous seriez très appréciée ici même, fit remarquer Boyd.

Ce compliment, plus personnel que professionnel, fit rougir Kate jusqu'aux oreilles.

— Cela ne fait pas partie de mon programme, dit-elle.

— Votre programme... Il y a un homme dans votre programme, n'est-ce pas ?

— Oui, reconnut-elle, un peu embarrassée.

— Si je suis trop curieux, dites-le.

— Je n'ai rien à cacher.

— Vous vous fréquentez seulement, comme on dit par ici, ou bien avez-vous l'intention de vous marier ?

Elle hésita, puis eut un sourire timide. Une lueur moqueuse apparut dans ses yeux.

— Est-ce qu'il y a un mot ici pour dire que l'un des deux « fréquente » et que l'autre veut se marier ?

— Oui. « Encourager. »

— Je ne vois pas le rapport.

— Eh bien, madame, s'il y en a un des deux qui ne pense pas au mariage, alors, moi ça m'encourage beaucoup. Et ça, ce n'est pas du patois montagnard.

Il ne plaisantait plus. Il avouait franchement ses sentiments.

— Ecoutez, commença Kate avec l'intention de protester, je ne veux pas que vous pensiez...

— Vous ne pouvez pas m'empêcher de penser, dit-il. Ni d'espérer.

— Je vous ai dit pourquoi je suis ici. Et je ne voudrais pas que vous ayez l'impression lorsque je partirai que je vous ai leurré de quelque façon que ce soit.

— Et moi, je ne voudrais pas non plus vous leurrer, alors je vais vous dire tout net ce que je pense : je pense que je suis en train de tomber amoureux de vous. Ou plutôt, je pense que je suis déjà amoureux de vous, dit-il plus simplement.

— Vous ne me connaissez même pas.

— Je vous connais suffisamment...

— Soyez raisonnable, voyons.
— L'amour est un sentiment qui n'a rien de raisonnable.
— Je vous l'ai dit, il y a un autre homme.
— Vous m'avez dit aussi que vous n'étiez pas certaine de l'avenir.
— Ecoutez, docteur...
— Ne m'appelez pas docteur, l'interrompit-il. Je ne suis pas dans l'exercice de ma profession en ce moment. Je suis un homme, et j'ai un prénom. Dites-le : Raymond, Ray. Essayez, ça ne vous écorchera pas la bouche.
— Bon, dit-elle à contrecœur. Ecoutez, *Raymond,* je vous ai dit qu'il y a un autre homme et si je n'ai pas encore décidé de l'avenir, cela ne signifie pas que je veuille encourager qui que ce soit en attendant. Alors, je vous en prie, ne nous embarquons pas dans quelque chose, pour découvrir ensuite que c'était une erreur. Ce qui nous ferait du mal à tous les deux.
— Je n'ai pas peur de souffrir, dit Boyd en secouant la tête. Je pense que vous avez peur de voir bousculer vos projets soigneusement préparés. Encore neuf mois à tirer à l'hôpital et vous serez libre. Vous n'êtes pas venue ici pour rendre service. Vous êtes venue pour profiter de nous, lança-t-il, accusateur.
— Il se fait tard et j'ai un contrôle dans la matinée.
— Mais bien sûr, je suis désolé.
Il se dirigea vers la porte de la cuisine. Elle se leva pour l'accompagner, mais il dit :
— Ne vous dérangez pas. Merci pour le café. Et dites à Mrs Russel qu'elle n'a rien perdu de son talent de cuisinière.
— Vous avez déjà goûté son cake ?
— Quand je n'étais qu'un gamin de la montagne, je ramassais du bois pour elle et, les matins d'hiver, je préparais son feu, pour qu'en rentrant de l'hôpital elle trouve la maison chaude et agréable.
— L'hôpital ? Elle ne m'a jamais dit...
— Elle a été l'une des premières auxiliaires médicales et l'une des meilleures sages-femmes. Dans les montagnes, sa réputation est légendaire ; on y parle encore de « Tante Elvira », expliqua Boyd. C'est elle qui m'a poussé à m'inscrire à l'université et, plus tard, à faire ma médecine.

— Elle ne m'a jamais parlé de quoi que ce soit.

— C'est une grande dame ; elle n'est donc pas très portée à raconter ses exploits, dit Boyd.

Pendant un moment il posa sur elle un regard qui en disait long, puis il dit doucement :

— Kate Kincaid, j'ai bien peur qu'il soit trop tard. Je suis trop amoureux pour me laisser décourager.

10

A l'arrivée de l'été, pendant les chaudes et attrayantes journées de la fin juin, tant espérées par les trois étudiantes, leur service à l'hôpital devint encore plus chargé. Deux fois, elles avaient projeté de demander à la directrice un jour de congé, pour aller ensemble pique-niquer dans la montagne. Deux fois, des affectations soudaines avaient déjoué leurs plans. L'été, en effet, les touristes affluaient et avec eux, particulièrement avec ceux qui n'étaient pas habitués à conduire sur les étroites routes en lacet de la montagne, l'inévitable cortège d'accidents de voiture, de morsures de serpent, et de piqûres de guêpes.

Comme si elle le faisait exprès, Miss Abbott s'arrangeait pour qu'à toute heure du jour ou de la nuit, il y ait une des élèves qui soit affectée aux Urgences. Une fois, très peu de temps après les examens du premier trimestre, Kate, Ellen et Emily s'arrangèrent pour s'esquiver ensemble. Mais pendant quelques heures seulement, pas assez longtemps pour faire de l'escalade. Elles passèrent l'après-midi à la piscine de l'école, ouverte au public dès la fin de l'année scolaire.

Et même cet après-midi-là, Miss Abbott avait envoyé un messager chargé de ramener Kate. Les Urgences étaient bondées et un message par radio d'une patrouille de police les avait prévenus qu'un hélicoptère allait amener un blessé qui avait fait une chute dans la montagne. C'était Kate qui devait le recevoir.

Au cours du même après-midi, elle dut prévenir Ray Boyd qui tenait consultation à l'avant-poste de Critchfield. Mais il arriva trop tard : une petite fille de quatre ans, sans ceinture de sécurité et assise à même la banquette avait donné de la tête dans le pare-brise de la caravane familiale quand son père avait perdu le contrôle de son véhicule. Elle mourut dans les bras de Kate pendant que Ray répondait à l'appel.

Pour la première fois depuis son arrivée à l'hôpital de la Montagne, Kate Kincaid craqua et se mit à pleurer. Ray essaya de la consoler en la prenant dans ses bras et en serrant fort contre sa poitrine son visage mouillé de larmes.

— Vous ne pouviez rien faire, Kate. Vous ni personne d'autre. En fait, dans ce genre de lésion du cerveau, il est peut-être préférable que ce soit comme ça.

— Ce qui aurait été préférable, c'est qu'elle n'ait pas été blessée, protesta Kate. C'est de l'assassinat pur et simple. Et cela à cause de la négligence de son père, dit-elle en pleurant de plus belle.

— Kate, Kate, vous vous êtes trop décarcassée, pendant trop longtemps. Trois mois sans aucun répit. Vous avez besoin de quitter les salles de classe et d'oublier un peu les bouquins de médecine, les consultations et les Urgences. Vous avez besoin de vous évader, de vous aérer. Allons prendre l'air.

— Je ne peux pas partir. On a besoin de moi.

— S'il fallait que nous répondions chaque fois que l'on a besoin de nous, nous n'aurions plus de vie propre, dit Ray. Allons-y.

— Mais Miss Abbott... objecta-t-elle.

— Je lui dirai que vous avez besoin de détente, d'autant plus que vous avez brillamment réussi vos examens du premier trimestre.

— C'est vrai ? demanda Kate.

— Oui.

Elle fut ravie et soulagée car, toute la semaine précédente, elle avait ressassé le long et difficile examen, regrettant certaines des réponses qu'elle avait faites et qui auraient pu être meilleures si Miss Abbott leur avait donné une autre chance.

— Comment l'avez-vous su ? demanda-t-elle.

— C'est très simple : j'ai demandé, expliqua Ray. Tout ce que vous faites m'intéresse. Vous êtes ma drogue.

— Ray, je vous en prie.

— Bon, bon, excusez-moi, mais ça ne change rien au fait que vous avez besoin de détente. Partons ! Si des problèmes surviennent, j'expliquerai à Christine Abbott.

Kate n'hésita qu'un instant avant d'accepter.

*
* *

La jeep de Ray Boyd grimpait la mauvaise route de terre qu'un bulldozer avait tracée à travers l'épaisse forêt. Assez large pour être une super-autoroute, elle portait les traces de pneus des camions géants qui la sillonnaient.

Kate se carra dans son siège et contempla les pins majestueux qui cachaient presque la vue du ciel. La chaleur du jour faisait ressortir le parfum de la résine comme la chaleur des mains autour du verre rehausse le bouquet d'un cognac.

— C'est encore loin ? demanda Kate.

— On y sera bientôt, répondit Ray.

Des camions de charbon, si grands que chacun d'eux semblait pouvoir abriter une demi-douzaine de jeeps, descendaient en une file ininterrompue. Reconnaissant leur médecin, les chauffeurs lui faisaient signe de la main et Ray leur répondait. Peu après, la jeep passa la dernière crête d'une colline. Kate fut saisie par ce qu'elle voyait droit devant elle.

Là, au centre d'une vaste clairière, se dressait une gigantesque machine, plus haute qu'un immeuble de quinze étages. Faite de poutrelles métalliques, elle ressemblait au squelette de dinosaure que Kate avait vu au musée d'Histoire naturelle de New York. Mais cet engin était plus monstrueux encore ; une cabine était perchée tout en haut, d'où un homme seul semblait contrôler l'ensemble.

Partant du corps du monstre, il y avait un long bras d'acier au bout duquel une benne énorme creusait dans une veine de charbon à ciel ouvert. D'un seul mouvement, grognant et grinçant, elle enlevait une charge si importante que cela suffisait à emplir à ras bord le premier d'une file d'immenses camions qui attendaient.

Le camion chargé partit et un autre prit sa place. Le bras du monstre revint à l'assaut et la benne creusa dans le charbon avec un craquement rageur dont le bruit se répercuta dans les montagnes, puis elle lâcha sa charge sur le second camion qui partit à son tour.

Tandis qu'elle regardait comment l'homme arrache ses richesses au ventre de la terre à coups de pelle géante, Ray lui dit :

— Vous vouliez savoir qui était la Grande Betsy ? La voilà. C'est pour elle qu'on a été obligé d'ouvrir cette route à travers les arbres. Betsy a dû monter jusqu'ici par ses propres moyens. Elle avait tout du monstre qui se traîne à pas lents sur la surface de la terre.

— Vous lui en voulez ? demanda Kate.

— Elle remplace trois mille mineurs et peut extraire plus de charbon en une journée qu'eux tous en une semaine. Alors tout ce qui leur reste, c'est de conduire des camions ou de s'inscrire au chômage, ce qu'ils détestent tous.

Il lui prit la main. Comme ils se dirigeaient vers le monstre, un homme qui se tenait au pied de celui-ci vint à leur rencontre. Kate reconnut Harlan Jessup. Lui aussi l'avait vue, il agita la main et courut pour arriver plus vite près d'eux. Ou bien était-ce, se demanda Kate, pour les empêcher de trop approcher ?

— Vous êtes venus voir ma petite amie ? fit-il.

Kate avança vers la Grande Betsy ; Ray marchait d'un côté, Jessup de l'autre, prêts à la retenir si elle trébuchait sur le sol inégal. Elle arriva sans encombre au pied de l'engin.

— La vue est formidable de là-haut, dit Harlan en lui tendant la main.

Ils commencèrent à grimper tous les trois. Le monstre travaillait en cliquetant et, de la terre, il extirpait de pleines bennes de charbon qui tombaient ensuite dans les camions avec fracas. Le son de la pelleteuse fouillant le sol était terrifiant ; on se serait cru sur un champ de bataille, comme si la terre avait lutté pour retenir ce qui lui appartenait.

— Regardez, dit Harlan Jessup.

De la cabine qui surplombait les cimes, Kate avait une vue extraordinaire sur les monts Appalaches. Jamais elle n'en verrait de plus belle. D'avion, les forêts étaient trop lointaines ; de cette hauteur, elles avaient l'air réelles. En se penchant, la jeune femme voyait s'étendre à l'infini les pins et les épicéas et, ici et là, la tache bleue d'un lac niché au fond d'un cratère datant de l'ère glaciaire. Elle voyait des rivières argentées se frayer un chemin à travers cette étendue verte, puis disparaître et reparaître là où la forêt était moins dense. Autour d'elle l'air sentait bon la terre fraîchement retournée ; quittant l'horizon des yeux, elle reporta son attention sur les blessures que la Grande Betsy avait infligées à cette seule montagne.

En dessous, il n'y avait plus de vert : tous les arbres avaient été coupés et emportés. Seule la broussaille restait. Là où le monstre était passé, le sol brun-noir était creusé de trous béants. Un paysage de guerre. Dévasté, lugubre.

— Mon Dieu ! murmura-t-elle.

— Ouais ! dit Harlan Jessup. C'est pas beau à voir maintenant. Mais ça ne va pas rester comme ça. La société a tout prévu : lorsque nous aurons fini, une autre équipe nous remplacera. Ils nivelleront tout, ils ensemenceront, ils amélioreront le terrain pour qu'il profite au mieux des pluies qui vont venir. Et un jour — ça prendra du temps... — et un jour, toute cette immense étendue sera...

Il s'interrompit brusquement et, pour cacher sa gêne, cria un ordre au grutier, qui faisait pourtant fonctionner l'engin à merveille.

— Si vous en avez assez vu, leur dit-il ensuite, on pourrait peut-être redescendre. J'ai du travail.

Kate consulta Boyd du regard.

— Bien sûr. Allons-y.

Jessup les accompagna jusqu'en bas. Arrivé au pied du monstre, il leur dit, sans arriver tout à fait à dissimuler son embarras :

— Je suis content que vous soyez venus. J'espère que ça vous a plu, au moins.

— C'est extraordinaire, dit Kate. Jamais je ne l'aurais cru.

— Il fut un temps où je ne l'aurais pas cru non plus, dit Jessup. Et mon grand-père encore moins. — Il regarda tout autour de lui. — Il aimait ces montagnes ; elles sont magiques. Les gens qui sont nés et qui ont été élevés ici ne les oublient jamais. Aussi loin qu'ils aillent et aussi importants qu'ils deviennent, ils se rappellent qu'il y avait quelque chose de vertueux et de propre ici, même dans la pauvreté. — Il jeta un coup d'œil au monstre. — Quelquefois il me semble que je trahis mes ancêtres, en arrachant tous ces arbres et en creusant la montagne.

— Elle a apporté l'aisance à quelques-uns des gens d'ici, Jess, dit Boyd pour le consoler. Il y avait longtemps qu'ils l'attendaient, pour la plupart.

— De temps en temps, je me rassure en me disant que nous allons remplacer ces sommets qui ne servent à rien par de grandes plaines qui vont se transformer en beaux champs de blé doré, en vergers riches de toutes sortes de fruits. — Il marqua une pause. — La nuit, cependant, je reste souvent éveillé. Je me dis que nous altérons la nature. Et si, pendant une nuit pluvieuse, la cime aplatie de l'une de ces montagnes, retenue seulement par des arbres, se mettait à glisser jusque dans la vallée, étouffait les cours d'eau, emportait toutes les baraques sur son passage, et dévastait la région ?

Kate respectait la sensibilité à fleur de peau de ce grand jeune homme bien bâti, un expert dans son métier, mais qui nourrissait des doutes sérieux sur la finalité et l'utilité de ce qu'il faisait.

— C'est le progrès, Harlan, dit-elle. Tout progrès dans la civilisation doit être payé son prix.

— Son prix ? demanda Harlan. Est-ce que vous vous rendez compte que ce sommet va mettre des centaines d'années à redevenir ce qu'il était ? Peut-être aurons-nous cessé d'exister entre-temps. Alors, on est obligé de se demander si ça vaut le coup. — Il regarda longuement le monstre qui continuait de malmener le sol. — Ce qui est bien, c'est que nous sommes en train de ralentir. Vu l'abondance de pétrole, nous creusons moins, nous utilisons moins de camions. C'est peut-être le début de la fin. Peut-être...

En silence, Kate et Boyd dévalèrent la pente abrupte de la montagne. Ce n'est qu'une fois arrivés dans la vallée que Kate ouvrit la bouche.

— C'est un combat inévitable : celui de la nature contre le progrès.

— Oui. Et maintenant, je vous emmène dans mes montagnes à moi, dit Ray.

Il lança sa jeep sur un étroit chemin de terre, dont seul un véhicule à quatre roues motrices pouvait venir à bout. La capote baissée, la légère brise d'été caressait le visage : l'air était rafraîchissant, reposant. Kate le respirait comme on boit du vin nouveau. C'était la première fois, depuis son arrivée, qu'elle se sentait libre et détendue. Elle n'avait pas de cours à suivre, pas de service à prendre, pas de manuel à compulser, et pas de notes à relire. Elle était libre de se carrer dans son siège et de fixer le ciel bleu. Elle pouvait se payer le luxe d'observer le vagabondage d'un nuage poussé par le vent de l'été.

Boyd la regarda du coin de l'œil, remarquant le changement qui s'était opéré en elle. Elle n'était plus cette jeune femme tendue, trop sérieuse, au front soucieux. Elle n'avait plus l'air d'être sur la sellette, ni d'être fâchée contre le monde entier. Il se demanda : « Est-ce que cela existe, l'excès de dévouement ? »

Elle regardait les cimes montagneuses qui s'étiraient l'une derrière l'autre à l'infini, lorsqu'elle sentit la jeep s'arrêter.

— C'est ici, dit Ray.

— Quoi donc ?

— L'endroit où nous faisions des escalades quand nous étions gosses, expliqua-t-il. Nous montions jusque-là, en traînant nos carabines et en espérant rapporter un peu de viande fraîche à la maison : lapin, cochon sauvage, chevreuil, ours, ils étaient tous les bienvenus.

» Mais nous savions que nous étions surtout montés pour contempler l'univers, notre univers. Là-bas, par exemple, dit-il en montrant le lointain. Des endroits dont nous avions entendu parler à l'école. Des noms comme Kentucky, Virginie, Ohio. Pour nous, ce n'étaient que des noms dans des livres de classe. Il ne nous venait jamais à l'idée que nous verrions peut-être un jour ces endroits-là pour de bon. Ici, c'était chez nous, nos vallons, nos montagnes, nos rivières, et cela nous suffisait.

— C'est magnifique, dit Kate.

— On ne peut pas en dire autant de vos villes, dit Boyd.

— C'est pour ça que vous êtes revenu ?

— Ouais, lança-t-il d'une voix enjouée. Rien ne vaut ce pays. C'est le plus beau. Le plus chouette.

— Est-ce la seule raison de votre retour ?

— Non point ! J'avais l'impression d'avoir une dette envers eux. Les membres de ma famille comme les autres. Ce sont des montagnards et je suis des leurs.

— J'ai vu des médecins qui venaient des meilleures écoles et qui travaillaient dans l'un de nos meilleurs hôpitaux. Vous êtes aussi bon que n'importe lequel d'entre eux. Vous seriez très coté là-bas, dit Kate.

— Je suis pleinement satisfait ici.

— Qui sait si vous ne seriez pas plus heureux ?

— C'est vous qui jouez au psychiatre maintenant ? plaisanta-t-il.

— Vous fuyez.

— Non ! protesta-t-il avec véhémence. — Il se calma, réfléchit. — Oui, je fuis, mais pas ce que vous croyez.

— Alors quoi ?

— Ça ne sert à rien d'en parler.

— Bon. En tout cas, si vous changez d'avis un jour... je suis là pour vous écouter.

Ray sortit de la jeep et marcha jusqu'au bord du précipice surplombant une falaise qui descendait à pic jusqu'aux cimes des pins, trois cents mètres plus bas. Il regarda au-delà de la vallée, jusqu'aux montagnes. Kate vint se placer à côté de lui.

Il se mit à parler, sans jamais quitter des yeux le paysage qui s'étendait devant eux sur des centaines de kilomètres :

— C'est à cause d'une fille, reconnut-il. Si je peux employer le mot « fille » devant une femme libérée comme vous. Elle était brune et elle m'arrivait juste à l'épaule. Jolie avec des yeux noirs, lumineux, et très expressifs. Et brillante avec ça, aussi brillante que n'importe qui dans notre classe.

— En médecine ? demanda Kate.

— Oui. Elle avait des idées, de très grandes idées. La dernière année nous avons travaillé ensemble. — Il ajouta après un silence. — Naturellement, nous ne faisions pas que bosser. Elle avait un appartement, où nous passions le plus clair de notre temps, et ce qui devait arriver arriva. Quelque chose de normal et de merveilleux. Nous parlions de nous marier, nous en parlions beaucoup. Elle me présenta à ses parents : des gens très gentils. Ils ont été charmants avec moi, surtout son père. J'ai eu l'impression que sa mère aurait plutôt choisi un autre genre d'homme, plus proche de leur style. Mais pas son père : la première fois que je l'ai vu, il m'a raconté comment il avait débuté, en faisant du porte à porte pour vendre des produits d'entretien et comment il s'était ensuite hissé jusqu'à la banque et la finance.

» Une fois nos diplômes en poche, nous avons tous deux été affectés au même hôpital. C'est son père qui a arrangé ça, grâce à ses relations.

» A la fin de notre première année d'internat, il ne nous suffisait plus de vivre ensemble ; en tout cas, moi, ça ne me suffisait pas. Alors, comme c'est l'usage, je suis allé chez son père, demander sa main. Il a paru amusé par l'importance que j'attachais à l'institution du mariage. Je lui ai dit que, chez moi, c'était la chose la plus sérieuse que pouvait faire un homme dans sa vie. Il a ri et il a dit : “ Dans notre milieu, on prend aussi le mariage au sérieux, mais c'est de loin le divorce qui est le plus important. ”

» Puis il se mit à parler de mon avenir. Lorsque je lui ai dit ce que je comptais faire, il a paru très contrarié. Le seul exercice de la médecine ne lui paraissait pas présenter d'intérêt. Devant mes protestations et comme je lui expliquais que c'était pour cela que nous avions consacré tant d'années à étudier, il se leva de son fauteuil et se mit à marcher de long en large dans sa vaste bibliothèque. “ Fils, déclara-t-il, je n'ai pas fait faire médecine à ma fille pour qu'après avoir terminé, elle aille exercer dans quelque petite ville, même si cela peut paraître romantique. Je ne l'ai pas non plus élevée pour qu'elle ouvre un cabinet à Park Avenue à New York, à Dallas, à Beverley Hills ou dans un autre de ces endroits où les médecins sont censés faire fortune. Une fortune qu'il leur faut ensuite reverser à notre foutu gouvernement. C'est peut-être très bien, de pratiquer la médecine, mais de nos jours, il faut qu'un médecin soit aussi un homme d'affaires. Et un expert fiscal. Il y a moyen de faire de l'argent avec la médecine et de le garder. C'est ça le secret, fils ; ce n'est pas de gagner de l'argent, c'est de savoir aussi le garder. Tout est là ! “

» Assis, je l'écoutais développer son idée, ce à quoi il pensait depuis le début. Sa banque nous prêterait assez d'argent pour acheter un scanner de près d'un million de dollars, et nous ouvririons un cabinet spécialisé. Nous pourrions déduire de nos impôts l'intérêt du prêt, le loyer et le personnel : nous n'aurions donc pratiquement rien à payer. Une fois l'affaire en marche, nous ouvririons un autre cabinet, avec un autre scanner et une autre équipe, et ainsi de suite. L'astuce consistait à ne jamais payer d'impôts et à continuer à se servir de l'argent de la banque. Au bout de sept ou huit ans, après avoir ouvert peut-être une dizaine de cabinets et fini de les payer, nous vendrions le tout pour des millions de dollars, et avec le bénéfice réalisé nous n'aurions même plus besoin de travailler.

» Tout ça, sans exercer la médecine. Son discours terminé, il m'a regardé comme s'il s'attendait à ce que j'applaudisse. Je n'ai rien dit : je voulais en parler d'abord à Sandy. J'étais sûr qu'elle ne serait pas d'accord avec son père.

» Mais elle était d'accord : elle avait toujours été certaine que l'idée me séduirait parce que nous gagnerions tant d'argent que nous n'attacherions plus d'importance à la médecine. Une fois qu'elle s'est aperçue que cela ne me tentait pas, les choses ont changé entre nous.

» D'abord, nous n'avons plus parlé de mariage. Ensuite, nous n'avons plus parlé du tout. Après, nous avons cessé de nous voir : c'était fini, sans éclat, sans grande bagarre. Mais c'était fini, aussi mort que ça pouvait l'être.

» Alors je suis revenu.

— Et vous êtes ici, pour exercer la médecine au milieu de gens qui vous apprécient, fut la conclusion de Kate.

— C'est curieux, dit Ray. Les gens ont tous pensé que j'étais revenu parce que je n'avais pas le choix. Ils croient toujours qu'un médecin ne revient ici que lorsqu'il n'a pas réussi.

Ils contemplèrent encore quelque temps l'impressionnante étendue devant eux. Puis Kate demanda :

— Vous pensez toujours à elle ?

— Quelquefois. Mais pas ces derniers temps.

— La blessure se cicatrise.

— Non. Mais je pense à quelqu'un d'autre.

Immédiatement, l'atmosphère entre eux changea.

— Nous devrions rentrer, dit Kate. Il se fait tard.

Ray étendit le bras et, malgré sa résistance, lui prit la main. Mais quand il l'attira à lui, elle se laissa aller. Ils s'embrassèrent, un long baiser profond. Puis elle se dégagea.

— Si l'on fait ça, c'est parce qu'on a chacun quelqu'un à oublier, dit-elle.

— Pour ma part, j'ai tout oublié depuis longtemps. Et vous ?

Elle ne répondit pas, car elle ne savait que répondre. Il

l'embrassa à nouveau. Quand il commença à déboutonner son chemisier, elle ne fit rien pour l'en empêcher.

Après, ils restèrent étendus sur le dos à regarder le ciel bleu, se demandant, chacun de leur côté, comment tout cela finirait.

11

Kate enfila la seule robe habillée qu'elle eût apportée ; à imprimé rose et blanc, elle tranchait agréablement avec les tenues austères qui étaient siennes à l'hôpital. C'était la première fois depuis son arrivée qu'elle la mettait. En ce soir du 4 Juillet, fête nationale. A cette occasion, le parking de l'hôpital avait été transformé en salle de bal : une petite estrade en occupait le centre et les lampions brillaient un peu partout.

De sa chambre, Kate entendit les violoneux et joueurs de banjo accorder leurs instruments. Puis un flot de musique joyeuse entra par la fenêtre.

Elle s'examina dans la glace. Elle flottait un peu dans sa robe : le travail assidu des trois derniers mois lui avait fait perdre un peu de poids, mais elle se trouvait en forme. Son plaisir s'accompagnait d'une pointe de défi, car, la veille, elle avait reçu d'Howard une lettre qui était plus un ultimatum qu'une proposition de mariage. Ce qui l'avait à la fois touchée et mise en colère.

Si seulement Howard n'avait pas écrit : « A l'heure qu'il est, tu dois être guérie de ton envie de médecine chez les ploucs, alors reconnais que c'est une erreur et rentre. »

Mais la phrase qui suivait l'avait encore plus vexée : « Lorsqu'un homme vient d'être associé à un cabinet d'avocats, il appartient à sa femme de recevoir ses clients et collègues. »

Elle refusait de jouer le rôle d'appât. Howard avait l'air de trouver plus important de se marier tout court que de se marier avec elle. C'est donc avec un soin particulier et presque vengeur qu'elle s'était habillée et maquillée pour la soirée. Elle se regarda une dernière fois, fit une ultime retouche à son maquillage, se drapa les épaules dans son châle de tricot blanc, le baissa un peu devant pour montrer la naissance de ses seins et, ainsi prête, lança au miroir d'un ton provoquant : « Qu'est-ce que tu dis de ça, " Champion " ? »

Dès qu'elle fut sortie de la maison, la musique lui parvint, plus gaie et plus forte. Mrs Russel, adossée au porche, battait la mesure avec la tête.

— Il n'y a rien de plus doux à l'oreille qu'un vrai violon de montagne, fit-elle.

— Vous ne venez pas ? lui demanda Kate.

— Qui voudra danser avec une vieille dame ?

— Oh si, venez, s'il vous plaît, insista Kate. Même si ce n'est que pour regarder.

Elvira réfléchit un moment, puis répondit avec un sourire mutin :

— Bah, que diable ! Il y aura bien un vieux ou deux en mal d'amour !

L'aire de danse était pleine d'une foule qui mêlait le personnel de l'hôpital, les gens de la ville et les familles de la montagne. Le petit orchestre — une guitare, deux banjos et deux violons — jouait une musique endiablée. Kate prit la main de Mrs Russel et aussitôt un groupe s'ouvrit pour leur faire de la place. Le chanteur alla jusqu'à leur adresser personnellement quelques mots de bienvenue.

Kate fut à la fois surprise et ravie de voir que sœur Ellen dansait aussi gaiement que les autres. Lorsque Kate lui sourit, elle lui rendit son sourire comme pour dire : « Eh oui, les religieuses sont aussi des êtres humains. Elles savent être joyeuses et adorent le montrer. »

La musique et la danse continuèrent sans interruption. De temps en temps, les danseurs quittaient la piste pour aller se servir de punch ou de citronnade dans l'un des deux grands récipients où flottaient des glaçons. Kate était en train de se verser un verre de punch, lorsqu'elle entendit une voix familière :

— Bonjour, Kate.

En se retournant, elle se trouva face à Ray Boyd.

— Bonjour.

Ils restèrent côte à côte, à regarder les danseurs dans le halo des lumières multicolores.

— Je ne vous ai pas vue ces derniers jours, dit-il, sauf à toute vitesse dans les couloirs.

— J'ai été très occupée. La préparation des examens, les consultations. Vous savez ce que c'est.

— Non, je ne sais vraiment pas.

— Ray, ce qui est arrivé entre nous n'était qu'un... un accident.

— Ce qui est arrivé entre nous est arrivé parce que nous le voulions tous les deux.

— Je vous en prie, je préférerais ne pas en parler.

— Pourquoi ? A cause de Howard ?

— La seule chose dont vous puissiez être sûr, c'est que ce n'est pas à cause de Howard, dit-elle.

La seule évocation de ce nom avait ravivé sa colère.

— Alors, c'est quoi ? insista Ray.

— Nous ne pouvons en sortir que malheureux et frustrés. Dans neuf mois je vais partir d'ici.

— Vous n'avez jamais envisagé de rester ?

— Pas un jour de plus qu'il ne m'en faudra pour terminer mes cours. Je suis à la recherche d'un univers plus vaste que celui-ci.

— J'y suis allé, dans cet univers, dit-il. Il est peut-être plus vaste mais on ne peut pas dire qu'on y trouve plus de satisfactions.

— Je vous en prie, Ray, je préférerais danser, dit-elle en se dirigeant vers la piste.

Il lui saisit brusquement la main.

— Bonne idée. Allons danser ! dit-il en l'entraînant sans lui demander son avis.

Ils se joignirent à un groupe. Tout le temps qu'ils dansèrent, elle sentit le regard de Ray posé sur elle, et plus il la fixait, plus elle avait du mal à se concentrer sur ce qu'elle faisait. Elle ne cessait de repenser à l'après-midi qu'ils avaient passé dans la solitude de la montagne. Si ce n'était pas de l'amour, cela avait été en tout cas une forte attirance : elle était restée seule trop longtemps.

Par la suite elle évita soigneusement le jeune médecin, recherchant les autres danseurs. Elle fut surprise et ravie de voir que Mrs Russel avait trouvé un cavalier, un peu rougeaud, aux cheveux blancs et au visage souriant. Ils dansaient avec animation et paraissaient contents d'être l'un avec l'autre.

La musique avait cessé. Toute l'assistance était tournée vers la montagne qui surplombait l'hôpital, dans l'attente de ce qui allait venir. Bientôt, du sommet, une explosion de lumières rouge et or s'éleva : le feu d'artifice tant espéré venait de commencer. L'écho renvoyait de pic en pic le fracas des fusées, soulignant les traînées de toutes les couleurs qui semblaient suspendues dans l'espace puis disparaissaient lentement tandis que le ciel redevenait obscur. A la lueur de chaque nouvelle fusée, Ray Boyd contemplait le visage de Kate. Ce visage si gracieux rendu encore plus doux par la clarté momentanée.

Puis ce fut le bouquet, qui mettait fin à la fête. L'air tiède de juillet sentait la poudre ; le ciel était noir. Les musiciens rangèrent leurs instruments. Dans les récipients qui avaient contenu les boissons, il ne restait plus que des glaçons qui achevaient de fondre. La plupart des assistants commençaient à repartir chez eux. Kate chercha Mrs Russel des yeux, mais elle n'était plus là. Un vent frisquet se leva. Resserrant son châle sur ses épaules, la jeune femme prit le chemin du retour. Ray la rejoignit.

— Je peux vous raccompagner ?

— Mais oui, volontiers, dit-elle.

La fête, la danse, un instant de bonheur vécu en compagnie d'inconnus, tout contribuait à renforcer la conscience qu'elle avait de sa solitude depuis son arrivée à Adelphi. Elle était heureuse d'avoir un homme à son côté. Elle était même disposée à changer d'avis sur l'effet produit par la lettre d'Howard, à y voir plus une proposition de mariage qu'un ultimatum.

Sentant à quel point elle était vulnérable, elle essaya de dire bonsoir à Ray en arrivant devant la maison. Curieusement, elle éprouva d'abord le besoin de se justifier.

— Ne vous méprenez pas, Ray. Je ne suis pas venue ici pour profiter de cet endroit et l'abandonner ensuite. Je suis venue pour obtenir mes diplômes et mettre ensuite en pratique ce que l'on m'aura appris, en en faisant bénéficier le plus de gens possible.

— Quelle que soit la raison de votre présence, ça me

cause « ben du plaisir », comme on dit dans la montagne, que vous soyez là, dit-il.

Elle leva les yeux vers lui et ne put s'empêcher de lui adresser un sourire que Ray lui rendit.

— Mais nous disons aussi : « Faut point vous bousculer pour vous en r'tourner. »

— Je vous en prie, Ray. Il faut vraiment que je rentre. J'ai cours à huit heures demain matin.

Au moment où elle prenait l'allée qui montait vers le porche, il la prit par la main, doucement cette fois, et l'attira à lui. Il l'embrassa. Elle fit semblant de résister, sachant très bien qu'elle n'avait qu'une envie : s'abandonner. Puis elle lui rendit son baiser. C'était bon d'être à nouveau dans les bras d'un homme et de sentir qu'il vous désirait.

Une fois dans la chambre, ils firent l'amour. Après, dans le silence qui suivit, il murmura :

— Kate Kincaid, je t'aime. Où que tu ailles, quoi que tu fasses, il faudra que tu portes le poids de mon amour. C'est ta faute si je suis tombé amoureux de toi.

— Je n'ai jamais eu l'intention...

Il étouffa sa protestation par un baiser.

— Du café ? proposa-t-elle.

— Volontiers.

Elle se drapa dans son peignoir et alla dans la cuisine. La bouilloire était sur la cuisinière et l'eau était chaude. Un cake tout frais attendait sur la table, mise pour deux.

C'était Mrs Russel, bien sûr. Avait-elle prévu ce que Kate elle-même ne soupçonnait pas ?

12

Kate Kincaid, sœur Ellen et Emily McClendon écoutaient toutes les trois le dernier cours de Mrs Sturges, qui était en réalité une récapitulation avant les examens.

Un succès à la fin de ce second trimestre constituait pour elles une étape puisqu'il leur permettrait d'aller déjà pratiquer dans de nombreux Etats. Parfois, certaines étudiantes se contentaient du diplôme d'auxiliaire médicale et partaient après les six premiers mois. Mais Kate, Ellen et Emily voulaient rester jusqu'à la fin des cours, et la suite dépendrait de leurs résultats. Elles ne pourraient pas continuer jusqu'à leur objectif principal, le diplôme de sage-femme, si elles échouaient maintenant.

Mrs Sturges était en train de détailler la façon de reconnaître et de soigner une embolie pulmonaire, énumérant les signes et les symptômes à déceler pour pouvoir former un diagnostic.

— Le signe le plus courant est l'essoufflement soudain, quelquefois suivi d'hémoptysie. Ces crachements de sang sont souvent accompagnés de douleurs dans la plèvre. Chez certains patients, il peut y avoir eu préalablement une phlébite...

La porte s'ouvrit bruquement : un messager apportait une note. Mrs Sturges la lut rapidement, se préparant à ne pas en tenir compte, puis la relut.

— Miss Kincaid, la directrice veut vous voir.

— Bien. J'irai tout de suite après le cours, répondit Kate, gênée d'être la cause de cette interruption.

— Sa note dit « immédiatement », précisa l'enseignante.

— Immédiatement ? demanda Kate, intriguée par cette entorse inhabituelle à la routine. C'est bon, j'y vais.

Christine Abbott fut très claire :

— Miss Kincaid, j'ai regardé vos fiches scolaires.

— Je croyais que j'avais eu de bons résultats le second trimestre, protesta Kate.

— Asseyez-vous, asseyez-vous, dit la directrice avec impatience. J'ai un problème, une urgence.

— S'il y a quelque chose que je peux faire... commença Kate.

— Miss Samuels, l'une de nos deux infirmières de l'avant-poste de Wildwood, a dû se faire admettre à l'hôpital municipal pour une question d'ovaire. Il faudra peut-être une biopsie.

» Il nous manque donc une infirmière dans un service où il devrait y en avoir deux en permanence. Je veux que vous remplaciez Miss Samuels jusqu'à son retour. Cela peut prendre un jour ou deux, comme cela peut durer plus longtemps. Toutefois, je ne peux pas en tenir compte pour vos examens, car le règlement l'interdit. Par conséquent, si vous n'êtes pas sûre d'être capable de rattraper les cours que vous allez manquer, il faut que vous le disiez maintenant.

— Je ferai de mon mieux, dit Kate.

— La question est de savoir si ce « mieux » sera suffisant ?

— Il l'a toujours été.

— Le docteur Boyd dit que vous êtes toujours très sûre de vous, remarqua la directrice.

En entendant ce nom, Kate se sentit rougir. Christine Abbott était-elle au courant du changement intervenu dans la nature de leurs relations ? Si oui, elle n'en laissait rien paraître.

— Il y a une jeep dans le parking, se contenta-t-elle de dire. Prenez une sacoche et faites-la remplir des médicaments et de tout ce qui est nécessaire pour des visites à domicile. Après cela, en route ! Je vous ai dessiné une petite carte pour vous montrer comment aller à Wildwood.

Elle la lui tendit, et Kate demanda :

— Pourquoi moi ?

— Que voulez-vous dire ?

— Simple curiosité : sœur Ellen et Emily McClendon ont

toutes deux obtenu de très bons résultats au cours du dernier trimestre. Pourquoi m'avez-vous choisie, moi ?

— Parce que ce n'est pas seulement en bachotant et en obtenant de bonnes notes que l'on devient une vraie infirmière. Tout ça, nous savions que vous en étiez capable avant de vous admettre. Ne considérez donc pas votre mission comme une récompense.

— Voulez-vous dire que je suis toujours à l'épreuve ? demanda Kate, en cherchant à dissimuler son dépit.

— Jusqu'au jour où vous serez définitivement reçues, vous êtes toutes encore à l'épreuve, déclara fermement Christine Abbott.

— Surtout moi ? demanda Kate.

— Miss Kincaid, je ne vous oblige pas à faire ce remplacement.

Cette fois, ce fut Kate qui l'interrompit.

— En fait, j'insiste pour la remplacer.

La directrice dévisagea Kate un long moment puis lui tendit à nouveau la carte.

Kate se rendit au magasin des fournitures et à la pharmacie pour rassembler le matériel et les produits dont elle aurait besoin. C'est avec agressivité qu'elle se glissa derrière le volant de la jeep.

« Toujours à l'épreuve, hein ? Je vais lui montrer ! Je vais leur montrer à tous ! »

*
* *

La route était pleine de nids de poule et Kate conduisait la jeep avec difficulté. En pensant qu'elle pourrait avoir à transporter un malade à hospitaliser d'urgence au milieu de ces énormes camions de charbon qui la croisaient, elle fut vraiment inquiète. Après avoir traversé deux petites villes, elle trouva la route qu'elle devait emprunter et que Miss Abbott avait indiquée sur son plan. Elle entama la montée, au sommet de laquelle elle tomba sur un bâtiment de bois taché de brun sur lequel était modestement peint à la main : « Avant-poste de Wildwood. » Elle s'arrêta le long de la bâtisse à un étage.

Dans la salle d'attente, elle trouva les quatre chaises occupées. Plusieurs mères étaient debout avec leurs petits enfants. Kate se présenta à la jeune fille de la réception.

— Dieu merci ! Vous voilà, se contenta de dire celle-ci. Elle dirigea tout de suite Kate vers une autre pièce, où une infirmière examinait une jeune femme qui, à en juger par le volume de son ventre, devait en être au moins à son septième mois.

Sans lever les yeux, l'infirmière demanda :

— Katherine Kincaid ?

— Oui. Dites-moi simplement ce que je dois faire et je m'en occupe, dit Kate en désignant la salle d'attente.

— Non, ceux-là, je m'en charge, dit l'infirmière. Mais il y a des gens là-haut, dans les vallons, qu'il faut aller voir.

Ayant terminé son examen, elle s'adressa à la future mère :

— Tout va très bien, Annie : aucun problème. Mais revenez dans deux semaines, d'accord ?

— Oui, Léona, répondit la jeune femme, en commençant à se rhabiller.

— A nous maintenant, dit l'infirmière en se tournant vers Kate. Je m'appelle Léona Owens.

— Et moi, Kate.

— Très bien, Kate. Eva va vous donner la liste des familles auxquelles il faut que vous rendiez visite. Elle vous donnera aussi leurs dossiers. Après c'est à vous de jouer. Tâchez de rentrer avant la nuit, sinon vous vous perdrez et nous aurons un mal de chien à vous retrouver.

— C'est toujours comme ça, ici ? lui demanda Kate lorsqu'elles arrivèrent à la porte de la salle d'attente bondée.

— Ça, ce n'est rien. Mais il faut prendre le temps de parler à chacune d'entre elles. Si jamais elles ont l'impression que vous les bousculez, elles n'ont plus confiance en vous.

Eva, la jeune secrétaire remit à Kate la liste des membres de chaque famille et les renseignements les concernant, puis elle lui fit une brève description des vallons, routes, ruisseaux et rivières qu'elle aurait à traverser. Forte de ces instructions, Kate se mit en route, consciente des responsabilités qui reposent sur les épaules d'une auxiliaire médicale et familiale.

Son premier arrêt fut une bicoque de bois, qu'on apercevait à peine de la route goudronnée : elle était juchée sur le flanc d'une colline comme quelque rocher égaré qui aurait été abandonné là par les glissements de l'ère glaciaire. Kate dut se rendre à l'évidence : la jeep n'y arriverait jamais. Empoignant ses sacoches, elle se mit à grimper, en repassant dans sa tête les antécédents médicaux de celui qui habitait là : Rufus Bates, soixante-douze ans, veuf et sans famille. Sa santé était bonne pour un homme de son âge, malgré une certaine tendance à des déficiences nutritionnelles dues au fait qu'il vivait de ses propres récoltes et faisait lui-même sa cuisine. Ce dont il avait le plus besoin, c'étaient des injections de vitamines A et E. Dans son dossier une mention était soulignée : « Refuse de prendre des vitamines par voie orale, considérant qu'il s'agit d'une invention outrageusement moderne. »

En montant la pente, Kate découvrit un spectacle qui allait lui devenir familier : aucune des maisons dans les vallons n'étaient identiques, mais elles avaient toutes des traits communs.

Elles étaient faites de bois patiné, rendu gris par le temps et la neige. Le toit était toujours incliné en direction de la route. Sur un côté de la maison, il y avait un petit bout de terrain cultivé d'où, suivant la saison, jaillissaient des tiges basses ou bien de hauts plants de maïs ou de haricot. Parfois on y voyait, au ras du sol, les taches vertes et jaunes des courges, des citrouilles ou des pastèques, et, un peu partout, des buissons de baies sauvages, de myrtilles, de framboises et de fraises.

Et toujours, soit devant la maison, soit juste à côté, il y avait quelque relique ancienne : un vieux sommier ou la carcasse d'une automobile datant de quarante ou cinquante ans, souvent entourée de fil de fer pour servir d'enclos à la volaille que toute famille de montagnards élève.

Kate remarqua autre chose d'insolite, à quoi elle s'habituerait : derrière la maison de Bates, un peu plus haut dans le vallon, elle pouvait distinguer les pierres tombales très simples d'un cimetière familial : les gens de la montagne enterraient eux-mêmes leurs morts, à proximité de chez eux.

Arrivée près de la bicoque de Bates, Kate s'arrêta en entendant un chien qui grognait rageusement. Rufus Bates, grand, très mince, sortit et la regarda avec suspicion.

— Qui êtes-vous ?

— Katherine Kincaid. Je suis une infirmière de Wildwood.

— Vous n'avez pas l'air d'une infirmière. Vous êtes trop menue et trop blonde. D'habitude elles sont plus trapues et moins agréables à voir, dit-il en continuant à la regarder d'un air soupçonneux. Vous pouvez approcher.

Elle continua sa route vers le portail en bois nu dont on voyait le grain tant il avait été lavé à la brosse. En tout cas, l'homme était propre et net.

— Montrez-moi, dit-il soudain.

Ne comprenant pas, Kate ne sut quoi répondre.

— Si vous êtes ce que vous dites, vous devez avoir votre attirail dans votre sac, là. Eunice l'avait toujours.

— Eunice ? demanda Kate.

— Si vous êtes celle que vous dites, vous devez savoir qui est Eunice, accusa-t-il, puisque vous dites que vous venez pour la remplacer.

— Ah oui, Miss Samuels ! Elle est malade.

— Ah ! elle est trac-traque ? Quel dommage, une femme si gentille !

Kate ne connaissait pas le mot « trac-traque » mais elle supposa que cela voulait dire malade et en fut certaine lorsque Bates demanda :

— Elle est très trac-traque ou elle va revenir un de ces jours ?

— Elle reviendra bientôt, pour votre prochaine visite. Alors, je peux jeter un coup d'œil sur vous, Mr Bates ?

— « Mr Bates, » hein ? dit-il, en remuant tristement la tête. Sûr que vous êtes d'ailleurs. « Mr Bates... »

Ce n'est qu'en arrivant devant lui que Kate constata combien Bates était grand. Il la dominait d'au moins deux têtes. Elle regarda le cou décharné et la peau burinée qui pendait en fanons lâches, son visage squelettique mais tanné par le soleil. Elle remarqua deux taches décolorées sur sa joue gauche, peut-être dues à l'âge, mais qui pouvaient aussi être un signe de cancer de la peau. Il faudrait qu'elle le note dans son dossier.

— Si j'ai bien compris, dit-elle en sortant son matériel de sa sacoche, vous avez droit à une piqûre aujourd'hui. — Elle emplit sa seringue avec le liquide incolore. — Enlevez votre chemise, s'il vous plaît.

Bates hésita à obéir.

— Eunice me la fait toujours dans le bras. Dans le bras gauche, vu que je suis droitier.

— Moi, je voudrais vous la faire dans le côté, dit Kate qui avait une arrière-pensée. Enlevez votre chemise, ou en tout cas sortez-la de votre pantalon, pour que je puisse piquer au-dessus de la hanche.

— Bon Dieu ! dit l'homme. C'est à croire qu'on fait exprès de vous envoyer une nouvelle infirmière dès qu'on a fini d'en dresser une. Et, chaque fois, elle est plus autoritaire que celle d'avant et vient de plus loin. Quatre ans... Ça m'a pris quatre ans pour faire d'Eunice une infirmière convenable et maintenant vous voilà !

— Votre chemise, s'il vous plaît, Mr Bates, insista gentiment Kate.

Il obéit tout en lui lançant de temps en temps des regards hostiles. Lorsque la chemise fut enlevée, Kate découvrit ce qu'elle avait prévu : des signes évidents de malnutrition. Elle pinça un petit pli dans la peau, juste au-dessus de la hanche, planta l'aiguille très délicatement et fit la piqûre. Puis elle nettoya l'endroit avec un tampon imbibé d'alcool.

— Ça n'a pas été si terrible que ça, n'est-ce pas ?

— Je suis passé par pire.

Kate se mit à annoter le dossier, enregistra la date et la nature de la piqûre.

— Vous vous êtes nourri convenablement ces temps-ci, Mr Bates ?

— Vous ne m'aimez pas, hein ? demanda-t-il tout à coup.

Déconcertée, Kate resta sans réponse. Si elle avait vraiment donné l'impression à ce patient qu'elle lui était en quelque façon hostile, c'était une faute professionnelle : la première obligation pour une infirmière était d'inspirer une totale confiance au malade.

— Est-ce que j'ai fait quelque chose qui vous fait croire que je ne vous aime pas, Mr Bates ?

— Parfaitement ! Et vous venez de recommencer.

— Mais quoi ? demanda-t-elle, toujours sans comprendre, mais en commençant à prendre la mouche.

— Vous venez chez moi, vous dites que c'est pour m'aider. Et malgré ça, vous continuez à m'appeler Mr Bates. On ne vous a donc pas appris les bonnes manières, petite ? Pour se montrer amical avec quelqu'un, on l'appelle par son prénom, son vrai prénom. Dans mon cas, c'est Rufus.

— Ah ! je vois, dit Kate, soulagée.

— Elles sont plus sottes les unes que les autres, marmonna Bates comme s'il s'adressait à quelqu'un d'autre. Dans le temps on ne changeait pas d'infirmière au bout de quelques années et nous n'avions pas à en dresser chaque fois une nouvelle. Vous ne ferez jamais l'affaire, jamais. — Puis il demanda aimablement. — Et maintenant, voulez-vous une tasse de thé ?

Ray Boyd avait dit un jour à Kate : « Si jamais un patient vous invite à prendre un café ou un repas, l'usage dans la montagne exige que vous acceptiez. »

— Oui, ce serait très agréable, une tasse de thé, Rufus...

Il la regarda du coin de l'œil, pour être sûr qu'elle pensait ce qu'elle disait, puis mit une vieille bouilloire en émail blanc écaillé sur le feu. Kate profita de l'occasion pour lui demander :

— Puisque vous avez enlevé votre chemise, est-ce que je peux vous examiner ?

— Décidément, vous n'en ratez pas une, grogna-t-il.

Elle l'ausculta néanmoins, écouta son cœur, examina son dos, sa gorge et prit sa tension. Elle se concentra plus particulièrement sur les deux taches à la joue. Il commença à se montrer embarrassé.

— Tout le monde sait que ça vient du foie, fit-il.

— Est-ce qu'on les a analysées ? demanda Kate.

— Non, pas besoin. D'ailleurs, j'aurais pas permis.

Si cela n'avait pas débordé du cadre de ses fonctions, Kate aurait bien prélevé un échantillon sur-le-champ. Mais elle décida de s'y prendre autrement.

— Le docteur Boyd m'a dit qu'il aimerait vous voir en bas à l'hôpital. Il croit qu'il faut vous changer de piqûre. Descendrez-vous en ville ?

— P'têt' bien...

— Faites-le le plus tôt possible. Ce serait encore mieux de me dire quand vous viendrez, pour que je m'assure de la présence du docteur Boyd.

— Je ne sais pas, dit Bates évasivement. Qu'est-ce que vous voyez là, petite ?

— Je n'aime pas ces taches, reconnut Kate. Il y a combien de temps que vous les avez ?

— Pas longtemps, se borna à dire Bates. Ah ! l'eau bout, je vais faire notre thé.

Les deux tasses et les deux soucoupes étaient dépareillées. C'étaient visiblement les rescapées de services depuis longtemps disparus, et elles semblaient avoir leur histoire propre : elles racontaient de longues années de mariage avec une femme qui avait montré un bon goût simple dans le choix des objets dont elle s'entourait.

— Il y a longtemps que vous êtes veuf ?

— Des années, un tas d'années, répondit tristement Bates.

— Des enfants ?

— Sept, mais j'en ai enterré cinq, dit-il, calmement résigné. Deux sont morts à la guerre. Les gens qui ne sont pas de la montagne nous accusent d'être rapides à prendre le fusil pour régler nos disputes. Mais moi, je remarque que si une guerre survient dans laquelle nous n'avons rien à voir, ils prennent nos fils pour la faire. Deux garçons, Lester et George...

Il se leva, alla dans un coin de la bicoque et revint avec une petite boîte. Il en sortit deux médailles en argent, suspendues à des rubans. Il les lui tendit :

— Voilà celle de George et voilà celle de Lester. Des garçons bien, tous les deux.

Le vieil homme dégingandé alla à la fenêtre, regarda dehors et dit :

— J'ai creusé leurs tombes moi-même, quand on nous a rendu les corps. J'ai fait venir le pasteur pour qu'il dise quelques mots ; il a bien parlé, les garçons auraient été fiers.

— Et vos deux autres enfants, Rufus ? Ceux qui vivent toujours ? demanda Kate.

— Helen et Clara. Elles sont mariées, elles ont déménagé : leurs maris sont allés à la ville chercher du travail et ils en ont trouvé. Alors ils ont fait venir Helen et ses enfants, Clara et les siens. Elles sont parties.

— Vous les voyez de temps en temps ?

— Nenni ! Mais elles écrivent. Souvent même : jusqu'à trois ou quatre fois par an. Et elles m'envoient de l'argent, mais je le renvoie toujours. C'est au père de s'occuper de ses enfants et pas à eux de s'occuper de lui.

Kate se rendit compte que, pour savoir ce qu'elle voulait savoir, elle devrait venir à bout de l'orgueil rigide du vieillard.

— Votre maison est propre et bien entretenue. Vous faites tout ça tout seul ?

— Y'a personne d'autre, dit-il.

— Vous élevez et vous cultivez tout ce qu'il vous faut et c'est vous qui faites la cuisine ?

— J'vous l'ai dit, il y a personne d'autre.

— Vous faites souvent la cuisine ?

— Assez, répondit-il, mais les questions de Kate l'avaient visiblement mis mal à l'aise.

— Qu'est-ce que vous préparez ? insista Kate.

— Du maïs, des patates, des fayots...

— Et de la viande ?

— Des fois, je vais à la chasse. Dans le temps, j'allais à la pêche aussi, mais c'est devenu trop compliqué.

— Je comprends, dit Kate, en se disant qu'il fallait absolument l'amener à l'hôpital pour qu'il subisse un examen approfondi avant que sa malnutrition ne se transforme en menace pour sa vie.

Il dut s'en douter, car il ajouta :

— Ces temps-ci, il semblerait que j'vise plus aussi bien qu'avant. Je n'ai pas tué un chevreuil ou même un lapin depuis des semaines. Enfin, des mois. — Puis, comme s'il n'avait plus envie de continuer la conversation, il suggéra. — Mais il faut que vous repartiez pour aller voir les autres.

— Oui, oui, c'est vrai, dit Kate.

Il la raccompagna au portail, portant les sacoches pour elle. En les lui donnant, en haut des marches, il lui dit :

— La prochaine fois, si vous voulez vraiment être mon amie, il faudra m'appeler Rufus.

Elle sourit, mais son sourire disparut très vite, car il ajouta :

— Et il ne faudra plus fourrer votre nez dans ce qui ne vous regarde pas : ma façon de manger et ce que je mange. Je suis vivant, n'est-ce pas ? Et je me sens à peu près bien, ce qui n'est pas le cas de tout le monde.

— Vous viendrez quand même voir le docteur Boyd ?

— On verra, dit Bates sans s'engager. On verra.

Kate était au pied de la pente raide qui conduisait à la baraque de la patiente suivante, Mrs Hildy Persons.

Elle se demanda s'il valait mieux monter à pied ou essayer d'y aller en voiture. Aussi solide fût-elle, la jeep ne risquait-elle de se retourner ? Elle irait à pied. C'était une ascension difficile que celle de ce chemin raboteux et pierreux, creusé par les pluies et les neiges. La maison devant elle n'était pas très différente de celle de Bates. Elle était à mi-hauteur lorsqu'une voix l'interpella :

— Et qui c'est qu' vous êtes ?

Avant que Kate ait eu le temps de répondre, elle entendit un coup de carabine ! La balle se logea très au-dessus de sa tête, dans un arbre ; elle comprit qu'il s'agissait d'un avertissement. Se laissant tomber au sol, elle cria :

— Katherine Kincaid, l'infirmière de l'avant-poste.

— Je ne connais pas de Katherine Kincaid, hurla la femme en retour. Où est Eunice ?

— Elle est malade, dit Kate. Trac-traque.

La femme se posta devant le portail pour regarder Kate, en bas de la pente.

— Trac-traque qu'elle est ? demanda-t-elle, un peu apaisée par le mot familier. Et comment qu'vous dites qu'vous vous appelez ?

— Mon nom est Kincaid, mais on m'appelle Kate.

— Kate... sembla réfléchir la femme. — Elle cracha un jet brun de tabac. — Eh bien, Kate, approchez.

Kate se releva, brossa les brindilles et la poussière sur ses vêtements, empoigna ses sacoches et commença à monter sans hâte : elle ne voulait marcher ni trop lentement ni trop vite, de peur de ranimer la colère de la femme. Lorsqu'elle fut à moins de quinze pas du portail, elle leva les yeux et aperçut une créature de soixante ans environ, massive, vêtue d'un peignoir de coton délavé, qui tenait dans la main droite une carabine dont le canon reposait sur son bras gauche. Devant son regard méfiant, Kate s'arrêta et attendit d'être invitée à continuer sa progression. La femme la dévisagea :

— Kate, hein ? Et vous êtes infirmière ? On ne dirait pas. A cause de la taille. Vous êtes plutôt jolie, mais c'est pas à ça qu'on juge une infirmière. Tenez, prenez Eunice : ça, c'est une infirmière. Elle est laide comme le péché, et c'est parce qu'elle ne peut pas se trouver de bonhomme qu'elle est ici dans les montagnes. Et vous, c'est quoi votre raison ?

— Je veux aider les gens, expliqua Kate.

— C'est ça, vous faites de la charité, dit la femme dédaigneusement. Eh bien nous, nous n'en avons pas besoin, de votre charité.

— Je n'ai pas dit que vous en aviez besoin, répliqua Kate. — Elle se rappela les conseils de Rufus Bates. — Je ne suis ici que pour donner un coup de main, Hildy.

Mrs Persons abaissa sa carabine pour signifier à Kate

qu'elle était autorisée à entrer. Cette fois, il s'agissait d'une recherche de sucre. La patiente était diabétique, trop forte et, au vu des résultats du dernier examen, on avait augmenté la dose d'insuline et prescrit un régime approprié : il fallait savoir maintenant si ce traitement avait amélioré son état. Le modeste foyer de Mrs Persons consistait en une grande pièce qui servait de cuisine, de salle à manger et de salon. Il y avait deux portes à droite, qui menaient sans doute aux chambres à coucher, songea Kate. La grande cuisinière en fonte, jadis noire mais rendue grise par l'âge, constituait le seul chauffage, en même temps qu'elle servait à faire la cuisine. Kate remarqua que dans chaque coin il y avait un plat en cuivre soigneusement astiqué ; elle en découvrit l'utilité, lorsque Mrs Persons dirigea un jet de jus de tabac sur l'un d'eux et le toucha avec la précision infaillible d'un tireur d'élite.

— Alors, Eunice ne va pas bien et vous êtes ici à sa place. A mon avis vous allez m'ennuyer autant qu'elle, sauf que ce sera même un peu plus, vu que vous êtes trop jeune et trop mignonne pour vous y connaître comme une infirmière. Les filles comme vous, on n'a pas le temps de les connaître qu'elles partent déjà se marier et qu'elles ne reviennent jamais. Je n'sais vraiment pas pourquoi qu'on nous en envoie des comme ça ; c'est une perte de temps. Je suppose que vous voulez un échantillon.

— Si ça ne vous dérange pas, dit Kate.

— Et si ça me dérange ? Vous autres les infirmières, je ne vous supporte pas, faut que je fasse tout ce que vous me demandez. Bon, eh bien, attendez un peu.

Hildy Persons revint avec un échantillon d'urine. Le test que fit Kate était décourageant : malgré la dose accrue d'insuline et le régime nouveau, le taux de sucre était si élevé qu'il n'y avait même pas besoin de faire une analyse de sang pour en être certain. Il ne pouvait y avoir que deux raisons : ou bien Mrs Persons ne prenait pas son insuline ou bien elle ne suivait pas le régime.

Pour confirmer ses soupçons sans éveiller l'inquiétude ou la mauvaise volonté de sa patiente, Kate procéda à un examen de routine :

— Enlevez vos chaussures et vos bas, s'il vous plaît. — Elle réalisa que la femme portait des souliers très simples, aux talons plats bien usés mais pas de bas. — Retirez vos chaussures, s'il vous plaît, corrigea-t-elle.

Mrs Persons la regarda avec une condescendance hostile :

— Ils n'ont rien, mes pieds.

— Je vous en prie.

— J'imagine que vous avez besoin de vous exercer sur quelqu'un. Alors allez-y ! dit la femme, en enlevant ses chaussures.

Pendant qu'elle examinait les pieds, à la recherche de lésions ou autres infections de la peau, souvent présentes chez les sujets à taux de diabète élevé, Kate demanda :

— Vous avez pris vos repas régulièrement ?

— Ouais.

— Beaucoup de légumes, de lait et de fromage ?

— Des légumes, du lait et du fromage, répéta la femme avec impatience.

— Du pain ? demanda Kate.

— Un peu.

— Combien ?

— J'ai dit un peu, ce qui veut dire pas trop, comme vous avez l'air de le soupçonner.

— Avez-vous mangé du cake, des tartes ?

— Absolument pas.

Pour mieux marquer sa désapprobation, Mrs Persons cracha du jus de tabac dans le plat de cuivre le plus proche. Ses réponses ne correspondaient pas à ce que Kate avait constaté, mais elle savait que, pour avoir de bonnes relations avec sa patiente, il ne fallait pas mettre ouvertement la parole de celle-ci en doute. Kate avait pu vérifier une chose : la femme avait suivi les conseils d'hygiène qui lui avaient été donnés. Ses pieds étaient propres, en bon état et ne présentaient aucun signe inquiétant.

Kate consulta l'organigramme où étaient tracées toutes les indications cliniques concernant Mrs Persons puis demanda :

— Vous faites votre promenade tous les jours ?

— Quand je peux.

— Il est important de la faire même quand vous avez l'impression que vous ne pouvez pas ; forcez-vous, ne vous abandonnez pas à la paresse.

— Quand je dis « quand je peux », ça veut dire que, s'il pleut des cordes ou s'il y a une tempête de neige, je ne suis pas folle au point d'aller me balader aux alentours pour que mes voisins me regardent comme si j'étais fêlée, expliqua la femme.

Kate ne trouva rien pour réfuter cette logique élémentaire. Elle décida de faire une recherche de sucre à jeun, pour découvrir si la nouvelle dose d'insuline était insuffisante.

— Avez-vous déjà mangé ? demanda-t-elle.

— Ouais, dit Mrs Persons. — Elle ajouta avec un ton de reproche. — Comme on me l'a dit. Petit déjeuner tous les matins : un œuf, une tranche de pain avec un peu de beurre et du café avec un peu de lait doux pour le couper.

Il n'était donc pas possible de faire la recherche à jeun. Kate décida d'utiliser des moyens de détection plus directs.

— Mrs Persons, nous avons un problème.

— Vous p'têt', comme toutes ces idiotes qui ont étudié à l'université. Moi pas, et encore moins *nous* !

Le seul moyen qui restait, c'était de parler franchement :

— Pour une raison qui m'échappe, votre taux de sucre dans le sang est au-dessus du seuil de tolérance.

— C'est pas d'ma faute, j'ai fait ce qu'Eunice m'a dit. Alors si ça ne marche pas c'est sûrement pas d'ma faute, dit la femme, dont Kate voyait croître l'hostilité.

— Avez-vous pris votre insuline comme on vous l'a prescrit ?

— Je l'ai prise.

— Vous êtes-vous nourrie comme on vous a dit de le faire ?

— Ouais, dit-elle en faisant mouche à nouveau dans le crachoir.

— Vous n'avez pas mangé plus qu'on ne vous l'a permis ?

— Non !

— Et vous n'avez même pas mis un peu de sucre dans votre café ?

— Rien du tout.

— Un peu de miel, peut-être ?

— Pas de miel, pas de sucre, rien qui pouvait nuire à mon régime, s'obstina la femme.

« Il y a quelque chose qui ne va pas, quelque chose qui ne va pas du tout », pensa Kate.

— Je crois, Miss Je-ne-sais-quoi, que vous feriez bien de partir, dit Mrs Persons en remettant ses chaussures. Je ne permettrai à personne de venir dans ma propre maison pour m'accuser de mensonge !

— J'essaye seulement de comprendre ce qui cloche dans votre traitement, expliqua Kate.

— Ça, c'est votre rayon, mais vous n'avez pas besoin de me traiter de menteuse. Il fut un temps où les infirmières qui venaient nous visiter étaient gentilles et correctes. Elles ne se permettaient pas de nous soupçonner ou de nous accuser. Eh bien maintenant, vous allez redescendre et leur dire que si Eunice ne revient pas, je ne veux plus revoir d'infirmière ici.

Elle alla à la porte qu'elle ouvrit avec violence puis s'écarta pour faire comprendre à Kate qu'elle était priée de sortir.

— Je suis désolée. Mais je suis nouvelle et peut-être pas aussi bonne qu'Eunice ; je ne le serai peut-être jamais, mais tout ce que je cherche à découvrir c'est ce qui a pu modifier votre état.

— Si vous ne pouviez pas le faire sans m'accuser, il fallait pas le faire du tout, dit péremptoirement la femme.

— Mrs Persons, Hildy...

— C'est ça, allez-y ! Faites ce qu'on vous a dit : appelez-moi par mon prénom pour avoir l'air amical, gentil et tout et tout. Ça ne prend pas.

— J'aimerais revenir demain et j'aimerais aussi que vous ne preniez pas de petit déjeuner pour que je puisse vous examiner quand vous êtes à jeun.

— Vous pouvez revenir si vous voulez, mais moi je n'promets rien, dit Mrs Persons en crachant à nouveau un jet de salive brunâtre.

Kate descendit le sentier accompagnée par le lointain aboiement triste d'un chien de chasse. Lorsqu'elle arriva à la jeep et s'y installa, au lieu de démarrer vers son prochain patient, elle étudia à nouveau le dossier de Hildy Persons. Il ne contenait rien d'inhabituel pour un adulte atteint de diabète : pas de forte diminution de la vision, pas d'infection rénale marquante, pas même une insuffisance cardiaque : un cas très simple de diabète à maîtriser. Pourtant, cette soudaine augmentation du taux de sucre dans le sang indiquait que quelque chose ne l'était pas, maîtrisé, et si cette femme disait vrai, elle avait fait tout ce qu'on lui avait recommandé, à savoir suivi son régime, fait de l'exercice et pris son insuline.

Une conduite s'imposait : la faire descendre à l'hôpital pour des examens plus approfondis. A l'hôpital, il y avait tout ce qu'il fallait pour mener d'autres tests, et peut-être serait-elle plus franche avec un médecin local, Ray Boyd par exemple, qu'avec un étranger, quelqu'un venu d'ailleurs comme Kate. Il faudrait en parler avec Léona Owens, en rentrant à Wildwood en fin de journée.

Elle mit le moteur en route et allait embrayer lorsqu'elle se rappela tout à coup une phrase prononcée par cette patiente obstinée.

Mrs Persons avait dit qu'elle ajoutait du lait « doux » à son café. Mais qu'y avait-il dans ce lait ? Du sucre ? Du miel ? De la mélasse ? Qu'est-ce qui le rendait doux ? Kate arrêta le moteur et, décidée à ne pas se laisser renvoyer, remonta la petite pente raide.

— Ouais ? lança Mrs Persons avec défi.

— Hildy, comment faites-vous votre lait doux ?

La femme étudia Kate avant d'émettre un jet de tabac. Elle sourit avec condescendance :

— L'ennui avec les gens instruits, c'est qu'ils ont tellement d'instruction qu'il ne reste plus de place dans leur caboche pour le simple bon sens. Ça les abrutit de trop apprendre. Le lait doux, ma jolie, ça ne se « fait » pas. Ça vient comme ça.

Trouvant la réponse évasive, Kate prit le risque de contrarier sa patiente un peu plus :

— Je suis désolée, Hildy, mais pour rendre le lait doux vous devez bien y ajouter quelque chose.

Hildy Persons secoua la tête avec agacement :

— Vous êtes encore plus stupide que j'croyais. A moins que vous ne soyez encore en train d'vous payer ma tête.

— Je vous assure, dit Kate, que je cherche seulement à apprendre.

— A apprendre, hein ? réfléchit la femme. Eh bien, asseyez-vous, dit-elle, en lui indiquant la dernière marche. — Elle s'assit à côté de Kate. — Je ne peux pas vous en vouloir de votre ignorance : pas si vous avez envie d'apprendre. Il n'existe que deux sortes de lait. D'abord le babeurre : ça c'est ce qui reste quand vous avez fini d'battre vot' beurre. Et puis il y a le lait doux, ça c'est ce qui vient de la vache, directement.

— Rien dedans ? Pas de sucre, pas de mélasse ? demanda Kate.

— Comme que ça sort, doux et crémeux.

Kate fut ravie d'avoir encore appris un peu du langage de la montagne. Mais cela ne faisait que renforcer le mystère du cas d'Hildy Persons. Si ce n'était pas le lait « doux », qu'est-ce qui était la cause de l'excès de sucre dans le sang de Mrs Persons ?

— Pensez à ce que j'ai dit, lui répéta Kate.

— Pour descendre en ville à l'hôpital ?

— Oui. C'est très important, dit Kate, en cherchant à l'impressionner.

— J'vas y réfléchir, grogna la femme.

13

La dernière visite du jour était pour la maison des Torrence. Se conformant aux indications qu'elle avait reçues, Kate s'en approcha, pour découvrir qu'elle en était séparée par un ruisseau. Elle étudia l'eau claire qui serpentait, estima qu'elle pouvait traverser et mit sa jeep en route. Elle était à mi-chemin de l'autre rive lorsque l'une des roues avant commença à s'enfoncer dans la terre meuble du fond. Pendant un moment périlleux, elle eut peur que le véhicule bascule. Elle accéléra et, avec de l'eau jusqu'aux moyeux, réussit cependant à gagner l'autre côté. La jeep sortit du ruisseau comme un monstre préhistorique qui s'extrait d'un marais en se dandinant.

Forte de son expérience avec Mrs Persons, Kate se gara à quelque distance de la maison, prit ses sacoches et avança avec précaution sur le sentier qui menait à la maison. Celle-ci paraissait en bon état ; outre le carré à légumes, des fleurs — les premières du printemps — bordaient le sentier. Elles avaient été plantées et entretenues avec un soin évident. Le porche était balayé, il n'y avait pas de planche qui s'effondrait, et les deux fenêtres étaient tendues de rideaux de coton, simples mais colorés.

Kate ne vit d'abord personne, mais en arrivant à la première marche de l'entrée, elle eut la vision fugitive d'un visage d'enfant qui regardait par l'une des fenêtres. Kate monta jusqu'au porche et, n'entendant rien, appela :

— Mrs Torrence ?

Pas de réponse.

— Il y a quelqu'un ?

Un remue-ménage se fit entendre à l'intérieur. La porte s'entrebâilla et une femme regarda au dehors avec circonspection.

— Mrs Torrence ?

— Oui. Qui êtes-vous ?

— Kate Kincaid, infirmière.

— Je ne vous connais pas, dit la femme, refusant d'ouvrir plus grand la porte.

— Eunice est malade. On m'envoie à sa place, mais elle va revenir bientôt, expliqua Kate. En attendant, il faudra vous contenter de moi.

Matilda Torrence ouvrit. Kate vit qu'elle tenait une carabine, qu'elle déposa à côté d'elle en s'excusant :

— On ne peut pas faire trop attention. De nos jours...

Kate estima qu'elle ne devait pas avoir plus de trente ans. Moins peut-être. Elle portait un peignoir de coton, passé à force d'être lavé. Son visage était mince et pâle, plutôt marqué pour une femme de cet âge. En s'écartant, elle permit à Kate de voir l'intérieur de la maison, méticuleusement propre.

— Entrez, entrez. Nous attendions Eunice, Ben et moi.

— C'est votre mari ? demanda Kate. Est-il souffrant ?

— Ben, c'est mon fils, dit la femme. On ne vous a donc rien dit à son sujet ?

Kate se souvint que les Torrence avaient deux enfants, dont un petit garçon de sept ans, Benjamin. Elle se rappela aussi qu'il était retardé.

En entrant, elle trouva le garçon retenu dans une chaise haute spécialement construite à son intention, avec un bol de soupe fumante devant lui. Manifestement, elle avait interrompu la mère pendant que celle-ci le nourrissait.

— Benjy, il a des fois faim entre les repas, s'excusa-t-elle.

— Je vous en prie, continuez. Je peux attendre.

— Voulez-vous une tasse de café ? proposa Matilda Torrence. Ou bien un bol de soupe ?

Kate accepta comme on le lui avait enseigné :

— Une tasse de café me ferait le plus grand bien.

Prenant une vieille casserole posée sur la cuisinière à bois, la femme la servit.

— Voulez-vous quelque chose dedans ?

Kate fut heureuse de répondre dans le langage du pays :

— Un peu de lait doux, si vous en avez.

— Oh ça, oui !

Tout en sirotant son café, Kate observa la femme qui finissait de donner la soupe à son fils. A part son menton déformé et proéminent, le petit était assez mignon. Il se tortillait beaucoup, ravi de l'attention que lui prodiguait sa mère ; mais à sept ans il n'était pas capable de tenir correctement une cuillère tout seul. De temps en temps, Mrs Torrence regardait Kate, comme pour s'excuser de la maladresse de son malheureux fils. Le repas fut enfin fini.

En se tournant pour ouvrir ses sacoches, Kate crut de nouveau apercevoir un petit minois qui la regardait à la dérobée, dans l'entrebâillement d'une porte. Mais celle-ci se ferma aussitôt.

— Je voudrais examiner Ben si vous le permettez, commença Kate.

— Bien sûr, dit Mrs Torrence. Benjy, cette gentille dame va t'examiner. Mais elle ne va pas te faire mal, tu n'as pas besoin d'avoir peur.

Elle enleva l'enfant de sa chaise et le posa sur la table de bois nu, où elle continua à le surveiller, pour le cas où il tenterait de s'échapper.

Kate fit son examen en se reportant aux indications détaillées du dossier. L'état de l'enfant était en tout point conforme au rapport fait trois mois auparavant par Eunice. Les enfants qui naissent avec des déficiences mentales souffrent aussi de certains problèmes physiques : la condition de Benjamin était en train de se détériorer. Kate n'avait aucun moyen de déterminer si la cause de cette dégradation était d'ordre génétique et héréditaire ou si elle provenait d'un traumatisme survenu pendant la gestation ou à la naissance. De toute façon, cela n'avait plus guère d'importance, maintenant.

C'était là un de ces cas qui angoissaient le plus la jeune infirmière : ceux où elle se heurtait aux limites de la médecine. Il était à la fois admirable et déprimant de penser aux journées, aux mois et même aux années d'amour prodigué à des enfants comme celui-ci par des parents dévoués, ainsi qu'à tous les tourments qui en découlaient. Elle découvrit une annotation dans le dossier de la famille Torrence :

— Eunice indique ici que, lors de son premier passage, votre mari avait une vilaine toux.

— C'était un refroidissement, un peu comme celui de Benjy. Ça lui est tombé sur la poitrine. Pendant un temps il s'est assez mal porté, mais il va mieux maintenant.

— Est-ce que je peux l'examiner ?

— Il est dehors, derrière la maison. Je ne sais pas si je vais pouvoir le trouver.

La femme alla à la fenêtre de la cuisine, qui donnait sur l'arrière, chercha des yeux un moment, puis ouvrit la fenêtre et appela :

— Homer ! Il y a une nouvelle dame de Wildwood qui est venue en visite. Elle voudrait te voir. — Elle se retourna vers Kate. — Il ne va pas tarder à arriver. Comme il n'a pas de boulot, il rentre du bois pour l'hiver ; avec le prix du pétrole qui dégringole, on extrait moins de charbon en ce moment.

— Votre mari est mineur ?

— Oh, c'est la Grande Betsy qui creuse pour tout le monde maintenant. Les hommes n'ont plus qu'à être chauffeur. Sauf qu'on n'a plus besoin d'autant de camions. Ceux qui conduisent gagnent bien leur vie. Pour les autres, c'est la charité. Homer a été un des premiers à se faire vider, alors tout ce qu'il peut faire, c'est cultiver quelques légumes, élever le cochon, bricoler un peu et couper assez de bois pour que nous puissions tenir pendant une saison ou deux. Après ça, il faudra peut-être voir les organisations de charité une fois de plus. Je déteste ça, dit-elle très tristement, c'est pas bons pour les petits de voir leur père dans cette situation. Un homme devrait pouvoir assurer l'existence des siens, sans avoir à mendier auprès du gouvernement. C'est un homme fier, mon Homer ; des fois, ça le flanque de mauvaise humeur et alors il faut faire attention quand on est avec lui, dit-elle, pour donner à Kate une indication sur la façon dont son mari aimait à être traité.

Kate fit un signe de tête pour montrer qu'elle comprenait. Pendant qu'elle attendait Torrence, elle put détailler la pièce où elle se trouvait. Elle vit qu'avec des moyens limités Matilda avait fait tout ce qu'elle pouvait pour aménager son modeste intérieur. Les étagères du buffet étaient bordées de bandes de tissu à fleurs, ourlées à la main. Les assiettes et les couverts étaient simples, mais propres et bien rangés. Quelques rares casseroles et poêles étaient accrochées au-dessus de la cuisinière ; elles étaient dépareillées, certaines en fonte, une en aluminium, d'autres émaillées de blanc. Mais toutes avaient été récurées à fond.

L'effort de cette femme pour donner à sa famille un foyer exemplaire transparaissait dans chaque détail.

Un léger craquement du vieux parquet fit se retourner Kate vers la porte de la chambre à coucher, qui se referma aussitôt. Manifestement, le second des enfants Torrence était trop timide et trop sensible pour se montrer devant une étrangère, pensa Kate. Elle n'eut pas le temps de réfléchir plus longtemps à la question car des pas pesants résonnèrent à la porte de derrière.

Homer Torrence ouvrit la porte avec une brusquerie qui montrait qu'il n'aimait pas recevoir des inconnus. Il dévisagea Kate avant de se décider à entrer.

— Vous êtes de Wildwood ?

— Eunice est trac-traque et on m'a envoyée pour la remplacer quelque temps.

— Mais elle va revenir ? demanda Torrence.

— Oui, elle va revenir, promit Kate.

L'homme semblait douter de ce qu'elle disait, car il demanda avec circonspection :

— Qu'est-ce que vous voulez, vous ?

— D'après votre dossier, vous avez pris un mauvais coup de froid.

— C'est vrai, concéda l'homme avec défiance.

— Eunice dit aussi dans son dernier rapport qu'il faudra vous opérer d'une hernie.

Torrence jeta un coup d'œil à sa femme, pour savoir si elle avait discuté de ce sujet avec l'infirmière.

— Voulez-vous enlever votre chemise pour que je puisse vous examiner, s'il vous plaît, dit Kate.

Après une seconde d'hésitation, Homer déboutonna sa chemise de flanelle aux carreaux passés. Kate promena le stéthoscope sur sa poitrine et son dos à la recherche d'un râle éventuel. Elle n'en trouva pas. Le cœur battait fort et régulièrement : Homer avait l'air tout à fait remis.

Il fallait maintenant passer à la partie la plus délicate de la consultation :

— Baissez votre pantalon, s'il vous plaît.

L'homme la regarda d'un air furibond.

— Il faut que j'examine votre hernie, expliqua Kate.

Matilda était très tendue ; elle aurait aimé intervenir, mais n'osait pas le faire.

— Alors, Homer ? insista Kate.

— Je ne permets pas à une étrangère de prendre des libertés comme ça avec moi, dit Torrence.

— Homer, c'est important. Si votre hernie s'est aggravée, elle peut s'étrangler, ce qui serait dangereux. Cela peut même devenir mortel si la gangrène s'y met, dit-elle. — Comme l'homme ne se radoucissait pas, elle ajouta. — Si vous ne vous souciez pas de votre propre vie, pensez à votre famille. Est-ce que vous voudriez voir Matilda, Benjy et votre fille forcés de se débrouiller tout seuls ?

— J'leur suis déjà pas d'un grand secours, répondit Torrence sur un ton sinistre.

— Ça va s'arranger, chercha à le rassurer Kate. Maintenant il faut que je vous examine.

— Ça ne servira à rien ; tout ce que vous pourrez dire c'est qu'il faut m'opérer. Et nous n'en avons pas les moyens.

— Voyons d'abord. Allons... dit-elle, en lui faisant signe de baisser son vieux jean rapiécé.

Il résista encore, renfrogné, jusqu'à ce que sa femme intervienne :

— Homer ! Elle a demandé très correctement ; elle ne nous veut que du bien.

— Alors, pas comme ça, dit-il un peu plus conciliant. Si je me couchais sur le lit et que vous... vous fassiez ce que vous avez à faire

— Mais bien sûr, accepta Kate.

Il la précéda dans la chambre à coucher. Les bois du lit avaient été faits à la main. Le matelas, qui avait dû être neuf autrefois, s'affaissait et l'on pouvait distinguer clairement l'empreinte de deux corps. Homer s'allongea, défit son pantalon, mais ne le baissa pas. Kate commença très délicatement son auscultation et tâta la protubérance qu'elle trouva nettement plus large que l'estimation faite par Eunice plusieurs mois auparavant. L'opération s'imposait.

— Alors ? demanda Torrence.

— Ça a un petit peu empiré.

— Je le savais, avoua-t-il.

— Il va falloir faire quelque chose.

— C'est c'que je crois, dit Torrence, acceptant l'intervention comme inévitable. J'étais juste en train de rentrer le bois et de chercher un peu de viande avant de m'en aller, pour qu'ils aient de quoi survivre pendant mon absence.

C'était donc ça ! Il savait depuis longtemps ce qui l'attendait mais risquait volontairement sa santé, peut-être même sa vie, afin de pourvoir aux besoins de sa petite famille. Kate ne put réprimer un sentiment d'admiration.

— Nous ne leur dirons rien jusqu'à ce que vous ayez fini vos corvées, acquiesça-t-elle.

— C'était différent l'année dernière, ou avant : je travaillais régulièrement et nous avions ce qu'il fallait. Cette fois, c'est une mauvaise année et je ne veux plus demander l'aumône.

— Je comprends, dit doucement Kate.

— Les gens disent toujours que les montagnards sont trop fiers pour ce qu'ils sont. Moi je dis qu'un homme n'est jamais trop fier lorsqu'il cherche à s'occuper des siens. Pas vous ?

— Si, Homer. C'est également mon avis.

Elle avait fini d'ausculter Matilda Torrence et l'avait trouvée en bonne santé pour une femme de vingt-neuf ans, vivant dans les difficultés et qui avait eu trois enfants, dont l'un n'avait pas survécu. Le moment était venu de s'enquérir de l'enfant timide qui regardait furtivement par les fenêtres ou par l'entrebâillement des portes.

— La petite fille, je peux la voir maintenant ? demanda Kate.

— Elle a terriblement peur des inconnus, dit la mère.

— Et pourtant, il faut que je l'examine.

— Je vais la chercher.

Quelques minutes passèrent, puis la porte s'ouvrit et une fillette de douze ans, toute fluette, entra. Elle était apeurée et tendue, mais on voyait tout de suite qu'elle n'était pas retardée comme son frère.

— Eloïse, dit Mrs Torrence, en poussant l'enfant vers Kate.

— C'est un très joli nom ! dit Kate pour établir le contact.

— C'est le nom d'une fée dans un livre que j'ai lu dans le temps, expliqua sa mère.

— Eloïse... répéta Kate, sur un ton engageant.

La petite fille s'approcha un peu. Kate lui tendit la

main, mais l'enfant fit un pas en arrière, inquiète. Lorsque Kate fixa ses yeux bleu pâle, elle se détourna, mais Kate eut le temps de voir combien elle était jolie.

— Il faut que je t'examine maintenant, Eloïse.

L'enfant eut un mouvement de recul et sa mère intervint :

— Elle ne va pas te faire de mal. Elle est très gentille. C'est une des meilleures infirmières qui soient montées ici.

Eloïse finit par se détendre. Kate passa gentiment ses doigts sur la joue pâle et lisse de l'enfant. « C'est doux, c'est doux. Seule une peau d'enfant peut être aussi douce ! » pensa-t-elle. Puis, elle fit doucement glisser les bretelles de la petite robe simple, visiblement fabriquée par la mère. La fillette se laissa faire et Kate prit bien soin de plier la robe avant de la poser sur la table. L'enfant ne portait pas de sous-vêtements et elle apparut nue. Sous l'œil du père et de la mère, Kate se livra à un examen complet des yeux, des oreilles, du nez, de la gorge, des bras et des jambes. Elle ausculta la poitrine et l'estomac à la recherche de bruits caractéristiques ; cette partie de la consultation donna de bons résultats et les réactions de l'enfant aux tests neurologiques furent excellents. Kate mesura sa taille et évalua son poids : Eloïse se développait normalement par rapport aux indications de son dossier.

— Tu peux te rhabiller, Eloïse, dit Kate tout en s'étonnant de la perversité génétique de la nature, qui produisait, dans une même famille, deux enfants aussi dissemblables.

Kate rangeait ses instruments dans les sacoches quand la petite fille s'approcha et lui caressa la joue comme elle avait caressé la sienne.

— Jolie dame, dit-elle.

C'étaient les seuls mots qu'elle avait prononcés depuis le début.

— Merci, Eloïse.

— Comment tu t'appelles ?

— Katherine. Mais comme j'espère que nous sommes maintenant de bonnes amies et que nous le resterons toujours, tu peux m'appeler Kate.

— Kate, répéta la fillette. Maman, nous avons eu une Kate, dans le temps.

— Oui mon enfant, il y a eu une Kate, dit tristement la mère.

Comme Kate la regardait, intriguée, Matilda Torrence

demanda, des yeux, à son mari la permission de parler. Celui-ci accepta d'un bref signe de tête.

— C'était notre première-née. Elle était comme le petit Benjy. Nous avons fait tout ce que nous avons pu, mais ça n'a servi à rien. Elle est devenue bizarre et elle s'est éteinte, comme ça. Elle avait à peine plus de huit ans et Eloïse en avait sept. Mais elle n'a jamais oublié.

Après un soupir mélancolique, en mémoire de son enfant disparue, le visage de Mrs Torrence s'éclaira et elle demanda :

— Nous allions dîner. Pourquoi ne resteriez-vous pas ?

Ne voulant pas s'imposer à des gens qui n'avaient guère les moyens de nourrir une bouche supplémentaire, Kate répondit :

— Cela me ferait très plaisir mais il va bientôt faire nuit et je ne connais pas encore bien les environs. Alors je crois qu'il vaut mieux que je rentre.

— S'il vous plaît... implora la petite Eloïse.

Kate se laissa attendrir par le regard plein d'espoir de la fillette :

— D'accord, je suis ravie.

— J'vais mettre le couvert, j'en ai pour une minute, dit Mrs Torrence.

Eloïse prit la main de Kate et l'entraîna dans la chambre à coucher, avec deux petits lits, probablement bricolés par Homer, et juste assez de place dans un coin pour un berceau ancien dans lequel avaient dû passer bien des générations de petits Torrence. Eloïse referma soigneusement la porte avant de dire :

— Dans le temps, je pouvais montrer à ma tante Bessie, mais elle est morte.

Bien que déroutée, Kate hocha quand même la tête, sourit et fit semblant de comprendre.

La fillette diaphane leva les yeux vers elle :

— Tante Bessie était ma seule amie. Jusqu'à toi, personne ne m'a dit qu'il était mon ami. Mais il faut que je sois sûre.

Elle tendit sa petite main frêle en recroquevillant le petit doigt. Enfant, Kate avait souvent fait ce même geste lorsqu'elle prenait un engagement avec d'autres enfants. Elle étendit donc la main, elle aussi, et elles s'accrochèrent le petit doigt pour montrer qu'elles s'accordaient mutuellement confiance. Le serment sembla rassurer la petite fille qui se laissa tomber à genoux et partit sous les lits en rampant. Lorsqu'elle reparut, elle serrait contre sa poitrine une vieille boîte à chaussure d'où elle sortit quelques feuilles de papier froissées.

— Y'a pas grand monde qui les ait vues. Sûrement pas P'pa. C'est pas bon de le mettre en colère.

Ne comprenant pas, mais intriguée par cette fillette d'abord timide et qui semblait maintenant soulagée de pouvoir parler, Kate lui dit :

— Non, nous n'allons certainement pas mettre ton papa en colère. Que sont ces feuilles, Eloïse ?

L'enfant tendit ses précieux papiers. Dans la lumière faiblissante de cette soirée de début d'automne, Kate se mit à lire :

« Nous avons été tous très tristes lorsque Kate a attrapé » la fièvre. P'pa était en train de préparer le vieux camion » pour l'emmener à l'hôpital et la faire soigner, quand » maman a tout à coup crié. Et j'ai su que Kate allait » mourir. Maman pleurait et moi aussi j'étais effrayée. » Mais P'pa était comme frénétique et il disait que Kate » était bizarre comme toute sa famille, que sans ça elle ne » serait jamais morte. Pauvre P'pa, il était triste et il se » faisait des reproches, tout ça en même temps.

« Le prêtre Hoskins, il a dit quelques choses gentilles » au-dessus du petit cercueil de sapin de Kate : quelle » enfant adorable c'était et qu'elle était mieux là où elle » était maintenant. Et moi je me suis dit : " Qu'est-ce que » c'est que ce monde, si on est mieux dehors que dedans ? " » Mais je n'ai pas osé demander, surtout avec Maman qui » pleurait et Papa qui s'en voulait tellement qu'il n'osait » regarder personne dans les yeux. »

Cette brève description d'une mort dans la famille ouvrit les yeux de Kate sur plusieurs choses et lui fit comprendre notamment pourquoi Matilda avait eu tant de mal à se décider à parler de la maladie de la petite Kate en présence de son mari. Du côté Tòrrence de la famille, il y avait une tendance génétique qui, pour une raison inconnue, produisait des enfants comme Benjy et comme la malheureuse petite Kate. Mais qu'une enfant âgée de seulement sept ans à l'époque le comprenne et essaie de le décrire, voilà qui révélait une sensibilité surprenante : la timide, la jolie petite Eloïse était elle aussi à sa manière une anomalie génétique. Kate continua sa lecture. L'enfant rapportait ses observations et ses sentiments dans le langage qu'elle connaissait le mieux, celui de la montagne. Elle traduisait phonétiquement les mots qu'elle n'avait jamais vu écrits et dont elle n'avait pas appris l'orthographe. Mais de temps en temps, un mot ou deux se glissaient parmi les autres, qui montraient que l'école avait eu une influence heureuse sur son vocabulaire limité.

Elle avait ponctué l'un des récits par un commentaire que Kate trouva amusant et attendrissant à la fois : « Les mots qu'on apprend à l'école, ils s'écrivent drôle-» ment. Ils ne s'écrivent pas du tout comme ils se pro-» noncent. »

Mais c'est par la dernière page que Kate fut le plus touchée. « C'est Benjy qui a eu le plus de chance. P'pa et » M'man s'occupent de lui tout le temps, mais Eloïse est » toujours seule. Elle entend des gens qui causent comme » font les grands quand ils sont sûrs qu'il n'y a pas d'en-» fant qui écoute, et ils disent que Benjy est bizarre. Mais » c'est Eloïse qui a l'air d'être bizarre, vu qu'elle est comme » personne d'autre dans ce monde.

« Quand je serai morte, est-ce qu'un prêtre se penchera » sur moi pour dire : elle est mieux là où elle se trouve » qu'ici ? »

Kate regarda la petite fille qui attendait sa réponse en tremblant :

— Tout ça c'est très bien, Eloïse. En as-tu déjà parlé à quelqu'un d'autre ?

— A Tante Bessie seulement.

— Il faut que tu saches que je suis très flattée de t'avoir pour amie, dit Kate.

— J'ai compris que vous étiez quelqu'un de chez nous.

Plus tard, après avoir interrogé Ray Boyd, elle découvrirait qu'Eloïse lui avait décerné le compliment suprême d'une enfant de la montagne à une personne « venue d'ailleurs ». Mais, pour le moment, il lui suffisait de voir que la petite Eloïse la trouvait digne de sa confiance :

— Eloïse, tu n'as jamais montré ça à tes maîtres ?

— Ça n'aurait pas été convenable, vu que Papa aurait pensé que je me payais la tête des gens.

Kate se demanda combien de temps cette famille allait

essayer de dissimuler la tare héréditaire que se transmettaient les Torrence.

— Le dîner est prêt ! appela Matilda, de la cuisine.

***

Le couvert était mis avec des assiettes, des fourchettes, des couteaux et des cuillères disparates, mais tous parfaitement propres et brillants.

Mrs Torrence enleva du feu une grande casserole de fonte et la posa sur la nappe. Elle attacha Benjy dans sa chaise haute, et Homer Torrence prit place à l'extrémité de la table. Pendant un moment le silence se fit et chacun inclina la tête : bien qu'aucun mot ne fût prononcé, il sembla qu'on venait de rendre grâce. Avec une louche, Mrs Torrence répartit dans les assiettes un ragoût dont l'arôme était inconnu de Kate, mais pas déplaisant. Lorsqu'elle eut goûté sa première bouchée, elle se rendit compte qu'il s'agissait d'une viande qu'elle ne connaissait pas.

— Homer l'a tué d'un coup de fusil puis dépiauté et suspendu : il était juste à point pour ce soir.

— Excellent, dit Kate en se demandant quelle sorte d'animal Homer avait bien pu tuer.

Après avoir mangé suffisamment de ragoût et de pain frais, elle s'excusa :

— Il fait déjà sombre, il faut que je rentre.

— Bien sûr, dit Matilda. Homer va vous accompagner à la jeep.

Kate ramassa ses affaires, jeta un dernier coup d'œil au dossier de la famille et fut soulagée de voir qu'Eunice Samuels avait prescrit la pilule à Matilda Torrence : sauf accident ou malchance, il n'y aurait plus de Benjy ou de Kate. Elle vit aussi qu'Eunice avait recommandé une vasectomie pour Homer, qui avait refusé.

Sa lampe à pétrole à la main, Homer attendait sous le porche. Matilda profita de ce moment-là pour demander dans un murmure :

— Pour Benjy, ce sera pareil que pour notre petite Kate ?

— J'en ai peur.

— C'est dommage. Il est si gentil, plus gentil que les autres. Vous ne le direz pas à son père ? Il prend ça tellement à cœur.

— Non, je ne le lui dirai pas.

A cause de l'obscurité et parce qu'elle ne connaissait pas la route, le retour à Wildwood lui parut plus long que l'aller. Ou était-ce parce qu'elle pensait aux Torrence ?

Pauvre Benjy, né pour souffrir et mourir jeune. Et sa mère, Matilda ! Elle se débattait pour que sa famille reste propre et décemment nourrie, malgré les privations, tout en cherchant à soutenir le moral de son mari. Et Torrence ? Un homme fier qui s'efforçait de subvenir aux besoins des siens, dans un monde qui faisait tout pour l'en empêcher ; un homme tourmenté aussi par le fait que c'était son sang qui était responsable de la maladie de son pauvre Benjy, lui qui n'avait sûrement jamais même entendu le mot *génétique.* Et pourtant avec quelle tendresse il avait pris Benjy dans ses bras pour le caresser ! Kate n'avait jamais vu un père montrer plus d'amour à son fils.

Il y avait aussi la petite Eloïse — baptisée d'après une princesse de conte de fées. Avec ses cheveux dorés, son petit visage pâle aux traits délicats, elle paraissait plutôt une invention d'un artiste qu'une créature réelle. Dans ses yeux bleu pâle se lisait une imagination qui luttait pour se manifester. Ses touchants efforts d'écriture révélaient, dans le parler des gens de la montagne, une sensibilité qui dépassait de loin les possibilités limitées de son vocabulaire.

La laisser grandir à l'image de sa mère reviendrait à gâcher une vie humaine. Et c'est pourtant ce qui risquait de lui arriver si aucune chance ne lui était donnée.

Lorsqu'elle arriva à Wildwood, Kate avait décidé qu'il fallait faire quelque chose pour cette petite fille.

14

Le lendemain matin au petit déjeuner, Kate passa en revue avec Léona Owens la longue liste des patients qu'elle aurait à voir dans la journée. Pour lui faciliter le contact, Léona donna d'utiles détails sur chacun. Lorsque Kate mentionna le nom de Will Spencer, Léona ouvrit la bouche pour faire une remarque mais elle se ravisa. Kate en conclut qu'il lui faudrait ouvrir l'œil.

Tout en conduisant sur l'étroite route goudronnée, elle se récitait son bréviaire d'auxiliaire de médecine familiale. Crier le nom de loin, avant d'approcher d'une maison. Appeler les gens par leur prénom. Ne jamais avoir l'air de fureter. Ne jamais paraître surprise. Ne jamais sembler désapprouver leur conduite. Et ne jamais faire ou dire quelque chose qui puisse leur donner l'impression qu'on ne les croit pas : elle n'oublierait jamais la réaction de la veuve Persons quand celle-ci avait deviné que Kate la soupçonnait de tricher à propos de son régime.

Elle avait fini de réviser ses recommandations lorsqu'elle arriva à la maison des Redmond. La visite se passa très bien : la grand-mère, la mère, les trois petits enfants — deux garçons et une fille —, tous se laissèrent examiner sans difficulté. En comparant ses notes avec celles d'Eunice Samuels, Kate vit que leur santé se maintenait ; mais elle ne put examiner le père, parti chercher du travail dans les mines de charbon d'un autre comté.

Après les Redmond, ce fut le tour des Clinton, puis celui des Martin ; là, on l'invita à déjeuner. Elle goûta de l'ours pour la première fois de sa vie ; c'était insolite, mais pas aussi déplaisant qu'elle l'avait craint. Des biscuits frais sortis du four, du café au lait doux et une tarte aux pêches composaient le reste du repas, des plus satisfaisants. Kate remercia les Martin avec effusion et s'en alla chez Will Spencer.

La maison de Spencer était plus éloignée de la route goudronnée qu'aucune autre. Après avoir laissé sa Jeep au bout d'un chemin de terre, Kate dut encore monter sur quelques dizaines de mètres avant d'atteindre une cabane qui disparaissait derrière un mur de broussailles.

— Spencer ? Will Spencer ? appela-t-elle en se tenant à bonne distance du seuil.

Comme elle ne voyait venir personne, elle appela de nouveau :

— Will Spencer ? Je suis Kate Kincaid, infirmière à Wildwood !

Elle était sur le point de renoncer et de repartir quand la porte s'ouvrit. Un homme apparut. La première chose que Kate remarqua fut la masse de cheveux blancs qui surmontait le visage haut en couleur. Il portait de petites lunettes de lecture cerclées de métal, perchées sur le bout de son nez. Kate le reconnut : c'était l'homme avec qui Mrs Russel avait dansé le soir du 4 Juillet. Il avait quelque chose à la main et elle crut d'abord qu'il s'agissait d'un bâton. Comme Spencer lui faisait signe d'approcher, elle se rendit compte que ce n'était qu'un simple instrument en bois, probablement une flûte.

— Miss Kincaid, l'infirmière ? demanda-t-il. Et où est ma bonne amie Eunice ?

— Malheureusement, elle est souffrante.

— Ce n'est pas sérieux, j'espère, dit Spencer, l'air très ennuyé.

— On ne sait pas encore.

— Ah ! soupira-t-il avec tristesse.

Kate était certaine d'une chose : Spencer n'était pas de la montagne. Sa diction et sa prononciation témoignaient d'une bonne éducation. Mais alors, que faisait-il dans cette cabane isolée ?

Il la fit entrer dans la cuisine de sa petite maison. Elle déposa ses sacoches sur la table et consulta le dossier de son patient. La seule remarque de quelque importance qui y figurait, c'était qu'Eunice suspectait une faiblesse cardiaque due à un rétrécissement mitral. Ce n'était pas sérieux, mais Spencer était sujet à de brèves syncopes à l'occasion desquelles il risquait de se blesser en tombant. Ce n'était pas audible au stéthoscope, aussi Kate décida-t-elle de rechercher s'il n'avait pas de contusions à la tête, à la poitrine, aux bras ou aux jambes.

— Vous me connaissez par cœur, maintenant ? demanda-t-il lorsqu'elle reposa le dossier sur la table.

— Je vous connais comme on peut connaître un dossier, rectifia Kate en souriant. Alors, vous êtes-vous évanoui ces derniers temps ?

— Vous voulez savoir si j'ai eu des syncopes ?

Le mot syncope surpit Kate : c'était un terme de médecine rarement employé par les profanes.

— Oui, dit-elle. Etes-vous tombé en syncope ?

— Non, pas une seule fois, répondit Spencer.

D'un air malicieux, il la regardait poursuivre ses examens et demandait de temps en temps :

— Eh bien ?

— Pour l'instant, ça va.

— Pas de commentaire sur le bleu que j'ai au côté gauche ?

— Puisque vous m'avez dit n'avoir pas eu de syncope...

— Mais j'aurais pu en passer une sous silence, fit-il remarquer, et ce bleu serait révélateur. Toutefois il serait trompeur aussi, puisque je me le suis fait en me cognant accidentellement dans la porte alors que je transportais des bûches pour mon feu.

Elle fit son examen stéthoscopique : rien à la poitrine, bons battements de cœur. Puis elle observa attentivement le fond de l'œil pour y déceler d'éventuelles anomalies mais n'en trouva pas. Enfin elle prit sa tension qui s'avéra élevée, même si l'on tenait compte de son âge.

— Vous avez pris vos comprimés de potasse ?

— Oui et mes autres médicaments aussi. En fait, j'en prends tellement maintenant que souvent je me demande comment j'ai pu m'en passer pendant d'aussi longues années.

Kate ne put plus contrôler sa curiosité :

— Mr Spencer, il faudra que vous m'expliquiez pourquoi vous êtes ici, puisque vous n'êtes manifestement pas du pays.

— Donnant, donnant, sourit Spencer. Je vous dirai la raison de ma présence, si vous me dites la vôtre.

— Je suis ici comme infirmière, pour donner des soins. Quant à ma vie personnelle, je ne vois pas quel intérêt elle peut présenter pour vous.

— Mais la mienne en a pour vous ? contra Spencer.

— C'est vous le patient, dit Kate. Ce que vous avez fait, vos antécédents, tout doit figurer dans votre dossier.

Spencer se mit à rire :

— C'est bon, mais prenons d'abord une tasse de café.

Le café servi, il s'amadoua :

— Je m'excuse, ma chère, je n'aurais pas dû, mais la vie manque d'imprévu par ici. J'aime beaucoup ces gens. Cela me fait plaisir de les écouter parler, d'entendre leurs chansons, leur folklore. Seulement, si cela me donne des satisfactions professionnelles, ça ne meuble pas beaucoup ma solitude qui est très grande depuis que Claire est morte, voilà déjà longtemps. Alors, chaque fois qu'Eunice montait ici me voir, cela rompait plaisamment la monotonie de mon existence et nous bavardions de tout un tas de choses.

» Et puis aujourd'hui, c'est vous qui êtes arrivée. A vrai dire, j'ai été déçu. Je me suis dit : " Tu vas être privé de l'une des agréables visites d'Eunice ; je me demande comment va être celle-ci. " Vous étiez tellement sérieuse, tellement efficace que je me suis dit que j'allais m'amuser un peu à vos dépens. Mais vous n'avez pas joué le jeu : vous étiez trop efficace, trop professionnelle. Un peu plus de café ? »

Il prit la cafetière en émail bleu, trop brillante pour avoir servi souvent. Elle était comme Spencer : elle ne semblait pas avoir sa place parmi ces montagnes éternelles.

Après avoir bu encore quelques gorgées de café, Kate demanda :

— Alors, vous racontez maintenant ?

— Vous d'abord, dit-il, toujours souriant.

Kate lui raconta brièvement son passé et ce qui l'avait amenée dans les montagnes.

Lorsqu'elle eut fini, il dit :

— Mon histoire est très simple : j'ai été professeur d'anglais pendant près de trente-sept ans et j'enseignais aussi les différents dialectes américains. Lorsque ma femme est morte soudainement et que je me suis retrouvé seul, il m'a semblé très tentant de venir m'installer ici.

— Pas d'enfant ? demanda Kate.

— Des enfants et des petits-enfants, mais il n'y a plus de vraie famille de nos jours, depuis les voyages en avion. J'avais une famille quand j'étais petit : un grand-père et une grand-mère. Ils habitaient tout près de chez nous, là-bas dans l'Ohio. Et quand Papy est mort, c'est tout naturellement que grand-mère a emménagé chez nous. A notre époque, il n'y a pas de place pour les grands-mères ou les grands-pères. Notez bien, mon enfant, que je n'ai aucune envie de me retrouver à la charge de quelqu'un : avec mes économies, mes placements et ma retraite de prof, j'ai de quoi vivre largement plusieurs existences. C'est seulement qu'il n'y avait pas de place pour moi. Et puis, de toute façon, je ne voulais pas vivre en Californie du sud. Je suis un gars de l'Ohio, j'y suis né et j'y ai grandi. J'aime que l'hiver soit froid, l'automne vivifiant, le printemps bien vert et les étés très chauds. Même s'ils avaient pu me loger, je n'aurais pas été heureux avec eux. Alors j'ai réfléchi, tout seul et avec Claire : bien qu'elle ne soit plus là, je discute toujours de tout avec elle. — Il eut un petit rire. — Vous avez peut-être envie de mettre ça dans mon dossier ? Vous voulez peut-être noter que l'hypertension m'a ramolli le cerveau ? En tout cas, j'ai discuté avec Claire et elle m'a fait une suggestion : « Will, tu as enseigné les dialectes locaux, les accents et la musique pendant si longtemps ; pourquoi n'irais-tu pas faire un peu de recherche nouvelle, pendant que tout ça existe encore ? » C'est pour ça que je suis ici depuis dix-huit mois, et comme c'est à Wildwood qu'on dispense les meilleurs soins des environs, je me suis mis entre vos mains miséricordieuses. Comme j'ai les moyens de payer, ou plus exactement comme le gouvernement accepte aimablement de payer pour moi vu mon grand âge, j'ai droit à ces agréables visites. De temps en temps je descends à Adelphi pour me faire ausculter. J'ai un peu l'impression d'offrir mon corps à la science.

Ils partirent tous deux dans un éclat de rire.

— Maintenant, si vous avez fini de m'examiner sous toutes les coutures, il va falloir que je m'en aille. J'ai promis d'être tôt ce soir à l'église. Pour la messe du jour. On m'a dit qu'il y aurait plus de serpents que jamais.

Kate, qui était en train de ranger son matériel dans ses sacoches, releva vivement la tête :

— De serpents, avez-vous dit ?

— Vous n'êtes pas au courant ?

— On m'a conseillé de prendre garde aux serpents à sonnettes avant de m'engager dans un sentier, c'est tout.

— On ne vous a rien dit d'autre ? Et vous n'en avez pas vu un seul, en bas, à l'hôpital ?

Kate avait supporté la vue du sang au cours des opérations les plus compliquées sans jamais se trouver mal, mais la seule évocation des serpents à sonnettes lui faisait peur.

— Vous voulez dire qu'on en voit même dans les endroits habités, comme Adelphi ?

— Bien sûr que non, dit Spencer, mais il y a ici des sectes religieuses pour qui la manipulation des crotales fait partie du culte.

— C'est impossible, s'insurgea Kate. Quand je faisais de l'Histoire ancienne, au collège, on m'a appris que les Egyptiens et certains Grecs adoraient les serpents sacrés. C'est d'ailleurs pourquoi il y en a un sur le caducée des médecins. Mais ici, de nos jours ? Vous essayez de me faire marcher.

— Oh ! mais pas du tout. Nous avons deux églises où les fidèles manient des serpents pour prouver qu'ils ont la foi.

— C'est dément, s'exclama Kate.

— Pour vous et pour moi peut-être. Mais cela ne l'est pas pour les membres de la secte de la Pentecôte.

— Vous avez déjà assisté à une messe de ce genre ?

— Une fois. C'était terrifiant mais fascinant : ces hommes tripotent ces reptiles mortellement dangereux avec une foi absolue. Ils proclament que c'est leur foi qui les protège. Aimeriez-vous assister à ce spectacle ?

L'idée même la faisait frémir d'horreur. Mais comme à son habitude, elle voulut relever le défi.

— Bien sûr, pourquoi pas ?

Pendant qu'ils roulaient vers l'église, Kate ne put s'empêcher de demander :

— Il n'y en a jamais qui se font mordre ?

— Cela arrive, dit Spencer.

— Et s'ils en meurent ?

— Ils ont une explication, comme tous les fanatiques religieux. Ils disent seulement : « Sa foi n'était pas assez forte. »

Ils restèrent silencieux jusqu'au moment où Spencer dit :

— C'est là, en haut sur la droite. Et tâchez de ne pas vous faire voir. Normalement, ils n'admettent pas de femmes en pantalon dans l'église.

Le temple de la Pentecôte du Rédempteur était un petit bâtiment de bois. Bien que vieux de plus d'un siècle, sa peinture blanche était fraîche, il était bien entretenu et en bon état.

Plus de trente voitures étaient rangées en bon ordre sur le parking aménagé devant le temple, où les gens entraient en foule. Le temps que Kate se gare et arrive avec Spencer à la porte du bâtiment, il n'y avait plus de places assises : ils durent se tenir debout contre le mur du fond. L'office n'avait pas encore commencé, mais l'assistance était silencieuse et patiente.

Il y avait de nombreux enfants. La plupart des femmes portaient des bonnets à brides à la mode de l'ancien temps.

Il y eut soudain un brouhaha à l'extérieur. Des pas pesants se firent entendre sous le porche et la porte fut ouverte à deux battants. En se tournant pour voir ce qui se passait, Kate se trouva face à trois hommes grisonnants et barbus dont l'un était vêtu de noir à la façon des gens d'église ; ses yeux brûlaient d'un feu intérieur, comme ceux des prophètes d'autrefois. Celui qui était au milieu portait sur l'épaule un grand sac de jute rebondi ; lorsqu'il passa près de Kate, celle-ci put entendre des sifflements et des cascabelles [1] : des crotales vivants. Elle eut un mouvement de recul instinctif qui n'échappa pas à Spencer : il lui prit la main pour la rassurer.

Les trois hommes descendirent la courte et étroite allée centrale. Lorsqu'ils arrivèrent à l'autel, qui n'était en fait qu'une estrade dotée d'un petit pupitre, l'homme balança par-dessus son épaule le sac qui fit un bruit sourd en atterrissant. Le sac s'anima sous l'emprise de la masse qui se contorsionnait à l'intérieur.

L'un des trois hommes, le pasteur de la paroisse, prit place devant le pupitre. Il entonna un hymne que les fidèles reprirent en chœur. Kate se joignit au chant, jusqu'au

1. Cascabelles : bruit caractéristique que produit avec sa queue le serpent à sonnettes.

moment où elle se dit : « Je ne suis pas comme ces gens-là. Ils n'ont rien de chrétien. » Et elle se tut en attendant la suite.

L'hymne terminé, le pasteur étendit les bras, les paumes de ses mains tournées vers le sol et, les yeux clos, bénit ses ouailles.

— Dieu, ô mon Dieu, Seigneur de ces lieux, ceux qui sont ici, ces fidèles parmi les fidèles, sont réunis pour que Tu leur donnes à nouveau Ta bénédiction. Pour que Tu récompenses ceux qui ont la foi, comme Tu as récompensé Ton serviteur Daniel, que Tu as arraché à la mort quand il priait dans la fosse aux lions. Sois indulgent aussi pour Ton serviteur ici présent, Josiah Blendsoe, qui va nous donner un témoignage de la foi qu'il a en Toi.

Le prêtre ouvrit les yeux et regarda l'homme qui avait apporté le sac de serpents. Blendsoe ouvrit le sac et plongea sa main à l'intérieur ; lorsqu'il la ressortit, il tenait un serpent à sonnettes dont Kate évalua la longueur à un mètre environ. Le crotale se tortilla et se débattit, cherchant à mordre celui qui le tourmentait. Mais Blendsoe le tenait fermement d'une main par la tête, de l'autre par le bout de la queue. Il brandit le dangereux reptile très haut au-dessus de sa tête en criant :

— Gloire à Dieu et à Son Saint Fils. Je défie le mal où qu'il se trouve : ma foi suffit à me protéger.

Des clameurs s'élevèrent dans l'assistance qui criait :

— Amen ! Gloire à Dieu !

Le serpent continuait à se tordre entre les mains solides qui le tenaient, mais sans arriver à se libérer. Pendant ce temps-là, aux pieds de l'homme, le sac était de plus en plus agité par les autres reptiles que l'on devait utiliser au cours du même office et qui cherchaient à s'échapper.

Tout en continuant à regarder, Kate regretta l'élan qui l'avait poussée à venir assister à ce spectacle. Elle se pressait contre le mur, plus par dégoût que par peur.

— Voulez-vous partir ? chuchota Spencer.

Bien que tentée de s'en aller et craignant de vomir si elle restait, Kate secoua la tête, décidée à tout voir. A ce moment précis, la tête d'un serpent émergea brusquement du sac. Le crotale commença à sortir et un frémissement d'inquiétude parcourut l'assistance. Déconcentré, Blendsoe, qui se trouvait très près du reptile en train de s'échapper, relâcha sa prise sur le serpent qu'il tenait au-dessus de sa tête. Le crotale en profita pour frapper et enfoncer ses crochets dans le biceps de l'homme.

Le prêtre se précipita pour arracher le reptile du bras de Blendsoe. Le troisième homme captura le serpent qui s'enfuyait. Mais la panique régnait parmi les fidèles qui cherchaient à fuir par l'unique petite porte de sortie. Kate et Spencer restèrent appuyés au mur du fond jusqu'à ce que l'église fût vide. Puis Kate cria :

— Mettez-le dans ma jeep ! Nous allons le descendre à Wildwood !

Au lieu d'obéir tout de suite, le pasteur s'avança à mi-chemin dans l'allée centrale et demanda :

— Qui es-tu, femme ? Nous ne t'avons jamais vue ici.

— Je suis Kate Kincaid, je remplace Eunice Samuels qui est malade. Vous feriez mieux de l'amener ! Nous n'avons pas de temps à perdre !

— Nous ne te connaissons pas, insista l'homme.

— Même si vous ne me connaissez pas, vous connaissez Léona Owens. C'est elle qui va prendre soin de lui. Mais il faut faire vite, le temps presse !

— Léona, hein ? Nous la connaissons, admit le pasteur. Il fit signe à son ami. Ensemble, ils portèrent Blendsoe jusqu'à une voiture, et ils suivirent Kate et Spencer à Wildwood.

***

En arrivant, Kate écrasa la pédale de frein de la jeep, monta d'un bond les trois marches de l'entrée, en criant :

— Léona ! Une morsure de serpent ! Léona !

Comme personne ne répondait, elle se précipita dans le bâtiment, qu'elle trouva vide, Léona n'était pas là ; la secrétaire, Eva, non plus. L'endroit était désert. Elle courut dans le petit bureau de Léona Owens ; là, sur un panneau de liège, une note était épinglée : « J'emmène une patiente sur le point d'accoucher à l'hôpital. Essaierai d'être de retour avant la nuit. Léona. »

Entre-temps, le pasteur et son compagnon avaient porté Blendsoe dans l'infirmerie. Faute d'un garrot, Blendsoe serrait si fort son biceps droit de la main gauche que le sang ne circulait plus dans le bras. Son visage était d'une pâleur mortelle. Il transpirait à grosses gouttes. Des traces de vomi maculaient son menton. Kate se rappela une leçon du premier trimestre : les symptômes de morsure de serpent sont la douleur, des nausées, des vomissements et une transpiration abondante. Tous ces signes étaient présents chez Blendsoe. Il n'y avait pas une minute à perdre.

— Posez-le, dit-elle.

Ils le déposèrent sur la table d'examen. Elle déchira la manche droite de sa chemise jusqu'à l'épaule, pour découvrir l'endroit de la morsure : les marques de crochet étaient bien là. Elle prit sa tension : basse.

— Y a-t-il un docteur ? haleta-t-il.

— J'ai bien peur que non, dit Kate.

— Vous avez parlé de Léona. Il nous faut Léona, dit-il en grimaçant de douleur.

— Léona est descendue à l'hôpital avec une malade. Il faut donc que vous me fassiez confiance, même si vous ne me connaissez pas. Allongez-vous et ne bougez pas. N'ayez pas peur, je ne vous laisserai pas mourir, ajouta-t-elle avec énergie, consciente que la panique était à ce stade aussi dangereuse que le venin.

La morsure remontait à plus d'une demi-heure : une incision et une tentative d'extraction du venin par succion étaient donc inutiles. Kate mit immédiatement le patient sous perfusion. Puis elle examina la morsure : le bras était nettement gonflé aux alentours des traces de crochet, ce qui signifiait danger immédiat et urgence.

Il fallait entreprendre le traitement sans plus tarder. Kate déverrouilla l'armoire à pharmacie, trouva la trousse anti-venin et lut hâtivement les indications fournies pour l'administration du vaccin. Pendant tout ce temps-là, son patient murmurait :

— C'est la première fois... c'est la toute première fois que cela arrive.

Une remarque désobligeante lui vint aux lèvres, mais elle s'abstint : elle n'était pas chargée de son instruction religieuse.

La piqûre faite, elle mit Blendsoe au lit, lui épongea le front et s'aperçut qu'il ne transpirait plus autant. Il avait l'air moins paniqué. Sa tension artérielle avait cessé de baisser mais elle était cependant encore très loin d'être normale. Il faudrait que Kate veille à son chevet toute la nuit.

Elle voulut renvoyer les amis de Blendsoe. Mais ils n'avaient pas l'air disposés à confier celui-ci aux soins d'une femme qu'ils considéraient comme une étrangère. Ils n'acceptèrent de partir que lorsque Will Spencer les eut rassurés.

Après leur départ, Kate explosa :

— C'est insensé, ils le laissent manipuler des serpents venimeux et ensuite, ils refusent de me le confier sous prétexte que je suis « d'ailleurs ». C'est bien ça, n'est-ce pas : « d'ailleurs » ?

— Oui, oui, c'est ça, dit Spencer. Mais il ne faut pas les juger trop mal. Après tout, ce ne sont pas eux qui ont envahi votre univers, c'est vous qui avez envahi le leur.

Kate finit par se calmer un peu :

— Oui, c'est possible.

— Leur culture est différente de la nôtre. Vous et moi, l'infirmière et le professeur, nous pouvons nous mêler à eux mais nous ne pourrons jamais faire partie de leur monde. Et rappelez-vous toujours que ce sont des gens fiers, peut-être les plus fiers que vous rencontrerez jamais.

— Jusqu'où va leur fierté ? Jusqu'à mentir pour cacher leurs faiblesses ? demanda Kate, caustique.

— Ils n'ont pas l'habitude de mentir. Pourquoi me demandez-vous cela ?

Kate lui raconta l'incident avec Mrs Persons :

— Mes tests étaient formels : son taux de sucre avait augmenté de façon marquante. Et pourtant elle n'a cessé d'affirmer qu'elle suivait scrupuleusement son régime.

— Si elle l'a dit, alors croyez-moi, c'est ce qu'elle a fait.

— Quelle autre explication, dans ce cas ?

— Je l'ignore. Mais il y a une chose que je sais : s'ils ne veulent pas suivre vos instructions, ils vous le diront, bien en face et sans mentir.

Blendsoe avait un sommeil agité, mais il réagissait bien au vaccin. Il ne transpirait plus et sa tension remontait, lentement mais de façon encourageante. Kate continua à le veiller, tout en réfléchissant au mystère du taux de sucre de Mrs Persons.

A l'aube, elle avait décidé qu'elle s'emploierait à le résoudre dès le retour de Léona Owens.

Elle prit sa voiture et se rendit à l'hôpital, à Adelphi. Elle y trouva Ray Boyd, qui travaillait dans son bureau en attendant le début de la consultation de pédiatrie. Elle lui expliqua le problème de Mrs Persons et lui demanda son avis. Il eut un fin sourire.

— Ray, est-ce qu'il y a quelque chose de bizarre dans ce cas ? Quelque chose qui m'échappe ?

— Non, répliqua Boyd, mais c'est agréable de savoir que de temps en temps vous avez besoin de consulter quelqu'un.

— Ce qui veut dire ? fit Kate en rougissant de dépit.

— Ce qui veut dire ? Sœur Ellen demande qu'on l'aide. Emily McClendon demande qu'on l'aide. Il n'y avait que vous pour penser que l'on peut tout faire tout seul. Détendez-vous, Kate, détendez-vous. Admettez qu'il vous arrive de ne pas être parfaite, lui dit-il avec gentillesse. Cela nous arrive à tous.

— En ce qui concerne Mrs Persons, dit Kate, pour ramener la discussion à ce qui la préoccupait, c'est...

— En ce qui concerne Mrs Persons, Spencer a raison. Ces gens-là sont sincères. Quelquefois jusqu'à la brutalité : s'ils en ont envie, ils vous insultent carrément. Alors si elle ne ment pas, qu'est-ce qui fait augmenter son diabète ? Ce doit être quelque chose dont elle ne se rend même pas compte. Nous nous trouvons donc dans une de ces circonstances où l'auxiliaire médicale et familiale doit se transformer en détective. Hildy a changé quelque chose dans son mode de vie ; si vous trouvez ce que c'est, vous tiendrez votre réponse.

La matinée était fraîche, mais ensoleillée. Au volant de sa jeep, Kate cahotait au gré des ornières et des pierres.

Elle atteignit le pied de la colline, descendit, mit les sacoches sur son épaule, s'engagea sur le sentier et appela :

— Hildy ! C'est moi, Kate, l'infirmière de Wildwood.

Hildy Persons sortit sur son perron où elle prit une attitude ferme et peu amène, puis cracha un jet provocateur de jus de chique en direction de Kate.

— Et qu'est-ce qui vous amène aujourd'hui ? Vous voulez encore m'accuser ?

— Je veux seulement vous parler, Hildy.

— Vu qu'vous m'avez traitée ouvertement de menteuse,

c'est pas la peine de m'appeler Hildy. « Mrs Persons » fera l'affaire.

— Très bien, Mrs Persons, dit Kate. Puis-je monter ?

La femme réfléchit, les sourcils froncés.

— Montez.

Kate gravit le sentier, suivie dans son ascension par le regard implacable de sa patiente.

— Je voudrais que nous reparlions de votre régime, de ce que vous mangez, commença Kate.

La femme l'interrompit :

— On en a déjà causé.

— Je voudrais qu'on en parle, juste pour le cas où quelque chose m'aurait échappé.

— Y'a rien qui vous a échappé, s'obstina la femme, toujours inflexible.

— Est-ce que je peux entrer et jeter un coup d'œil ?

— Si ça vous amuse, dit Mrs Persons, en crachant une nouvelle fois. — Elle précéda Kate vers la baraque. — Allez-y, allez-y, regardez, fouillez !

D'un air désapprobateur, elle surveilla Kate qui inspectait les casseroles sur la cuisinière, puis le vieux placard dans lequel Mrs Persons gardait certains aliments et finalement le très ancien réfrigérateur. Elle ne trouva strictement rien d'interdit par le régime prescrit à Mrs Persons. Peut-être celle-ci mangeait-elle trop ? C'était peu probable : bien que forte, elle n'était pas exagérément grosse. L'insuline alors ? Elle avait répété qu'elle prenait la dose recommandée, et Spencer, tout comme Boyd, disait que ces gens ne mentaient pas.

« Pourquoi, mais alors pourquoi ? » ne cessait de se demander Kate.

— Mrs Persons, avez-vous changé quelque chose dans votre manière de vivre, ces deux derniers mois ?

— Non, répliqua la femme. Et maintenant si vous avez fini... dit-elle en suggérant de façon peu équivoque qu'il était temps pour Kate de s'en aller.

Celle-ci était loin d'en avoir fini avec le problème, mais elle se dirigea néanmoins vers la porte qui était restée ouverte. Mrs Persons la suivit pour être bien sûre qu'elle partait vraiment.

— Ça s'rait bien si c'était Eunice qui venait la prochaine fois. Elle, au moins, elle croit ce qu'on lui dit.

— Je regrette... commença Kate.

Mais Mrs Persons mit fin à la conversation en crachant du jus de chique sur le perron. Kate prit le sentier pour descendre.

Une pensée lui vint soudain, au moment où elle grimpait dans sa jeep. D'un bon, elle sauta à terre et reprit une fois de plus le chemin de la cabane, sans se laisser intimider par Mrs Persons qui la fusillait du regard.

— Z'avez oublié quelque chose ? D'me traiter à nouveau de menteuse, par exemple ?

— Mrs Persons, depuis combien de temps chiquez-vous ?

— Depuis presque toujours.

— La même marque ?

— Le tabac c'est l'tabac.

— Ce que je veux savoir, c'est où l'achetez-vous ?

— Vous voulez savoir si je l'achète ou si je le vole ? demanda la femme, furieuse.

— Non. Je veux savoir si vous l'achetez toujours au même endroit.

— Mon p'tit-fils, Jeff, c'est lui qui l'achète. J'y demande pas où, tant qu'ma chique a bon goût et fait un peu oublier les soucis de la journée.

— C'est toujours Jeff qui l'achète pour vous ?

— Nenni ! Avant qu'son père fasse le conducteur de camion, c'était lui.

— Mais est-ce que c'est la même marque ?

— Ça ne vous regarde pas, mais la réponse est non. Pourquoi ?

Kate prit son temps pour formuler sa question avec diplomatie.

— Mrs Persons, est-ce que vous trouveriez que j'abuse si je vous demandais de me montrer la carotte de tabac dont vous vous servez en ce moment ?

— Y vous en faut des mots pour demander une chose aussi simple que d'voir quèqu'chose, dit Mrs Persons, soupçonneuse.

— Alors, je peux la voir ?

Mrs Persons pesa le pour et le contre et finit par fouiller dans la poche de son tablier d'où elle sortit une petite carotte de tabac brun qui portait encore des marques de dents.

Kate lut attentivement les mots imprimés sur l'étiquette.

Ingrédients : feuilles de tabac premier choix, mélasse, sel, agent conservateur.

Mélasse ! Le mot lui sauta aux yeux. Peu de produits sont plus riches en sucre. Hildy avait donc dit la vérité : elle suivait son régime, prenait son insuline et faisait bien tout ce qui lui avait été prescrit. Seulement, elle avait changé de marque de tabac à chiquer et celle-ci contenait de la mélasse.

— Mrs Persons, excusez-moi d'avoir douté de votre parole.

— C'est pas trop tôt, grogna la femme.

— Il faut maintenant que je modifie un peu votre prescription. Vous devez renoncer à cette marque de tabac. En fait, l'idéal serait que vous renonciez totalement à chiquer.

— Je n'peux pas.

— Vous ne *pouvez* pas ou vous ne *voulez* pas ? demanda Kate.

— Ça n'a pas d'importance, articula Mrs Persons, impassible.

— Alors, renoncez au moins à cette marque-là, insista Kate.

— Elle me plaît bien.

— Mais elle vous fait du mal.

— Elle a meilleur goût.

— Elle fait monter votre taux de sucre. Je vous invite fermement à l'abandonner et à reprendre votre ancienne marque.

— Non ! dit fermement la femme, décidée à mettre fin à la discussion.

Kate pensa : « Spencer avait raison : s'ils ne sont pas d'accord avec vous, ils ne se croient pas obligés de mentir. »

— Il va falloir forcer la dose d'insuline pour rétablir l'équilibre.

— Eh bien, forcez-la.

Kate Kincaid venait d'apprendre quelque chose de plus sur les montagnards : elle ajouta « obstinés » à « fiers et pas menteurs ».

Ce n'est qu'après la prise de sang, à laquelle Mrs Persons se soumit avec dignité, que Kate rendit les armes devant l'inflexibilité de sa patiente. Elle avait déjà scellé l'éprouvette quand Mrs Persons s'amadoua un peu :

— Vous pouvez de nouveau m'appeler Hildy, si ça vous fait plaisir.

Tout en conduisant vers Wildwood, Kate passait en revue les événements des dernières quarante-huit heures. Une précieuse leçon d'auxiliaire lui avait été donnée par Ray Boyd, qui méritait sa reconnaissance. Et puis, il y avait Mrs Persons et ses habitudes, son obstination, son esprit étroit. Une femme qui vivait à peu près comme ses ancêtres deux siècles auparavant. Et en bas, reposait le montagnard grisonnant qui cherchait à prouver la sincérité de sa foi primitive en manipulant des crotales à la morsure mortelle, comme si Dieu avait jamais exigé une pareille preuve.

Et dans ce milieu étrange évoluait une enfant comme Eloïse, une petite fille brillante, à l'intelligence étonnante, qui pourrait grandir et apporter sa contribution au monde extérieur, mais qui suivrait peut-être l'exemple de Mrs Persons, ou de cet illuminé qui avait risqué l'une de ces morts atroces imputables au fanatisme religieux.

On avait enseigné à Kate, à Ellen et à Emily qu'une auxiliaire était globalement responsable de la santé de chacun des membres de la famille.

Prenant une décision soudaine, Kate stoppa net, fit demi-tour et repartit pour Adelphi.

Déjà auxiliaire médicale, déjà détective de famille, elle deviendrait, s'il le fallait, conseillère en éducation familiale.

15

L'école municipale d'Adelphi était un bâtiment gris de forme bizarre. En entrant, Kate entendit au-dessus de sa tête le léger piétinement des enfants sur le plancher de la salle de gymnastique. On lui indiqua la classe de Willa Talmadge : elle trouva celle-ci en train de ranger les cartes de géographie qu'elle avait utilisées lors de son dernier cours. Elle était petite, brune, la cinquantaine. « On dirait un oiseau », se dit Kate.

— Miss Talmadge ?

— Oui, répondit-elle, en continuant à ranger ses rouleaux de cartes.

— Eloïse Torrence est dans votre classe ?

— Mais oui, dit Miss Talmadge, qui abandonna son travail pour accorder toute son attention à Kate.

— Je suis Kate Kincaid, de l'hôpital. En rendant visite à sa famille, j'ai fait la connaissance d'Eloïse. J'aimerais vous parler d'elle.

— Mais bien sûr ! Je crains que nous n'ayons point de chaises pour grandes personnes, dit Miss Talmadge en indiquant à Kate une place d'élève.

Kate se glissa sur un banc du premier rang.

— Alors, Eloïse ? C'est une enfant étrange, non pas étrange : inhabituelle. Elle est réservée, très sensible, et je me dis toujours qu'il faudrait que j'arrive à déchiffrer ce qu'il y a dans les recoins profonds de sa pensée. Mais elle vit dans un monde à elle.

— Avez-vous jamais songé à lui donner un enseignement différent de celui des autres ? lui demanda Kate.

— Oh ! bien souvent, mais vous savez, chère Miss Kincaid, cela pose des problèmes.

— Quels problèmes ?

— Eloïse n'est que l'une des trente-cinq élèves de mon cours préparatoire. Quelque envie que j'ai de le faire, je ne peux pas retirer du temps aux autres pour le lui consacrer, ce ne serait pas juste. Et puis... — Elle hésita, avant de continuer. — Il y a ceux qui sont pour l'enseignement, mais il y a aussi ceux qui sont contre. Certains voient les avantages économiques qu'il représente, alors que d'autres considèrent l'éducation comme une menace.

— Une menace ? dit Kate, sans comprendre.

— Les enfants qui ont reçu une formation poussée ont tendance à partir pour aller vivre ailleurs. L'éducation alors désagrège les familles qui constituent, ici, la base de la société. Celles-ci lui sont donc hostiles. Et je le sais mieux que personne.

— Et pourtant, vous continuez.

— Je fais ce que je peux, dit modestement Miss Talmadge. Malheureusement, dans un cas comme celui de la petite Eloïse, c'est loin d'être suffisant.

— Si seulement vous pouviez lui donner un peu plus de temps.

— Comment ? Quand ?

— L'après-midi, après l'école, suggéra Kate.

Miss Talmadge eut un sourire indulgent.

— Ma chère Miss Kincaid, les écoliers sont ramassés tous ensemble. Il n'y a aucun moyen pour un enfant de venir plus tôt ou de rester plus tard ; sauf pour ceux, assez rare, qui habitent Adelphi même.

— Miss Talmadge, si Eloïse pouvait arriver ici plus tôt et rester plus tard, seriez-vous disposée à lui consacrer du temps ? A la faire bénéficier de votre savoir ?

Les yeux des deux femmes se croisèrent : Kate appréciait la personnalité de Miss Talmadge, et Willa Talmadge comprenait ce que voulait dire Kate.

— Je serais ravie de pouvoir faire travailler Eloïse et de l'aider à faire autant de progrès que lui en permette sa petite intelligence vive et rapide, s'il est possible de s'organiser pour ça.

— Je vais m'en occuper, dit Kate. Du moment que je sais que vous êtes d'accord pour m'aider.

Elle se leva pour partir, mais Willa Talmadge sourit :

— Vous n'allez pas me poser la question ? dit-elle en regardant Kate avec bienveillance. Vous avez bien envie de savoir ce que je fais ici, n'est-ce pas ?

— Vous n'êtes pas de la montagne, c'est certain, mais je ne voulais pas être trop indiscrète.

— Vingt-sept ans, dit Willa Talmadge. Il y a vingt-sept ans que je suis ici. Parfois cela me plaît : les montagnes, leur caractère sauvage, leur côté éternel, et ces gens qui ne changent pas beaucoup plus que leurs montagnes. Pourtant, malgré l'immensité sauvage, les sommets majestueux et le ciel infini, cet endroit peut ressembler à une prison.

— Alors, pourquoi restez-vous ?

— Les gens d'ici m'ont acceptée lorsque personne ne voulait le faire. Ce n'est pas très facile à comprendre pour quelqu'un de votre génération. Mais, il y a vingt-sept ans, une simple allusion à la vie privée et amoureuse d'une enseignante choquait. Surtout s'il lui arrivait quelque chose d'aussi peu conventionnel que d'être enceinte...

Les yeux de Kate se fixèrent sur ceux de Miss Talmadge. Il y eut une soudaine compréhension entre elles.

— De nos jours, lorsqu'une institutrice célibataire est enceinte, cela peut causer de petits remous, mais elle finit par rester, continuer à en enseigner, et un jour l'agitation se calme. Il y a vingt-sept ans, l'opinion publique n'était guère plus libérale qu'au siècle dernier. La simple évocation, même fausse, d'un scandale auquel elle pouvait être mêlée suffisait pour faire renvoyer une institutrice de son école. Et pas seulement de cette école-là : elle ne pouvait en aucun cas obtenir le certificat qui lui aurait permis de trouver un autre emploi. Si elle était enceinte et pas mariée, elle se trouvait dans une situation intenable.

» Dans des endroits à l'écart, comme celui-ci, on pouvait accepter une femme précédée de cette réputation, parce qu'on avait besoin d'elle. Et puis, cela présentait un autre avantage pour moi.

— L'hôpital, les sages-femmes ? présuma Kate.

— Je peux me porter garante de leur savoir-faire et de leur gentillesse. J'ai accouché d'une petite fille en parfaite santé, Megan : trois kilos deux cents, et mignonne, très très mignonne.

— Où est-elle maintenant ? demanda Kate.

— Elle est professeur de philosophie dans un excellent petit collège de Nouvelle-Angleterre. Et grâce à elle, je suis deux fois grand-mère. Elle vous ressemble un peu, dit-elle, après avoir brièvement étudié Kate. Elle est petite, blonde comme son père. Et toujours mignonne ; sauf qu'aujourd'hui, à l'âge qu'elle a, je suppose qu'il vaut mieux dire belle ou jolie. Ses traits sont comme les vôtres, fermes et bien dessinés.

— Excusez-moi de vous demander cela, mais... commença Kate.

— Son père ? Il n'a jamais su, la devança Miss Talmadge.

— Vous ne lui avez jamais dit ? s'étonna Kate.

Willa Talmadge hocha légèrement la tête, avant d'avouer :

— J'y ai bien réfléchi à l'époque. Si je l'avais mis au courant, il aurait peut-être voulu m'épouser et j'aurais été tentée d'accepter cette solution de facilité. Je me suis demandé s'il était bien l'homme avec qui je voulais passer le reste de ma vie et je me suis rendu compte qu'une aventure c'est une chose, mais le mariage, la vie de couple, c'en est une autre. Alors, je ne lui ai jamais dit. J'ai découvert cet endroit, j'y suis venue, j'y ai enseigné, mon enfant y est née et j'ai continué à enseigner.

— En ce qui concerne votre fille, vous avez dû vous heurter au même problème que celui qui se pose actuellement au sujet de la petite Eloïse ?

— Je vous l'ai dit : le problème, c'est le temps. Pas le mien, celui de l'enfant.

— Et si cela pouvait s'arranger ?

— Je ne serais que trop heureuse de la faire travailler comme j'ai fait travailler Megan. Mais si nous allumons une flamme dans l'esprit d'Eloïse, il faut que nous soyons prêtes à aller jusqu'au bout avec elle. Pouvez-vous vous y engager ?

16

Kate arrêta la jeep au bord du sentier, en bas de la colline des Torrence.

— Il y a quelqu'un ? appela-t-elle.

La porte s'ouvrit, livrant passage à Matilda Torrence. Le petit Benjy s'accrochait à son peignoir. Il n'y avait pas trace d'Eloïse.

— Matilda ? C'est Kate, l'infirmière.

— Qu'est-ce que vous voulez ? cria Matilda Torrence, méfiante.

— Vous voir et bavarder un instant. Je peux monter ?

Mrs Torrence réfléchit un moment.

— Eh bien, puisque vous êtes là, montez. — L'inquiétude se lisait sur son visage. — Il y a quelque chose qui ne va pas ?

— C'est une simple visite. J'ai apporté quelque chose pour les enfants, dit Kate, en montrant les deux petits cadeaux achetés à Adelphi.

— Et pourquoi qu'vous feriez ça ?

— Pour leur faire plaisir, dit Kate qui cherchait Eloïse des yeux. Je peux donner ça à Benjy ?

— Si ça lui fait plaisir.

Kate donna le paquet enveloppé de papier de couleurs vives au garçonnet qui l'attrapa à deux mains. Il chercha à défaire l'emballage, mais n'y arriva pas. Kate s'agenouilla à côté de lui et l'aida à enlever le papier. Elle lui avait apporté un chien en bois, un jouet à traîner, gaiement décoré, et elle lui montra comment le faire fonctionner. Le visage de

Benjy s'illumina de joie. Il se laissa tomber au sol et poussa le petit chien, tout en observant ses mouvements.

— Chien, s'esclaffa-t-il. Chien.

Le plaisir de son petit garçon amena un sourire sur les lèvres de Mrs Torrence.

— Et j'ai aussi pensé à Eloïse, dit Kate.

— L'est pas là, dit la mère.

— Comment, elle n'est pas là ?

— Elle s'est ensauvée, dit Matilda, justifiant ainsi son attitude.

— Pourquoi ? demanda Kate, inquiète à son tour.

— Elle est toujours en dispute avec son père. Des fois elle me cause du souci. Benjy est bizarre à sa manière, mais elle aussi. Elle part toujours en secret, au lieu d'aller aux corvées.

— Aux corvées ?

— Faut bien que quelqu'un donne à manger aux poules, ramasse les œufs et soigne le cochon. Sinon, nous n'avons plus qu'à mourir de faim. Et ça, c'est du travail de femme, que toutes les jeunesses qui veulent devenir de bonnes épouses font bien d'apprendre. Elle, elle ne veut pas. Et son père y veut qu'ça soit comme ça. Alors, elle s'ensauve.

— Et elle « s'ensauve » souvent ? demanda Kate.

— Plus souvent qu'à son tour, mais elle va revenir. Quand la nuit tombe et qu'il commence à faire froid, elle revient. Elle revient affamée. — Sa voix baissa d'un ton. — Faut qu'j'y donne à manger en secret, à cause que son père veut pas qu'on la nourrisse quand elle s'est ensauvée.

— Je la verrai, si j'attends ?

— Elle reviendra, elle reviendra, répéta tristement la femme, comme si ce retour devait poser de nouveaux problèmes. Entrez, asseyez-vous un instant, pendant qu'j'prépare le souper.

Kate entra dans la petite maison et se rendit compte que Mrs Torrence grattait le plancher lorsqu'elle était arrivée. Le seau était resté au milieu et la pièce sentait fort le savon noir de fabrication artisanale.

— S'cusez-moi, dit la femme, qui se mit à genoux et recommença à frotter.

Kate remarqua que, malgré ses mains rougies et rendues rêches par le savon, ce travail n'avait pas l'air de la rebuter : elle le considérait inévitable. Matilda Torrence frottait le parquet en silence, en écartant parfois d'un revers de main son petit garçon qui traînait son nouveau jouet. Soudain, elle leva les yeux et demanda anxieusement :

— Et pourquoi vous venez demander Eloïse ?

— C'est une enfant intelligente et agréable. Je voulais lui faire ce petit cadeau, car je l'aime bien.

— C'est quoi ? demanda la femme, en regardant avec inquiétude le paquet que Kate tenait à la main.

— J'ai pensé qu'un livre lui ferait plaisir.

— L'école vient seulement de recommencer et elle a déjà terminé les bouquins qu'on y a donné.

— Je crois que celui-ci lui plaira mieux que les livres de classe.

— C'est bien possible, avec sa manie de lire tout le temps.

Matilda posa la serpillière et se leva. Kate remarqua qu'à vingt-neuf ans, les mouvements de Mrs Torrence étaient ceux d'une femme arthritique du double de son âge. Elle attira Kate vers elle, pour lui confier :

— Des fois, elle se cache dans la chambre, là, et elle écrit. Plus d'une fois j'm'y ai glissé, pendant qu'elle était pas là. J'lis pas bien, mais un peu quand même : c'est bizarre, très bizarre, c'qu'elle écrit. Chaque fois j'me dis que j'vais pas en lire plus. Mais j'peux pas résister, j'peux vraiment pas, alors j'lis.

— Matilda, n'avez-vous jamais pensé que vous aviez une fille très douée ? demanda-t-elle. — Voyant que la femme ne la suivait pas, elle ajouta. — Eloïse est très brillante, très éveillée.

— Ça va pas trop mal à c't'école, admit Mrs Torrence.

— Si on lui en donne la possibilité, elle peut faire beaucoup mieux que ça, expliqua Kate. Elle est trop intelligente pour perdre son temps à faire des corvées.

— Oh ! les corvées, faut qu'elle les fasse. Son père n'accepte pas les simagrées, ni les miennes, ni les siennes.

— Matilda, je veux que vous m'aidiez à convaincre votre mari de laisser Eloïse faire des études supplémentaires à la ville et même peut-être un jour dans la grande ville.

— La grande ville ? Nous n'y sommes plus allés, plus depuis le jour où nous y avons mené la petite Kate qu'était malade à mourir. Ils l'ont pas beaucoup aidée, vu que plus tard elle est morte quand même. Depuis c'temps-là, mon bonhomme il est point d'accord pour qu'on aille en ville, pour un oui ou pour un non.

— Je vais lui parler, dit Kate avec détermination.

— Non, il va piquer une de ses rages, comme d'habitude, la mit en garde Mrs Torrence. Vaut p'têt' mieux que vous partiez sans voir Eloïse. Vaut p't'êt' mieux remporter son cadeau et çui d'Benjy aussi. J'f'rais comme si vous auriez pas v'nu.

— Benjy ne mérite pas ça, dit Kate. Et vous ne pouvez pas m'empêcher d'attendre Eloïse, même s'il faut que je reste en bas, près du sentier.

— Espérons qu'il ne vous verra pas.

Kate laissa Matilda à son plancher et descendit le sentier jusqu'à la jeep : Eloïse était assise au volant, faisant semblant de conduire. Sans se faire voir, Kate écouta l'enfant qui improvisait :

— Nous prenons le virage plus vite que le vent ne souffle, tacatac-tacatac par-dessus les trous et les ornières, à travers le vallon. Et maintenant nous quittons le vallon et nous grimpons dans les montagnes, jusqu'au ciel. Et nous nous envolons comme les avions, en laissant de longues traînées blanches derrière nous, de longues traînées blanches...

Dès que l'enfant décela la présence de Kate, elle se recroquevilla derrière le volant, en essayant de se disculper :

— J'ai rien fait. J'voulais rien faire de mal.

Kate s'approcha et l'enfant se mit à trembler.

— Il ne faut pas avoir peur, Eloïse.

Elle lui tendit son cadeau. L'enfant la regarda avec méfiance, cette méfiance des montagnards envers ce qu'ils ne connaissent pas. La curiosité agrandit ses yeux couleur de porcelaine, mais elle demeura immobile. Kate défit le paquet et en sortit le livre à couverture illustrée. Eloïse était déchirée entre la tentation et la peur. Kate lui donna le livre et la fillette finit par le prendre pour le serrer contre elle. Puis elle regarda à nouveau les belles couleurs de la couverture. C'est seulement alors qu'elle osa l'ouvrir : c'étaient de courts poèmes, avec une illustration à l'aquarelle sur la page d'en face. Eloïse passa ses doigts sur les images.

— Eloïse... lis-moi un poème !

L'enfant commença à lire à haute voix. Elle lisait plus couramment que Kate ne s'y attendait. Après le premier poème, elle tourna la page et lut le second, bien mieux, puis le troisième. Elle regarda Kate et sourit. Avec une fierté et un plaisir croissants, elle continua à lire et à lire jusqu'au moment où elle fut tellement excitée qu'elle se mit à rire tout haut.

Elle se tourna tout à coup vers Kate, l'embrassa sur la joue et se pressa contre elle, ne trouvant pas de mots pour exprimer sa reconnaissance. Tout cela cessa brutalement lorsqu'elle entendit la voix courroucée de son père qui criait de la cabane :

— Eloïse ! Bon Dieu ! Où est cette gosse ?

Blottie derrière le volant, tremblante, apeurée, elle cacha son livre tout neuf pour le soustraire à son père.

— N'aie pas peur, Eloïse, lui dit Kate. Montons à la maison pour parler à ton père.

— Il va prendre une de ses rages, prévint-elle.

— Viens, répéta Kate.

Elle prit la main de l'enfant, qui laissa son livre sur le siège.

— Prends-le, c'est un cadeau et il est à toi.

En montant, elles entendaient déjà Torrence qui invectivait sa femme :

— Foutue gosse, toujours à me contrarier, qui n'est jamais là où elle devrait être ! Pourquoi qu'elle n'est pas derrière à nourrir le cochon ? Faut qu'tu sois dure avec elle.

En entendant les pas de Kate et Eloïse, Torrence reporta sa colère contre elles.

— Viens ici, petite, ordonna-t-il. — Il devint encore plus agressif quand il aperçut Kate. — C'est vous ? Paraît qu'Eunice r'vient demain. Quoi que vous faites chez nous ?

— Mr Torrence, je suis venue ici pour vous parler, dit Kate avec dignité. Pouvons-nous nous asseoir et bavarder ?

— J'vois pas pourquoi, puisque j'suis décidé à m'laisser opérer, dit Torrence qui cherchait à éviter une conversation avec cette femme qui ne lui inspirait pas confiance.

— Il faut que nous parlions d'Eloïse, dit Kate.

— Elle est trac-traque ? demanda Torrence, soudain préoccupé.

— Physiquement, elle va bien. C'est de son intelligence que je veux vous parler.

Elle entoura l'enfant de ses bras, l'attira près d'elle et la sentit frissonner. Elle la serra plus fort pour la rassurer.

— Mr Torrence, votre fille Eloïse est très intelligente. Plus intelligente que la plupart des enfants de son âge que j'ai pu voir. Elle a beaucoup de sensibilité, elle est très éveillée et elle a un sens créatif.

Kate se rendit compte que cet homme de la montagne, pour qui l'enjeu quotidien était le pain de sa famille, ne pouvait comprendre ce qu'elle disait. Elle reprit :

— Mr Torrence, votre fille pourrait vivre au-delà de ces montagnes. Dans le monde elle pourra accomplir de grandes choses. Mais il en va de son intelligence comme de ce que vous cultivez : il faut arroser et entretenir si l'on veut que la récolte soit bonne. Vous me comprenez ?

Torrence regarda le livre qu'Eloïse serrait dans ses bras et d'un geste qui n'admettait pas de réplique, tendit la main pour le prendre. Il y jeta un regard mauvais et le lança dans un coin de la pièce. Instinctivement, Eloïse voulut aller le rechercher, mais Kate la retint près d'elle.

— Quoi qu'vous voulez dire ? Ou c'est-y tant du mauvais que vous pouvez pas l'dire tout droit ?

— Ce que je dis, Mr Torrence, c'est qu'il faut à cette enfant des études spéciales pour obtenir le meilleur rendement de sa remarquable intelligence.

— Elle a assez fait d'études comme ça. Tous les matins on l'embarque dans c't'autocar jaune pour l'emmener à l'école où qu'elle n'apprend qu'à s'croire au-dessus de c' qu'elle est. Ça n'fait qu'la rendre orgueilleuse.

— Consciente de sa valeur, Mr Torrence, ce qui est bien différent.

— J'marche pas dans toutes ces âneries d'bouquins. Tout c'qu'on doit s'rappeler, ça peut s'raconter. Les meilleures histoires qu'j'ai jamais apprises, on m'les a racontées quand qu'j'étais gosse. C'est ceux qui s'rappelaient qui les racontaient ; des fois, quelqu'un les chantait. Ma vieille mémé elle chantait tout le temps, ou alors elle racontait des histoires de fantômes qui nous faisaient mourir de peur. Pas b'soin d' bouquins ou d'magazines comme que j'en vois en ville.

— Cela peut être suffisant pour la plupart des enfants, mais pas pour elle. Il faut qu'elle en apprenne davantage sur le monde extérieur. Il faudrait qu'elle apprenne à parler, à lire et à écrire correctement.

— A mon idée, elle lit et elle écrit déjà bien trop comm'ça.

Toujours fourrée dans la chambre, à écrire ses bêtises. Et puis une fois qu'elle aura appris tout ça, qu'est-ce qu'y s'passera. L'oubliera ses manières. S'ra une étrangère pour nous. Non ! Jusqu'à c'qu'elle se marie, elle restera ici. Après, si qu'elle veut se marier avec quelqu'un d'ailleurs et s'en aller, ça s'ra à elle de décider.

— Mr Torrence, j'essaie de vous faire comprendre que votre enfant est exceptionnelle...

Torrence se tourna vers sa femme :

— Elle veut faire à not' Loïse c'qu'on a fait à ton cousin Sam. Comme on disait qu'il était intelligent, on l'a envoyé à l'école d' la grand'ville. Il n'a t'nu qu'six mois. Ils s'moquaient d'sa façon de causer. I'voulaient qu'i' cause pointu comme eux et comme il a pas appris assez vite, i' l'ont quasiment viré. Il a revenu et il a jamais été pareil depuis. Comme si qu'il serait ni d'ici ni d'là J'veux pas qu'ça soit comm'ça pour ma petite fille. Alors, j'vous donne le bonjour et j'vous d'mande d'vous en r'tourner.

Kate allait lui répondre, mais Matilda secoua la tête derrière elle, en signe d'avertissement.

— Je reviendrai, dit Kate.

— Vaudrait mieux pour tout l'monde que non.

— Vous me reverrez, persista Kate.

Furieux, il cria :

— Ça n'servira à rien. Y a déjà à peine de quoi manger, sûrement pas d'quoi payer pour des sottises comme ça.

— Vous me reverrez pourtant.

Elle embrassa Eloïse sur la joue et se dirigea vers la porte.

— Z'allez pas remballer vos cadeaux ? demanda Torrence.

Kate regarda le livre qui gisait sur le plancher, puis Eloïse, les yeux brillants de larmes.

— Va le chercher, mon enfant, dit Kate. Ton papa te dit de le rendre.

A contrecœur, l'enfant traversa la pièce, ramassa le livre, le garda un instant contre elle, le tendit à Kate. Puis elle prit la main de Kate, la pressa contre sa joue, l'embrassa.

Nerveusement, Kate mit le moteur en marche. « Il ne me suffit pas de me battre contre les préjugés : il y a aussi la pauvreté, pensa-t-elle. Eh bien, d'accord ! » Elle démarra si brutalement que les roues arrière patinèrent une seconde avant de mordre le sol.

Le lendemain matin, Kate trouva un message dans sa boîte à lettres : Christine Abbott voulait la voir. Elle ne fut pas surprise, s'attendant à des commentaires sur ses activités à Wildwood. En route vers le bureau de la directrice, elle passa mentalement en revue les familles auxquelles elle avait rendu visite, la façon dont elle avait soigné les maux et les blessures, particulièrement la morsure de serpent. Dans l'ensemble, elle estimait qu'elle méritait une bonne note.

Dès qu'elle aperçut le visage pincé de Christine Abbott, elle sut qu'il en était autrement. « Mon Dieu, pensa-t-elle, que faut-il donc faire pour satisfaire cette femme ? Qu'est-ce que j'ai encore fait de travers ? »

— Miss Kincaid, commença la directrice d'une voix sévère, j'ai reçu ce matin un appel de Léona Owens, un appel très ennuyeux.

— Qu'ai-je donc fait ? demanda Kate.

— Torrence ! dit Miss Abbott, comme si ce mot résumait à lui seul le problème.

— Il doit se faire opérer. Miss Samuels l'indiquait déjà dans son rapport.

— Je parle de la petite fille.

— Ah ! oui. Justement j'aimerais bien m'en entretenir avec vous.

— Torrence est spécialement descendu à Wildwood pour se plaindre.

Kate s'obligea, sinon à rester calme, du moins à garder son sang-froid pour présenter les faits.

— Je suis tombée sur une enfant d'une sensibilité et d'une intelligence peu communes. En tant qu'auxiliaire de famille, je pense qu'il est de mon devoir de faire ce que je peux pour que ses possibilités se développent, que son horizon s'élargisse. Il faut que ses dons puissent s'éveiller et s'épanouir. Tout ce que je désire, c'est lui donner cette chance.

— Il ne vous est pas venu à l'esprit que vous vous immiscez dans des affaires de famille très privées ? Si ces gens nous acceptent, c'est parce que nous les respectons, eux et leurs habitudes.

— J'ai demandé la permission à Torrence... commença Kate.

— Il y a une ligne, une ligne invisible, que nous ne devons pas franchir. Vous auriez pu faire un tort considérable à notre hôpital et à notre équipe d'auxiliaires, et vous attirer de grands ennuis. Sans parler de votre propre carrière.

Malgré la menace que contenaient ces paroles, Kate s'obstina :

— La première chose que vous nous avez enseignée, c'est que nous sommes responsables de toute la famille.

— De sa santé, corrigea Miss Abbott.

— Et nous devrions nous borner à vérifier la tension, soigner les rhumes, et déceler les hernies ? Je crois que le devoir d'une infirmière, lorsqu'elle constate un état néfaste pour l'un quelconque des membres d'une famille, sur le plan psychologique comme sur le plan physique, est d'agir.

— Je vous répète que vous devez vous limiter à la santé de la famille. Et en ce qui concerne la petite Eloïse, je considère l'affaire comme classée.

— J'aimerais cependant...

La directrice lui coupa la parole.

— Mr Torrence a dit non, Miss Kincaid. En sa qualité de chef de famille, c'est lui qui tranche. Et comme cela ne fait pas partie des obligations professionnelles d'une infirmière, vous feriez mieux de l'oublier.

— Je ne peux pas vous promettre d'oublier. Ce ne serait pas honnête.

Les yeux de la directrice se plissèrent et elle fit une légère moue :

— Je comprends maintenant pourquoi votre dossier dit que vous n'êtes pas capable de respecter les désirs ou les ordres de vos supérieurs. J'ajouterai seulement que toute tentative de votre part pour poursuivre cette affaire compromettra votre avenir chez nous.

Kate étouffa l'envie de répondre et se leva pour partir. Mais elle s'arrêta sur le seuil de la porte.

— Oui ? fit la directrice avec impatience.

— J'ai une idée : si cela déborde du cadre des infirmières, il ne peut y avoir d'objection à ce que je continue en dehors des heures de travail, n'est-ce pas ?

— Vous voulez savoir si je peux vous l'interdire officiellement ? Réponse : non. Si vous me demandez si je désapprouve, la réponse est : oui. Oui, énergiquement.

Les deux femmes se dévisagèrent pendant un long moment sans vouloir céder ni l'une ni l'autre. Mais ce fut Kate qui baissa les yeux la première. Prenant congé, elle rejoignit le centre de planning familial, où allaient débuter ses études de sage-femme. Elle passa devant une longue file de femmes qui attendaient patiemment la consultation. A son entrée, sœur Ellen, qui interrogeait une patiente, s'interrompit le temps de lui annoncer :

— Kate, trois coups de téléphone. Tous de la même personne...

Elles avaient échangé assez de confidences pour qu'Ellen soit au courant de l'existence de Howard et de ce qui le liait à Kate.

— Ça avait l'air urgent, ajouta-t-elle. J'espère que ce n'est pas grave...

Kate avait souvent évoqué devant elle la possibilité que Howard, de plus en plus impatient, tombe amoureux ou même envisage de se marier avec quelqu'un d'autre. Ses appels pouvaient signifier qu'il avait pris une décision dans ce sens.

Elle alla au téléphone, hésita puis se dit que si les nouvelles étaient mauvaises, mieux valait les apprendre tout de suite. Elle s'empara agressivement du téléphone et composa le numéro laissé par Howard.

— Mr Brewster est en conférence, répondit d'une voix neutre la secrétaire de Howard. Mais il m'a dit de lui passer votre appel. Ne quittez pas, s'il vous plaît.

Kate eut un pincement au creux de l'estomac en entendant Howard répondre de façon impersonnelle, sans aucun des mots tendres qu'il employait habituellement et sans même l'appeler par son prénom.

« Oui, pensa-t-elle, ça doit être comme ça quand tout se termine. »

— Je vais plaider pour la première fois devant la Cour suprême, annonça-t-il.

— Formidable ! dit Kate, soulagée et heureuse pour lui.

— Puisque Washington est à mi-chemin entre ici et Adelphi, poursuivit Howard, j'ai pensé que tu pourrais prendre l'avion et que nous pourrions nous voir et dîner ensemble vendredi prochain.

Elle sourit et comprit que le pauvre Howard mourait d'envie de tout lui raconter, mais qu'il ne pouvait pas le laisser paraître.

— Chéri, il faut que je demande l'autorisation de m'absenter. Nous arrivons à la fin du deuxième trimestre, et il va y avoir des examens. Mais la directrice acceptera peut-être. Je te tiendrai au courant.

— Fais de ton mieux et rappelle le plus tôt possible pour que je puisse faire une réservation à ton nom. Moi-même, je serai à l'hôtel Watergate.

— D'accord, « Champion », lança-t-elle pour se moquer gentiment de son ton hautement professionnel. D'accord pour le Watergate si j'arrive à venir. En tout cas, je t'aime, mon grand manitou. Et cesse de rougir : pense à la surprise de tes collègues s'ils te voient devenir carrément pivoine !

Elle raccrocha, enjouée et rassérénée. C'était exactement ce qu'il lui fallait après cette confrontation avec la directrice.

En gagnant son bureau, elle passa devant Ellen. La jeune religieuse leva les yeux d'un air interrogateur. Kate lui sourit, hocha la tête, en levant la main droite, fit le signe de la victoire.

— Je suis heureuse pour toi, dit doucement Ellen.

Kate se rappela alors la seule fois où elles avaient parlé de sexualité. Après une garde de nuit, où elles avaient eu à soigner, entre autres, une jeune fille qui avait tenté d'avorter et en subissait les conséquences désastreuses, elles avaient eu une conversation assez brève devant une tasse de café.

— Si seulement elle n'avait pas été aussi ignorante en matière de sexe et de ce qui peut s'ensuivre, ceci ne serait jamais arrivé, avait dit tristement Ellen.

— Est-ce que tu as jamais fait l'amour ? avait demandé Kate.

— Non, avait répondu Ellen avec simplicité.

— Tu y penses quelquefois ?

— Parfois.

— Cela te trouble ?

— Parfois.

— Est-ce que tu ne penses jamais à... démissionner ? Je

ne sais pas comment cela s'appelle chez les bonnes sœurs ! demanda Kate.

— Des fois.

— Est-ce que tu serais capable de le faire ?

— Jamais, dit Ellen.

Et ce fut la dernière conversation personnelle qu'elles eurent à ce sujet. Mais Ellen était cependant capable de comprendre Kate et de compatir aux problèmes émotionnels de celle-ci. De même, elle se réjouissait sincèrement que les liens de Kate avec Howard se soient une fois de plus resserrés.

Leur tour de garde au planning familial était terminé. La journée avait été longue ; elles avaient interrogé de nombreuses patientes qui présentaient une foule de problèmes, physiques et psychiques, dus à la frigidité ou à l'impuissance et même dans un cas aux mauvais traitements dont la femme était victime.

C'était fini pour la journée et Kate se sentait fatiguée, mais libre. Puis elle s'aperçut qu'il lui restait une question à régler.

— La permission pour tout un week-end ? — La directrice fronça les sourcils. — Vous rendez-vous compte que les examens du deuxième trimestre sont pour la semaine prochaine ?

— Oui, mais je crois que je serai prête, dit Kate.

— Ne vous laissez pas abuser par les bons résultats que vous avez obtenus jusque-là. Les soins familiaux constituant un sujet beaucoup plus difficile que le diagnostic. Avez-vous entendu parler de Miss Stebbins, qui était ici l'année dernière ?

— Oui, je sais, dit Kate. Après avoir eu les meilleures notes de sa classe au premier trimestre, elle s'est fait étaler au second trimestre.

— Si j'étais vous, je passerais tout mon temps à étudier. Mais la décision vous revient, Miss Kincaid.

— Si je peux être dispensée de service au planning familial pendant le week-end, j'aimerais partir.

— Comme vous voudrez. Qui sait ? Cela vous fera peut-être du bien, et vous accorderez moins d'importance à l'affaire Torrence...

17

L'avion amorça sa descente. Kate avait vue sur Washington. Des constructions familières lui sautèrent aux yeux : le haut et gracieux *Washington Monument*, qui s'élevait vers les nues, le *Lincoln Memorial*, avec ses imposantes colonnes grecques et son long bassin où se reflétait le ciel automnal.

Soudain, ses roues frottant sur le ciment, l'avion atterrit à *National Airport*. Le pilote inversa les moteurs et commença à freiner. Puis l'appareil quitta la piste d'atterrissage pour se diriger vers les bâtiments de l'aérogare. Pressée de revoir Howard, Kate ne respecta aucun règlement : elle détacha sa ceinture bien avant l'arrêt complet, fut la première debout, la première dans l'allée et la première à attendre impatiemment l'ouverture de la porte.

Lorsque sa valise apparut sur le tapis roulant proche de la sortie, elle s'en empara prestement et, à grandes enjambées, rallia la station de taxis.

— A l'hôtel Watergate, s'il vous plaît, et faites vite ! lança-t-elle au chauffeur, avant même d'être assise.

A la réception, elle apprit que Mr Brewster avait prévenu de son arrivée. Déjà, le chasseur était près d'elle pour la délester de sa valise et la conduire à l'ascenseur.

Howard était venu dans la chambre avant de se rendre à la Cour suprême, ainsi qu'en témoignait le bouquet de roses rouges dans le vase de cristal. Au milieu des fleurs se trouvait une note :

« Kate chérie, viens au tribunal dès que possible. Je plaide de bonne heure et ne peux donc attendre plus longtemps. Je t'aime.

HOWARD. »

Elle ôta rapidement ses vêtements de voyage pour mettre un tailleur en tweed bleu, retoucha son maquillage, se regarda une dernière fois dans la glace et partit.

En sortant du taxi, au pied des larges marches de granit, elle eut un regard pour les hautes colonnes cannelées de l'imposant édifice. Elle monta l'escalier en courant afin d'arriver à temps pour entendre Howard débattre sa première grande affaire.

Une fois dans la vaste rotonde surmontée d'une coupole, elle découvrit avec affolement une longue file de visiteurs qui attendaient patiemment devant les lourdes portes de l'auguste tribunal. S'il fallait qu'elle attende que tous ces gens-là soient entrés, ce qui pouvait durer plus d'une heure, elle raterait à coup sûr le couronnement de la jeune carrière de Howard.

Tandis qu'elle réfléchissait, elle vit un groupe d'une douzaine de personnes sortir de la salle d'audience pour être aussitôt remplacées par une douzaine d'autres. Au lieu de faire la queue comme tout le monde, elle alla trouver le préposé en uniforme posté devant la porte.

— Je vous en prie, laissez-moi entrer. Mon... mon fiancé présente pour la première fois une affaire devant le tribunal ce matin et il faut que j'y sois.

— Je suis désolé, madame, ces gens étaient là avant vous.

— Mais c'est sa première plaidoirie et de plus, je ne l'ai pas vu depuis des mois...

Elle s'interrompit, réalisant que personne ne comprendrait. Ses nerfs lâchèrent, et elle se mit à pleurer.

— Je regrette, madame, mais il y a un règlement, dit le préposé, compatissant.

Un petit homme, le premier de la file d'attente, avança d'un pas.

— Monsieur, est-ce que je pourrais donner ma place à cette jeune dame ? dit-il à l'adresse du préposé.

— Bien sûr, mais vous êtes là depuis si longtemps...

— Cela ne fait rien. J'attendrai.

— Il faudra que vous repreniez la queue. La suspension d'audience pour le déjeuner pourrait bien arriver avant que ce soit votre tour.

— Je prends le risque.

Il s'écarta et, avec un profond salut d'une galanterie

digne d'un autre âge, fit signe à Kate de prendre sa place.

Les yeux encore pleins de larmes, impulsivement, Kate l'embrassa. Ceux qui attendaient derrière elle applaudirent, puis, unanimes, ils firent une place au petit homme, juste derrière Kate.

La lourde porte s'ouvrit et un groupe sortit. Le préposé fit un sourire à Kate et la laissa entrer avec onze autres spectateurs.

En pénétrant dans le tribunal, Kate sentit tout le poids de l'Histoire. C'est ici que l'on interprétait les lois de la nation ; c'est ici que l'on discutait et que l'on défendait la constitution ; c'est ici que se décidait le sort de générations entières d'Américains.

Bien qu'impressionnante, la salle n'était pas aussi grande qu'elle l'avait imaginée, mais les juges paraissaient cependant bien loin. Kate descendit l'allée centrale jusqu'à la seconde rangée de sièges, où elle avait repéré une place libre.

Au pupitre réservé aux avocats, un homme d'un certain âge, grand et distingué, se tenait face aux magistrats : il précisait un point de droit qu'elle ne connaissait pas, mais dont il traitait avec beaucoup de passion.

L'affaire en elle-même ne présentait pas d'intérêt pour Kate : il s'agissait de résoudre le différend qui opposait deux Etats au sujet du droit aux eaux d'un même fleuve. Aussi en profita-t-elle pour étudier les nuques des avocats qui attendaient leur tour de plaider. Très vite, elle reconnut Howard.

L'affaire en cours se termina et le greffier appela la suivante. Un avocat âgé, à l'air distingué, en redingote, se leva, approcha du pupitre, posa ses papiers et commença :

— Monsieur le président, messieurs les juges...

Kate reconnut l'affaire dans laquelle se présentait Howard, car il lui avait parlé dans l'une de ses lettres des conclusions sur lesquelles il travaillait. Il s'agissait d'un arrêt rendu par un juge d'Etat contre un père et une mère qui se disputaient la garde d'une fillette de neuf ans. Le juge avait décidé que la garde ne pouvait pas être équitablement attribuée si l'enfant n'était pas représentée par un avocat.

L'adversaire de Howard, un avocat habile et chevronné, déclarait que c'était aux parents et non à l'Etat de décider si un enfant devait avoir une représentation légale : l'arrêt du juge était donc une ingérence injustifiable dans les droits de la famille. L'enfant n'avait subi aucun mauvais traitement et toute sa plaidoirie soulignait la nécessité de protéger l'intégrité de la cellule familiale contre une intervention abusive du gouvernement. Puis il ramassa ses dossiers et retourna s'asseoir à sa place.

Kate, émue, regarda Howard se lever : il faisait beaucoup d'effet ainsi vêtu, en jaquette et pantalon rayé. Il alla au pupitre sur lequel il étala ses papiers. Les mains de Kate se glacèrent. Pourtant, Howard semblait confiant et serein. Il regarda la Cour, salua selon l'usage le tribunal composé de huit hommes et d'une femme. Avant d'entamer sa plaidoirie proprement dite, il voulut expliquer sa présence en ce lieu.

Le cabinet pour lequel il travaillait avait comme politique de consacrer une partie de ses activités à l'assistance judiciaire et à la défense de clients qui n'avaient pas les moyens de payer leurs honoraires. Dans cette affaire, il s'était proposé pour représenter l'enfant à cause de l'importance du problème. Trop souvent, affirma Howard, on piétine les émotions et l'avenir d'un enfant lors de cruels conflits opposant les adultes. Il demandait instamment à la Cour de ne pas traiter la fillette comme l'enjeu d'une querelle conjugale mais plutôt comme l'une des parties en cause.

— En vérité, plaida Howard, hormis les brutalités physiques, il n'y a pas pire façon de maltraiter un enfant que d'en faire un instrument ou une mesure de rétorsion dans un conflit. Nous ne cherchons pas ici à savoir lequel des parents a raison. C'est aux tribunaux d'en décider, mais seulement si l'enfant y est représenté et si ses droits sont protégés. Nous demandons aux juges de cette Haute Instance de confirmer l'arrêt de la Cour de l'Etat concerné.

Howard commençait à rassembler ses dossiers lorsque l'un des juges, assis à la droite du président, demanda :

— Maître, est-ce que vous soutenez qu'un avocat qui n'a pas été choisi par l'un des parents, ou par les deux, doit représenter un enfant ? Nous-mêmes, en tant que parents, et à supposer qu'il ne s'agisse pas d'un avocat mais d'un pédiatre, est-ce que nous l'accepterions ?

Kate se pencha anxieusement en avant pour entendre la réponse de Howard.

— S'il m'est permis de pousser un peu plus loin votre comparaison, supposons que cet enfant soit vraiment malade. Et que ses parents s'affrontent de la même façon que dans l'affaire qui nous préoccupe. Et qu'ils n'arrivent pas à se mettre d'accord sur le médecin à consulter. Supposons donc que l'enfant ne reçoive aucun traitement médical. Les tribunaux n'auraient-ils pas le droit d'intervenir et d'exiger la désignation d'un médecin ? Il existe de nombreux cas dans la jurisprudence où les tribunaux ont voulu que des enfants reçoivent tel ou tel traitement, même lorsque les parents s'y opposaient formellement. Je pense que nous nous trouvons dans une situation tout à fait semblable. On néglige les droits de l'enfant, pendant que les parents se livrent une bataille juridique et morale. Je ne pense pas qu'un tribunal qui se veut équitable puisse permettre que cet état de choses se prolonge.

Le juge hocha la tête et eut un léger sourire, admettant ainsi que Howard avait marqué un point. Deux autres juges lui posèrent des questions. Les réponses de Howard prouvèrent qu'il avait bien préparé son dossier.

En regagnant sa place, il aperçut Kate qui lui adressait un sourire encourageant. Il rangea ses papiers dans sa serviette et se dirigea vers la sortie. Kate le rejoignit dans la rotonde, où ils se jetèrent dans les bras l'un de l'autre et échangèrent un très long baiser. Ils se séparèrent enfin et se regardèrent. Puis Kate dit :

— Tu as été formidable et tellement sûr de toi. A aucun moment tu n'as perdu ton sang-froid.

Il lui tendit sa main. Elle était glacée.

— Si c'est cela être sûr de soi, si c'est cela rester calme, alors je suis l'un et l'autre, soupira-t-il. Sortons. J'ai l'épouvantable sensation que quelques-uns de ces juges vont trouver les questions qu'ils auraient dû me poser et qu'ils vont rappliquer.

***

Ils avaient commandé du café, mais Howard, trop tendu, ne but pas le sien. Kate allongea le bras pour prendre sa main : elle était toujours très froide.

— Marchons ! ordonna-t-elle. Ça te fera du bien.

Ils remontèrent Constitution avenue jusqu'au *Washington Monument* et au pied du monument dirent dans un bel ensemble :

— Allons-y !

Ils montèrent. En cette claire journée, on pouvait voir à des kilomètres et des kilomètres : la Maison Blanche, le Capitole, les nombreux bâtiments officiels de pierre blanche à l'architecture élégante, le *Kennedy Center...*

— C'est là que nous irons ce soir, dit Howard. J'ai des billets pour une pièce nouvelle.

Ils restèrent pressés l'un contre l'autre, la main dans la main, à regarder les avions décoller et atterrir à *National Airport.*

— Tu penses à la même chose que moi ? demanda soudain Howard d'une voix rauque qui ne dissimulait rien de ses intentions.

— Hum, hum ! admit-elle doucement.

— Rentrons à l'hôtel, murmura-t-il.

Leur chambre avait reçu le traitement *VIP* [1] : il y avait des fruits dans une grande coupe, une bouteille de scotch, une autre de vodka, et un plateau de fromages.

Howard trouva aussi une bouteille de champagne dans le réfrigérateur. Une note y était attachée :

« Cette fois, ramenez-la. C'est exactement le genre d'épouse que nous souhaitons à nos associés.

Le papier était signé par la femme de l'administrateur. Howard le donna à Kate, qui le lut puis s'exclama en riant :

— Adieu tous nos plans secrets !

— Alors ? demanda Howard, sans rire.

Elle savait de quoi il parlait :

— Chéri, il faut que je finisse ce que j'ai commencé à faire. Il n'y en a plus que pour six mois.

Il l'enlaça et l'embrassa. Fougueusement. Passionnément. Puis, tout naturellement, il l'amena vers le lit.

***

Plus tard, couchés côte à côte, dégustant le champagne, tous leurs sens apaisés, ils furent interrompus par un coup

1. VIP : Very Important Person.

de téléphone. L'associé de Howard voulait savoir comment cela avait marché.

— Formidable ! lui dit Howard.

— Je parle du tribunal, reprit son associé en riant.

— Formidable aussi, s'esclaffa Howard. Je pense que nous avons une bonne chance de gagner. Une excellente chance.

— Bon. Désolé de vous avoir dérangés. Amusez-vous bien et à bientôt.

Il était déjà tard dans l'après-midi lorsque Howard suggéra :

— Et si nous n'allions pas au restaurant ? Nous sortirions seulement pour aller au théâtre : il est juste en face.

Ils commandèrent le repas dans leur chambre, mangèrent peu, passant leur temps à se regarder. Tout en elle lui plaisait : la façon dont elle levait son verre, la façon dont elle souriait, son absence de pudeur.

Elle se demandait : « A-t-il été fidèle pendant ces six longs mois, ou bien a-t-il dérapé, comme moi ? » En essayant de lui prêter des aventures, n'essayait-elle pas en réalité d'apaiser sa propre conscience ?

Ils n'allèrent pas au théâtre et décidèrent de profiter l'un de l'autre : il ne leur restait que deux jours avant le retour de Kate à Adelphi.

Elle s'éveilla tôt. L'aube commençait à poindre et le ciel baignait d'une lumière rose le marbre blanc du *Kennedy Center*. Enfilant le peignoir de Howard, Kate sortit prendre l'air sur le balcon. Le contact de ses pieds nus sur la pierre la fit frissonner. Elle serra le peignoir autour d'elle. Puis soudain, elle sentit les bras de Howard qui l'encerclaient confortablement.

— A quoi penses-tu ? demanda-t-il.

— Je t'aime... commença-t-elle.

— C'est un bon début.

Il voulut la faire pivoter vers lui pour l'embrasser, mais elle résista, voulant finir ce qu'elle avait à dire :

— Et j'aime aussi mon travail. J'aime les gens là-bas. J'aime ce qu'on m'enseigne, et j'aime l'idée que je sais maintenant faire des choses qui m'ont été interdites pendant cinq ans.

— Katie chérie, essaya-t-il de l'interrompre.

— Non, Howard ! Ecoute-moi, tu veux bien ? Je ne prendrai aucune décision avant d'avoir fini, avant d'avoir mon diplôme en poche.

— Tu veux dire que ce qu'il y a eu entre nous hier et cette nuit n'a aucune importance pour toi ? demanda-t-il avec un sentiment de rejet.

— C'est *très* important. Mais, à moins que nous ayons l'intention de passer le reste de notre existence au lit, ce n'est pas *tout*. Le mariage n'est pas une perpétuelle lune de miel. Dans la vie, il y a l'amour, le travail, et aussi les enfants. Je suis bien décidée à avoir tout cela. Mais en temps voulu.

— En temps voulu, soupira-t-il, découragé.

— Je t'en prie Howard, c'est presque fini. Tu ne peux pas attendre six mois de plus ?

— Cela paraît une éternité. Je connais la date exacte de la fin de tes études : elle est cerclée de rouge dans mon agenda. Bon, d'accord, six mois...

Il l'embrassa longuement, avant de faire remarquer :

— C'est mon peignoir que tu portes !

— Je vais l'enlever.

— Pas sur le balcon. N'avez-vous donc point de honte, femme ?

Il la souleva dans ses bras puissants et la porta dans leur chambre, sur le lit.

Il était plus de deux heures du matin. Washington dormait. Dans la chambre 1609, deux êtres qui avaient satisfait leur désir mutuel reposaient côte à côte, heureux du contact de leurs corps nus.

Howard prit la main de Kate et la tint serrée contre sa poitrine.

— A quoi penses-tu ? demanda-t-il. Là, maintenant.

— A ta plaidoirie d'aujourd'hui — ou est-ce que c'était hier ? Depuis combien de temps sommes-nous ici ?

— C'est tout ce que tu vas te rappeler de notre weekend ? Ma plaidoirie ? Ce n'est pas très flatteur pour ma façon de faire l'amour.

— J'ai admiré ta défense des droits de l'enfant. J'aurais tant voulu que ce soit moi que tu représentes.

— Mais de quoi parles-tu, chérie ?

— D'Eloïse, des Torrence, de Christine Abbott.

Il se souleva pour regarder son joli visage qui se profilait dans l'ombre. Elle lui raconta l'histoire d'Eloïse et la réaction de la directrice.

— Et toi, « Champion », que crois-tu que je devrais faire ?

— Je te connais trop bien pour te dicter ta conduite en quoi que ce soit. De plus, je ne suis pas un témoin absolument impartial : j'ai un intérêt personnel à ce que tu quittes Adelphi, quelle que soit la raison de ton départ.

— Tu crois vraiment à ce que tu as dit au tribunal ? Ce n'était pas seulement une plaidoirie ?

— Bien sûr, que j'y crois. C'est primordial, les droits des enfants ; il faut qu'ils soient protégés, même de leurs parents.

— Tant mieux ! Parce que c'est ce que je pense, moi aussi !

Pendant son vol de retour, qui dura pourtant à peine plus d'une heure, Kate eut le temps de prendre plusieurs décisions. L'homme qu'elle aimait vraiment, c'était Howard. C'est vers lui qu'elle retournerait, son stage terminé. Aussi en toute justice et en toute honnêteté devrait-elle en faire part à Ray, dès qu'elle le rencontrerait à l'hôpital.

Mais lorsqu'elle le vit, elle réalisa que tout discours était inutile.

Il demanda simplement :

— Comment ça s'est passé ?

— Merveilleusement bien. J'ai appris beaucoup de choses sur moi-même et sur ce que je veux vraiment.

— Je m'y attendais, dit doucement Ray. Je ne te souhaite que ce qu'il y a de meilleur, tu le sais.

Il n'y avait rien à ajouter, parce qu'il savait et qu'il acceptait. C'était un homme si droit, si sensible, qu'elle s'en voulait de ne pas pouvoir l'aimer comme elle aimait Howard.

Mais maintenant qu'elle était revenue, il lui fallait s'attaquer au problème de la petite Eloïse.

18

— Vous ne serez pas trop dure avec eux, n'est-ce pas ? demanda Mrs Russel tout en regardant Kate faire un raccord de maquillage.

— Non, je ne serai pas trop dure. Pourvu qu'ils fassent ce que je leur demande, sourit Kate.

— Attention à Charlie Greer, c'est un taciturne ; il tire sur sa pipe et on n'a pas la moindre idée de ce qu'il pense. Mais c'est lui qui décide en fin de compte. C'est Wilbur Thomas qui parle, mais c'est Charlie le patron.

— Vous dites qu'ils ont tous les deux fréquenté l'université d'Etat ? demanda Kate.

— Oui, tous les deux. Les mines et la scierie appartenaient au papa de Charlie. Depuis des temps immémoriaux, les Greer sont propriétaires de presque tout ce qui existe par ici. Et ce qui n'était pas à eux appartenait aux Thomas : la compagnie du téléphone, la compagnie d'électricité... Il y a une chose en leur faveur : c'est pas le genre à quitter le pays pour toujours. Ils reviennent et ça prouve qu'ils aiment les gens d'ici, les montagnards. Mais ils ne font pas de cadeau. On ne devient pas un Greer ou un Thomas en faisant des cadeaux.

Kate se détourna du miroir pour se montrer à Mrs Russel :

— Comment suis-je ?

— Le visage d'un ange, mais derrière ces yeux on voit pointer le bout de l'oreille du diable, répondit Mrs Russel. — Elle contempla Kate. — Faut pas vous décourager s'ils disent non : les gens d'ici, ça leur est facile de dire non, surtout aux étrangers.

— Je ferai ce que j'ai à faire en espérant que ça marchera, dit Kate. Mais si j'échoue, je m'en voudrai beaucoup. Je n'y peux rien.

Elle embrassa la vieille dame et partit pour sa réunion.

Comme il n'y avait rien de prévu pour le conseil d'école d'Adelphi, il avait lieu dans une des salles de conférence du palais de justice. C'était une petite pièce aux boiseries d'acajou ciré, au parquet ancien, et dont les fenêtres haut placées laissaient entrer le jour tout en protégeant des regards et des bruits de l'extérieur. Les meubles massifs et sombres ajoutaient à l'atmosphère « début de siècle » de l'endroit.

Comme l'avait prédit Mrs Russell, Charlie Greer têtait sa pipe sans discontinuer ; il envoyait de petites bouffées régulières de fumée, pareilles à des signaux d'Indiens. Wilbur Thomas ouvrit la séance :

— Miss Kincaid... C'est bien Kincaid, n'est-ce pas ?

— Oui.

— Miss Kincaid, je pense qu'il est correct de vous avertir qu'après que Mrs Russel nous eût demandé de vous recevoir, nous avons eu un coup de téléphone de votre directrice. Elle nous a bien précisé que ni elle ni l'hôpital ne soutiennent votre... votre croisade. C'est le terme qu'elle a employé. Croisade.

Kate se sentit envahie par un mélange de colère et de peur, semblable à celui qu'elle avait connu un matin, il y avait presque un an, en comparaissant devant le conseil de discipline de l'hôpital de l'Université.

« Mon Dieu ! pensa-t-elle. Est-ce que je suis destinée à me battre toute ma vie contre les autorités ? » La façon dont Christine Abbott l'avait rabrouée lorsqu'elles avaient parlé d'Eloïse, était-ce en réalité un avertissement sage et bien intentionné ? Il était trop tard maintenant pour reculer : elle avait voulu cette réunion, et la réunion avait lieu.

— Je ne représente pas ici l'hôpital, déclara Kate avec franchise. Je parlerai en mon nom propre. Ou plutôt au nom d'une élève de votre école, une enfant très spéciale. Si je suis ici, c'est parce qu'il n'y a personne d'autre pour la représenter.

Pour la première fois, Greer changea sa pipe de côté dans sa bouche, parut vouloir répondre, mais délégua cette responsabilité à Wilbur Thomas.

— Miss Kincaid, dit Thomas, en tant que conseillers

scolaires, nous aimons à penser que c'est nous qui représentons les enfants de la région, et si vous voulez bien nous pardonner un peu d'orgueil, nous aimons à penser que nous ne le faisons pas si mal. Compte tenu de la composition de notre population, de ses antécédents et des conditions économiques dans lesquelles elle vit, le nombre de ceux que nous faisons accéder à une éducation supérieure est plutôt honnête.

— Oui, surtout les grands et les costauds, dit Kate, qui faisait allusion au fait que certains des meilleurs basketteurs et footballeurs universitaires étaient originaires des montagnes avoisinantes.

Greer déplaça à nouveau sa pipe et, d'un regard, indiqua à Thomas que cette remarque ne lui plaisait pas.

— Vous parliez d'une enfant très spéciale, Miss Kincaid, dit Thomas.

— C'est exact, répondit Kate.

Elle entreprit de leur parler d'Eloïse Torrence, de ses dons mal mis en valeur et de son intelligence. Elle termina par ces mots :

— Il est criminel de gaspiller ses possibilités. Nous ne pouvons permettre que la vie de cette enfant ne serve à rien. La société y perdra tout comme elle, si quelqu'un n'y met pas bon ordre. C'est ce que j'essaie de faire.

Cette fois Greer retira sa pipe de sa bouche et, tout en la vidant, il demanda :

— Ce qui veut dire quoi, exactement ?

— Miss Talmadge est d'accord pour consacrer une partie de son temps à Eloïse et lui donner un supplément d'instruction, si toutefois l'enfant peut être disponible.

— Et comment va-t-on rendre l'enfant « disponible » ? demanda Greer.

« Nous y sommes, pensa Kate. Ils vont parsemer mon chemin d'obstacles, comme c'est toujours le cas avec les administrateurs et les membres des conseils. Eh bien, qu'ils aillent au diable, tous autant qu'ils sont ! »

— Messieurs, je me suis arrangée avec ma propriétaire, Mrs Russel, pour que cinq jours par semaine — les jours de classe — Eloïse soit en pension chez elle. Mrs Russel est d'accord pour transformer sa lingerie en petite chambre à coucher. Elle veillera à ce que l'enfant soit bien nourrie et prendra soin d'elle. Et je suis bien placée pour savoir qu'elle prend énormément soin de ceux qui habitent sous son toit.

— Bon, bon ! grogna Greer. Je suppose que Mrs Russel va faire tout cela au nom de la charité chrétienne.

— Vous savez bien, messieurs, qu'une retraitée n'en a pas les moyens. Mrs Russel et Miss Talmadge font gracieusement don de leur temps. Mais pour ce qui est de la nourriture, des livres, et de tout ce qu'il faudra acheter d'autre, quelqu'un devra payer.

— Par « quelqu'un », vous voulez dire le conseil d'école, répartit Greer. Eh bien, ma jeune dame, je ne sais pas d'où vous venez, mais il est évident que vous ignorez tout du fonctionnement des conseils d'école en temps de crise économique : nous n'arrivons même pas à faire accepter un budget décent par nos concitoyens. L'année dernière, notre budget a été repoussé trois fois avant que nous puissions le faire agréer, et ce, uniquement parce que nous l'avions diminué bien au-delà de ce que nous considérions comme adéquat. Le juge Stark, le troisième conseiller, pourrait vous en parler savamment. Malheureusement, il est en tournée judiciaire ce mois-ci et n'a pas pu venir aujourd'hui. Mais il avait fait l'effort d'en appeler personnellement aux électeurs et, à lui aussi, ils ont opposé un refus. Alors, cela peut paraître facile et noble de venir nous trouver au nom de cette enfant, mais moi, je peux vous dire que des électeurs qui n'approuvent pas le budget nécessaire à l'éducation de leurs propres enfants ne vont pas nous accorder un centime pour donner à une petite fille une éducation supérieure à celle que reçoivent les autres élèves.

D'un signe de tête, Wilbur Thomas fit savoir qu'il approuvait totalement le rejet formulé par Greer.

— C'est très joli, poursuivit Greer, que des gens venus d'ailleurs nous disent comment conduire nos affaires. Le gouvernement agit de la même manière. La différence, c'est que le gouvernement consent à nous donner un peu d'argent en même temps. Vous, non seulement vous nous dites ce que nous avons à faire mais vous nous demandez aussi de le faire à nos frais : il n'en est question sous aucun prétexte, ma jeune dame. J'imagine, Wil, que cette réunion est terminée ?

Thomas opinait du bonnet quand il fut interrompu par Kate :

— Non, messieurs, elle n'est pas encore terminée.

Greer arrêta net de suçoter sa pipe.

— Miss Kincaid — c'est bien Kincaid n'est-ce pas ? Nous avons bien voulu vous accorder cette réunion. Mais nous n'avons pas que ça à faire. Il faut donc que nous partions.

La colère s'empara de Kate. Elle se pencha par-dessus la table et regarda son interlocuteur droit dans les yeux.

— Mr Greer, si vous m'avez accordé cette réunion, comme vous dites, c'est uniquement pour la forme. Vous aviez tous les deux pris votre décision avant même d'arriver ici. Et c'est Christine Abbott qui vous y a aidé.

— Un instant, je vous prie...

C'était Wilbur Thomas, mais Kate ne tint pas compte de son intervention.

— Prétendez le contraire, si vous osez ! Je sais ce qu'elle vous a dit : que Torrence n'est pas d'accord et que cela pourrait nuire aux relations de l'hôpital avec les gens du pays. Et maintenant, à vous entendre, ils n'accepteront pas la petite charge supplémentaire que cela représente pour le budget de l'école. Et pendant tout ce temps-là, une enfant souffre, une enfant affamée de savoir et d'ouverture sur le monde extérieur.

» Eh bien, messieurs, je vais vous dire ce que je compte faire. Je vais installer un petit stand juste devant ce palais de justice, et je solliciterai les contributions du public. Chaque fois que j'aurai du temps libre — rassurez-vous, ce n'est pas souvent le cas — je viendrai là et j'arrêterai les passants pour leur demander — pour les supplier, s'il le faut — de donner quelque chose qui permettra à cette enfant d'accéder à ce dont elle a besoin et à ce qu'elle mérite.

— Vous n'allez quand même pas troubler l'ordre public ? fit Thomas. Charlie, est-ce qu'il y a un arrêté local qui interdit la collecte de fonds ?

— Il y a bien un arrêté contre le racolage, mais je ne pense pas qu'il concerne la collecte de fonds, répondit Greer. Nous demanderons au juge Stark, quand il reviendra le mois prochain.

— Ce sera trop tard, affirma Kate. J'ai l'intention de commencer tout de suite, avant la tombée de la nuit.

— S'il y a une plainte en règle, les gendarmes vous arrêteront, avertit Greer.

— Vous pouvez me le promettre ? lança Kate.

Les deux hommes échangèrent des regards ennuyés, et Greer demanda :

— Qu'est-ce que vous voulez dire, ma jeune dame ?

— Les représentants des télévisions locales sont toujours à l'affût de ce qui fait appel aux bons sentiments, dit Kate. Eh bien, voici une jeune infirmière qui mendie dans la rue pour une cause honorable, et on l'embarque. Alors, il y a un jeune avocat de Chicago qui s'empresse de venir la défendre parce que le cabinet qui l'emploie pratique l'assistance judiciaire et ne demande pas d'honoraires. Ça ferait une belle histoire. Et si on y ajoutait quelques photos de la petite fille, de cette adorable petite fille sensible...

— Si vous cherchez à nous intimider, jeune dame, ça ne marchera pas, dit Greer, d'une voix où perçait pourtant l'inquiétude.

— Je vois ça d'ici, continua Kate. Le conseil d'école contre une fillette : c'est le style de récit que les Américains adorent. David contre Goliath, sauf qu'il ne s'agit pas de Bible. C'est réel et cela se passe aujourd'hui. Et lorsque j'aurai fait lire par cette fillette quelques-unes des choses qu'elle écrit devant les caméras de télévision, il n'y aura pas un spectateur dans le pays qui ne prendra pas parti pour elle.

Kate se leva et se dirigea vers la porte, mais Charlie Greer la rappela :

— Un instant, jeune dame.

Kate se retourna :

— Très bien, Miss Kincaid. Revenez et rasseyez-vous. Ce que nous avons dit avant, c'est la vérité. Nous ne pouvons pas trouver d'argent dans un budget qui est déjà en déficit. Nous n'en avons même pas eu assez pour acheter les deux ballons de basket dont les garçons ont besoin pour s'entraîner. Alors — mais gardez ça pour vous — c'est Wilbur et moi qui les avons offerts à l'école. L'affaire qui vous concerne ne peut être réglée que sur les mêmes bases.

— Des donations privées ? demanda Kate.

— Que nous ferons tous les deux, dit Greer. Mais nous y attachons des conditions. D'abord, il ne faudra jamais que l'on sache qu'elles proviennent de nous. Nous devons préserver nos réputations d'hommes d'affaires avisés qui connaissent la valeur de l'argent. Si le secret venait à s'éventer, nous deviendrions des cibles pour tous ceux qui ont besoin de quelque chose.

— Je ne le dirai à personne, promit Kate.

— Deuxièmement, nous ne pouvons rien faire sans l'accord et le consentement d'Homer Torrence.

Kate approuva, un peu refroidie. Arracher le consentement de Torrence ne serait pas tâche facile.

— Je ferai de mon mieux, s'engagea-t-elle. Et je vous remercie, messieurs, d'avoir bien voulu m'accorder cette entrevue.

— Tâchez de vous rappeler que cette réunion n'a jamais eu lieu et qu'en ce qui nous concerne tous les deux, nous n'avons rien promis.

Kate fit un signe de tête et lorsque Greer demanda :

— Ce jeune avocat, il existe vraiment ?

— Oh oui. Il s'appelle Howard Brewster. On le connaît même à la Cour suprême, devant laquelle il plaide souvent.

Après tout, quel mal y avait-il à broder un peu ?

Du pied de la butte, Kate regardait la maison des Torrence. Après avoir rassemblé son courage, elle appela :

— Eh ! là-haut. C'est Kate Kincaid, de Wildwood. Il y a quelqu'un ?

La porte s'ouvrit, Eloïse s'élança sur le perron, mais n'osa pas s'avancer plus. Son père arriva derrière elle, tenant son fusil de chasse qu'il devait être en train de graisser.

— Quèqu'vous v'nez faire, vu qu'Eunice est passée y'a trois quat' jours ? demanda Torrence.

— Homer, je voudrais vous parler ainsi qu'à Matilda.

— Parler ? Et d' quoi donc ? répliqua Torrence, en inspectant le canon de son fusil pour voir s'il était propre.

— Je peux monter ?

— Si ça vous fait plaisir, dit Torrence.

Il repartit à l'intérieur de la maison et, d'un geste impérieux de l'index, ordonna à Eloïse de le suivre.

Dans la maison, Matilda Torrence enfournait soigneusement des cuillerées de gruau et de lait dans la bouche du petit Benjy, dont elle essuyait le menton après chaque bouchée. Torrence s'assit à l'autre bout de la table et continua à graisser son fusil. Sans regarder Kate, il demanda d'un ton bourru :

— Z'avez dit qu'vous vouliez causer.

— Mr Torrence... Homer... commença Kate. Je voudrais que nous parlions d'Eloïse.

Torrence fit signe à la fillette de sortir avant de demander :

— Loïse est trac-traque ? Eunice n'nous a rien dit.

— C'est de son éducation que je voudrais vous parler, déclara Kate d'une voix légèrement tendue.

— C't enfant, elle est aussi instruite qu'y faut, répliqua Torrence sur la défensive.

— C'est vrai, mais elle n'a pas appris, et de loin, tout ce qu'elle pourrait apprendre.

— Jeun' femme, dit Torrence en la regardant pour la première fois, ces sacrés bouquins coûtent foutument trop cher et c'est pas un pauvre qui peut les offrir à ses enfants. C'est comme le bouquin qu'vous y avez donné. J'le savais qu'ça amènerait des ennuis et maintenant y sont là. — Il se tourna vers sa femme. — J't'l'ai pas dit, Tildy ? J't'ai pas dit : fais gaffe à c't'étrangère, elle va nous causer des ennuis ?

— Ce que je vais vous suggérer ne vous coûtera rien, s'obstina Kate.

— Tu parles ! dit Torrence, à la fois sceptique et en colère. Y'a rien, au jour d'aujourd'hui, qui n'coûte pas trop cher.

— D'autres que vous paieront les frais. Je vous en donne ma parole.

— J'dis pas qu'j'ai beaucoup d'terre ni beaucoup d'argent, mais j'demande pas la charité non plus.

— Il ne s'agit pas de charité, Homer. Cette enfant a besoin de subventions pour ses études.

— J'vois pas pourquoi. J'ai jamais appris à écrire, j'ai toujours su que lire. J'm'en porte pas plus mal.

— Mais nous sommes à la fin du XXe siècle ! explosa Kate. Les enfants auront besoin d'en connaître plus ; ils ne pourront pas se contenter de savoir lire ou écrire, pour se débrouiller. Le monde autour de nous est en train de changer. Une enfant qui n'a encore que dix ans aura besoin de s'adapter.

Torrence reposa violemment son fusil sur la table et se retourna, fixant un regard dur sur Kate.

— Z'êtes venue pour dire quelqu'chose et vous l'avez pas dit. C'est quoi qu'vous voulez exactement ?

Derrière lui, sa femme posa la cuillère et s'arrêta de nourrir le petit Benjy. Elle lui essuya une dernière fois le menton et attendit, osant à peine respirer.

— Mr Torrence, je sais qu'à vos yeux je suis une étrangère. Je viens d'ailleurs, d'un autre monde, mais je m'intéresse autant à Eloïse que si c'était ma propre fille. Elle sort de l'ordinaire, elle est spéciale. Il faut qu'elle soit élevée en conséquence. Je me suis donc arrangée pour qu'elle puisse vivre cinq jours par semaine en ville et que Miss Talmadge lui donne des cours supplémentaires. Elle habitera chez Mrs Russel, elle sera bien nourrie et on prendra bien soin d'elle. Et cela ne vous coûtera rien.

Torrence lança un coup d'œil accusateur à sa femme, la soupçonnant de faire partie de ce qu'il considérait comme une conspiration. Mais Matilda secoua la tête pour lui faire comprendre qu'elle n'était pas au courant.

— Et qui s'occupera des bricoles ? demanda Torrence.

Matilda osa expliquer :

— Les bricoles, Kate, c'est la volaille.

— Et l'chien ? Un bonhomme a b'soin d'un vrai bon chien. Cui-là c'en est un. Qu'i'sente un lapin ou un chevreuil, et i'détale aussi vite que l'vent. Y'en a pas des masses, des chiens comm' çui-là. Faut qu'quelqu'un l'nourrisse, faut qu'quelqu'un s'en occupe.

— J'pourrais l'faire, Homer, dit Matilda.

Il lui imposa silence d'un regard autoritaire.

— J'on vu trop d'familles s'défaire pas'qu'y avait trop d'éducation, dit Torrence. En plus qu'elle pourra pas s'marier si qu'elle devient fière.

— Avant de vous préoccuper de la voir mariée, préoccupez-vous un peu de ce qu'elle va devenir. Elle est jolie et intelligente : elle ne court pas le risque de rester vieille fille.

Torrence lui lança un coup d'œil sceptique avant de remarquer :

— Z'êtes mignonne et futée vous aussi, mais z'êtes pas mariée.

— C'est parce que jusqu'ici je n'ai pas voulu.

— P't'êt' qu'une bonne femme peut d'venir si savante qu'elle n'sait plus c'qu'i'faut qu'elle fasse.

L'accusation porta, mais Kate était décidée à ne pas se laisser dévier de son objectif.

— Homer, vous n'allez pas la perdre. Elle passera quatre nuits par semaine en ville. Mais elle pourra revenir tous les vendredis soir jusqu'au lundi matin. C'est moi qui la conduirai ; elle aura le temps de faire toutes ses corvées.

Mrs Torrence prit la parole, avec une petite voix de femme qui s'expose à des risques :

— Homer, donnes-y une chance, à la p'tite. L'est comme que Kate dit : spéciale. El's'rait la première d' la famille à êt' éduquée comm'ça. Faut y penser, Homer, une Torrence qu'irait p't'êt' un jour au collège. Comme le docteur Ray ; c'est le premier Boyd qu'y est allé. Il a d'venu docteur et il a pas oublié les siens. Il a r'venu.

Torrence réfléchit à ce qu'elle venait de dire mais il demeura inflexible.

Kate intercéda doucement :

— Voyez cela de la façon suivante : il dépend de vous que votre enfant reçoive le plus beau cadeau du monde, l'éducation. Votre propre pasteur pourra vous confirmer que la Bible dit : « Si ton enfant demande du pain, homme, lui donneras-tu une pierre ? » Votre enfant demande quelque chose, Mr Torrence, qu'allez-vous lui répondre ? Allez-vous lui donner une pierre ?

— Loïse, viens ici !

L'enfant sortit de derrière la porte entrebâillée et se tint devant son père, obéissante.

— Oui, p'pa ?

Torrence se mit à genoux pour avoir les yeux à la hauteur du visage de l'enfant :

— Y disent qu't'aimerais p't'êt' rester en ville pour avoir plus d'éducation. Ça t'f'rait plaisir ?

Consciente de l'importance de sa réponse, l'enfant hésita avant de dire :

— Oui, p'pa, ça m'plairait.

— Tu n'nous oublieras pas et tu n'voudras pas y rester toute la semaine ?

— J'rentrerai comm' Miss Kate l'a dit, tous les vendredis. Et j'f'rai mes corvées. Tu n't'apercevras même pas que j'suis partie, p'pa.

— Oh si qu'j'm'en apercevrai, dit Torrence en serrant tendrement la fillette contre lui.

— Quand vous viendrez la chercher, ses affaires seront propres et nettes, dit Matilda à mi-voix.

— Lundi, dit Kate. Je serai ici lundi à la première heure.

— Et merci, ajouta Mrs Torrence. Un gros merci.

Lundi matin, lorsque la petite jeep de Kate s'arrêta au bas de la colline, Eloïse l'attendait déjà. Elle avait deux bagages : une vieille valise très usagée fermée par une ficelle et la boîte à chaussures dans laquelle elle gardait ses poèmes et ses écrits. Sa figure était bien propre, et elle souriait. Elle se retourna et agita la main vers son père, sa mère et Benjy. Sa mère répondit du geste, puis leva la main de Benjy pour l'agiter aussi. Immobile, Homer Torrence resta planté là, sérieux comme un homme au bord des larmes.

Une fois ses affaires bien rangées dans la chambre du fond, au premier étage de la maison de Mrs Russel, et après avoir pris un bon petit déjeuner chaud, Eloïse partit rejoindre ses camarades de classe.

— Ça va être comme dans le temps. Je vais avoir à m'occuper d'une jeunesse, dit Mrs Russel en la regardant s'éloigner.

Christine Abbott ne reparla pas de la petite Eloïse. Son seul commentaire qui aurait pu être interprété défavorablement fut :

— Miss Kincaid, vous allez peut-être enfin pouvoir vous attaquer au programme de fin du deuxième trimestre. Pour certaines élèves, c'est la partie la plus difficile.

Sur ce point, la directrice n'avait pas menti : c'était bien la plus difficile. A plusieurs reprises pendant l'écrit, cherchant à répondre à une question ardue, Kate se demanda si Miss Abbott l'avait imaginée exprès pour la faire échouer.

Lorsqu'on annonça les notes, Ellen, Emily et Kate avaient chacune plus de la moyenne. Des dixièmes de point seulement les séparaient.

On leur donna congé pour le reste de la semaine. Elles devaient se présenter à leur premier cours de préparation au diplôme de sage-femme le lundi matin à huit heures, ce qui ne leur laissait que le vendredi après-midi, le samedi et le dimanche. Kate prit sa décision sur-le-champ : « A la maison : je rentre à la maison. Je vais passer deux jours et deux nuits entières avec Howard. »

Elle consulta avidement les horaires de la compagnie d'aviation : il n'y avait pas de vol avant le lendemain matin. Elle n'arriverait donc que le samedi après-midi, pour repartir le dimanche à midi si elle voulait être rentrée pour son cours du lundi. Elle dut se contenter d'un appel téléphonique...

— Howard, chéri, je suis reçue. Plus que deux trimestres...

Il chercha à paraître enthousiaste, mais ne put s'empêcher de dire :

— Tu pourrais quitter maintenant, avec ton diplôme d'auxiliaire médicale de famille. Ce ne serait pas suffisant ?

— Je me suis inscrite pour l'ensemble des cours, il faut que je reste. Mais je rentrerai à Pâques. Tu te rends compte, Pâques ensemble, chéri ?

Après avoir raccroché, elle chercha à étouffer son sentiment de culpabilité par une volonté encore plus forte de réussir. La moitié de son temps était passé, il ne restait plus que six mois. Six mois qui seraient longs, dut-elle admettre. Mais elle pourrait se concentrer sur l'approche de Pâques. Pour elle, ce seraient les meilleures Pâques depuis des années.

Emily McClendon décida de rendre visite à des cousins qui vivaient à quatre heures de voiture d'Adelphi. Quant à sœur Ellen, elle choisit de se rendre à la grande ville pour y assister à la messe du dimanche matin. Comme il n'y avait pas d'église catholique proche, elle avait en effet été privée de messe, de confession et de communion depuis son arrivée.

Le vendredi après-midi, Kate alla chercher Eloïse à l'école et la ramena chez elle pour le week-end. Pendant le trajet, l'enfant étala son savoir nouvellement acquis au cours des heures d'enseignement privé avec Miss Talmadge.

— Elle a dit que j'étais même plus brillante que Megan. Qui est Megan ? dit-elle soudain.

Kate regarda le petit visage où se lisaient curiosité et animation.

— Megan, c'est la fille de Miss Talmadge. Dans le temps, c'était une petite fille comme toi.

Sachant l'estime que Willa Talmadge portait à sa propre fille, Kate était certaine maintenant de n'avoir pas surestimé les possibilités de l'enfant.

En arrivant chez les Torrence, lorsque la fillette l'embrassa avant de la quitter, elle sentit une petite pointe de regret. Pendant un bref moment, elle pensa : « Si nous nous étions mariés, Howard et moi, il y a quelques années, comme il le voulait, nous aurions un enfant à nous qui aurait presque l'âge d'Eloïse. »

— Je viendrai te chercher lundi matin à sept heures.

— Vivement lundi ! Bon, je ferais bien de me dépêcher : il y a les corvées qui m'attendent.

Elle sauta de la jeep et courut allègrement vers la maison en criant :

— M'man, p'pa, j'suis là !

19

Kate Kincaid, sœur Ellen et Emily McClendon attendaient impatiemment l'arrivée, à huit heures, du docteur Boyd, pour leur premier cours de préparation au métier de sage-femme.

Sans mot dire, Boyd passa derrière son bureau et inscrivit au tableau noir : *LA VIE*.

— A partir de maintenant, commença-t-il, et pendant les six mois qui viennent, vous ne vous occuperez que d'une seule chose : *LA VIE*. Comment on la produit, mais aussi comment on l'empêche de se produire. Parmi les nombreuses femmes que vous rencontrerez, certaines auront une envie farouche d'avoir ne serait-ce qu'un enfant, d'autres s'avoueront désespérées si elles en ont un de plus. Etant donné que les femmes de la montagne refusent l'avortement, pour elles la réponse est dans la prévention, la contraception. Vous étudiez pour devenir sage-femme, mais vous apprendrez aussi à programmer les naissances et, si nécessaire, à les prévenir. En un mot, vous allez devenir des conseillères, des consultantes et des auxiliaires médicales pour toutes ces femmes.

» Pendant les trois prochains mois, vous aurez cours un jour sur deux et, un jour sur deux, vous serez en maternité. De cette façon, la théorie et la pratique iront de pair.

» Les trois derniers mois, vous procéderez vous-mêmes à des accouchements. A ce moment-là vous aurez des vies humaines entre les mains.

Il fit une pause pour permettre aux trois jeunes femmes de bien s'imprégner du sérieux de leur tâche. Puis il poursuivit :

— Maintenant, nous allons aborder la façon de conduire le premier entretien avec une femme qui, pour des raisons personnelles, ne désire pas être enceinte. Soit parce qu'elle a déjà trop d'enfants, soit parce qu'elle a peur d'en avoir car elle n'est pas heureuse en mariage, ou encore parce qu'elle a une vie sexuelle active sans être mariée.

Boyd continua par une description détaillée des différentes méthodes contraceptives : les dispositifs intra-utérins, les contraceptifs oraux, les méthodes dites naturelles, et divers autres moyens, parmi lesquels l'abstinence.

— Nous connaissons la pilule depuis peu et il faut être très prudent dans sa prescription, expliqua-t-il. Si de nombreux cas nécessitent son emploi, il y en a beaucoup où elle serait néfaste. Vous aurez à apprendre tout cela et cela peut vous sembler accablant mais je vous assure qu'une fois que vous aurez commencé à assister une sage-femme expérimentée et à observer comment elle s'y prend, cela deviendra un réflexe pour vous.

» Il faut que vous soyez en même temps médecin, sage-femme, psychiatre, conseillère familiale, amie, voire le substitut d'un père ou d'une mère sévères.

» En fait vous aurez un contact plus étroit avec ces femmes que le médecin. Car nos patientes formulent toutes la même plainte : nous ne leur accordons pas assez de temps. Nous sommes trop bousculés. Tandis que vous, en votre qualité d'auxiliaire médicale et de sage-femme, vous avez le temps de bavarder, de répondre à leurs questions et de calmer leurs angoisses. Nous n'avons avec elles que des relations professionnelles. Vous, vous devez gagner leur amitié.

— Et Dieu sait qu'elles vous le font payer, fit remarquer Kate, qui se rappelait ses propres expériences à Wildwood.

— Oui, mais quel lien important, une fois que vous l'avez établi, dit Boyd. Maintenant, avec l'aide de vos manuels, préparez-vous à votre première journée en maternité.

20

— Voici Ginette ! dit Mrs Carberry.

La petite instructrice des futures sages-femmes, rondelette et efficace, tenait dans ses fortes et larges mains un poupon de plastique spongieux, pesant environ trois kilos.

— Ginette n'est pas une abréviation de Geneviève, mais celle de « gynécologique ». Elle sera votre compagne de tous les instants pendant votre dernier trimestre d'obstétrique. Tout comme d'ailleurs cette réplique grandeur nature des hanches d'une mère et de ses organes de reproduction. Il faudra vous entraîner avec Ginette et ce mannequin jusqu'à ce que vous soyez habituées au processus et aux gestes de l'accouchement au point de pouvoir les exécuter les yeux bandés.

» En même temps que les connaissances théoriques que je vais vous enseigner, il vous faut acquérir la dextérité manuelle nécessaire. En effet, une grande partie de vos décisions reposera non seulement sur ce que vous verrez, mais aussi sur ce que vous pourrez percevoir. Votre stéthoscope et vos mains sont les instruments qui vous seront les plus utiles pour réussir un accouchement. Aussi allons-nous commencer tout de suite à nous familiariser avec leur usage.

» Miss Kincaid, venez ici !

Elle tendit Ginette à Kate.

— Placez-la dans l'utérus en position normale, la tête en bas.

Kate s'exécuta.

— Bien ! Maintenant, en supposant que la mère et la

nature nous fournissent toute l'aide nécessaire, faites descendre l'enfant doucement, gentiment et procédez à l'accouchement.

Délicatement, Kate fit avancer Ginette le long du vagin.

— Très bien ! dit Mrs Carberry. Cela se passe ainsi dans la plupart des cas. Continuez à vous entraîner. Ginette est à votre disposition à toute heure du jour et de la nuit.

» Mais rappelez-vous que, dans cinq pour cent environ des cas, l'accouchement se déroulera autrement. Nous faisons de notre mieux pour éviter les accidents et les surprises, en surveillant l'évolution du fœtus depuis la conception jusqu'à la délivrance. Mais des problèmes peuvent surgir dans les dernières semaines de la grossesse ou même au moment de l'accouchement. C'est là que votre savoir et votre expérience entrent en jeu. Commençons tout de suite à nous familiariser avec quelques-unes de ces difficultés. Miss Kincaid, remettez Ginette à sa place, mais cette fois la tête en haut.

— C'est-à-dire qu'elle se présente par le siège ? demanda Kate.

— C'est ça, dit Mrs Carberry. Que faites-vous dans ce cas-là ?

— Il me semble que je ferais appel à l'obstétricien, dit Kate. Tous les sièges que j'ai vus, ou presque, se sont terminés par une césarienne.

— Et moi, j'ai vu trop de césariennes qui n'étaient pas nécessaires, dit Mrs Carberry.

— Moi aussi, dit Kate.

Elle se souvenait de médecins comme le docteur Morse, qui pratiquaient des césariennes seulement parce que cela arrangeait leur emploi du temps.

— Alors, supposons que la future mère dont vous vous occupez n'ait pas pu venir à l'hôpital et qu'il n'y ait pas de médecin disponible. Que faites-vous ? insista Mrs Carberry.

— D'abord, il faut déterminer la position exacte du fœtus, dit Kate. S'assurer qu'il s'agit bien d'un siège. Savoir s'il est complet ou décomplété.

— Ça, ce sont des mots : donnez-moi des faits, ordonna Mrs Carberry.

Ce fut sœur Ellen qui répondit :

— S'il se présente par un pied ou par les deux, c'est un

décomplété, mais si ce sont les fesses qui viennent en premier, c'est un siège complet : le plus difficile.

— Que faites-vous lorsqu'il s'agit d'un décomplété, demanda Mrs Carberry.

Emily répondit tout de suite :

— Si on peut toucher un pied ou les deux et que le bébé commence à sortir de cette façon-là, il faut d'abord entourer les jambes qui sont humides et glissantes d'un linge stérile puis extraire le bébé graduellement, en se faisant aider par la mère, qui doit pousser.

— C'est tout ? demanda Mrs Carberry.

— Il faut également soutenir l'enfant d'une main pour aider la tête à sortir aussi délicatement et efficacement que possible et éviter ainsi tout traumatisme, dit Kate.

— Rappelez-vous que l'enfant qui se présente en siège est toujours en danger, car la compression du cordon ombilical peut entraîner l'arrêt de l'approvisionnement en oxygène. Il faut donc sortir la tête aussitôt que possible. Mais il ne faut pas non plus précipiter la délivrance, car les risques de lésions du cerveau, de la colonne vertébrale, du squelette ou des viscères seraient alors grands. Un siège est donc toujours dangereux.

Pendant les jours qui suivirent, Kate, sœur Ellen et Emily travaillèrent longuement avec Ginette, simulant tous les cas de figure et essayant chaque fois d'arriver à une délivrance heureuse. Mais plus elles travaillaient, plus elles prenaient conscience de la lourde responsabilité qui leur incomberait dans la pratique.

En maternité, elles observaient les sages-femmes qui prescrivaient des méthodes de contrôle des naissances et enseignaient leur utilisation aux patientes. Elles suivaient les accouchements, effectuaient les examens de routine et surveillaient la santé et la prise de poids des futures mères. Elles apprenaient à vérifier les réactions du fœtus pour savoir s'il se développait normalement, et accompagnaient les sages-femmes dans les visites à domicile. Là, on contrôlait le régime et les habitudes de vie des futures mères, pour être certain que l'enfant à naître serait bien portant et que son environnement à la naissance serait convenable, sur les plans physique et psychologique. Rien ne devait échapper à l'attention et à l'examen minutieux d'une sage-femme digne de ce nom.

21

Les examens que Kate et ses deux compagnes d'études devaient passer comportaient un écrit et un oral.

La partie écrite devait montrer si elles avaient bien assimilé tout ce qui concernait le processus de la naissance, y compris les problèmes spéciaux que peuvent poser les patientes à haut risque. A l'oral, on évaluerait leur aptitude à réagir aux cas d'urgence.

Christine Abbott était chargée de l'interrogation orale de Kate. Elle posait ses questions par rafales, avec l'air inquisiteur d'un procureur. « Elle ne me pardonnera jamais d'être passée outre au sujet de la petite Eloïse », songea Kate. Elle n'eut guère le temps de laisser vagabonder ses pensées, car Miss Abbott la pressait de questions hautement techniques et très précises.

Kate fit un effort pour se rappeler toutes les connaissances qu'elle avait accumulées les trois derniers mois en écoutant les cours, en posant des questions ou en potassant des dizaines et des dizaines de brochures médicales consacrées à la technique de l'accouchement.

Lorsque l'examen fut enfin terminé, elle était littéralement épuisée. La directrice ne laissa rien paraître qui permît de savoir si elle avait réussi ou échoué.

— Merci, Miss Kincaid, se contenta-t-elle de dire.

Quatre jours plus tard, le 22 décembre, Kate, Ellen et Emily reçurent leurs résultats dans des enveloppes fermées. Elles étaient toutes les trois reçues, avec d'excellentes notes.

Encore trois mois à pratiquer de véritables accouchements, et elles en auraient terminé avec tout le cycle d'études.

Avant leur départ, les auxiliaires familiales emballèrent les cadeaux qu'elles avaient achetés à l'intention des enfants les plus pauvres, afin qu'eux aussi passent un Noël heureux. C'était une leçon pour les trois candidates : ces infirmières plus âgées ne considéraient pas seulement les gens de la montagne comme des patients, mais aussi un peu comme leurs parents. Se sentant frustrées parce qu'elles n'avaient pas la charge de familles à qui faire des cadeaux, Kate, Ellen et Emily ajoutèrent les leurs, bien enrubannés, à ceux de leurs aînées.

Kate vivait le Noël le plus solitaire qu'elle ait jamais connu. Même quand elle était de garde à l'hôpital de l'Université, elle ne s'était pas sentie aussi seule : en rentrant chez elle, il y avait Howard, le repas de Noël et l'échange de présents. Et puis l'amour...

Ce soir-là, elle fut chargée de la relève en pédiatrie. Puis elle rentra péniblement chez elle, dans la neige qui tombait. Mrs Russel avait fait de son mieux pour préparer un repas de fête. Mais, malgré les décorations qu'elle avait accrochées, malgré la dinde et les petits plats qu'elle avait préparés, le dîner de Noël de ces deux femmes esseulées ne fut pas particulièrement joyeux.

Le souper terminé, elles échangèrent leurs cadeaux. Kate ouvrit le paquet qu'elle avait reçu de Howard : une robe de laine très élégante et très chaude.

Il avait appelé plusieurs fois avant les fêtes, insistant pour venir la rejoindre. Mais elle avait été forcée de le décourager : avec son programme chargé, elle n'aurait pas de temps à lui consacrer.

— Cette directrice doit être un tyran, dit-il. Elle ne connaît donc pas le mot « assez » ?

— Si, si, elle le connaît, dit Kate. Elle pense qu'une année entière n'est pas *assez* longue pour tout ce que nous avons à apprendre.

— Mais tu n'étudies pas la neurochirurgie ! Tu ne fais seulement qu'un stage de médecine élémentaire.

— N'emploie jamais le mot « seulement » quand il s'agit de moi, se fâcha Kate. Ce que je fais est dur, très dur. Mais avant d'avoir fini, je vais leur montrer qui je suis.

Tard dans la nuit de Noël, Kate regagna sa chambre et, pour la première fois depuis de nombreux mois, elle se mit à pleurer. « Dépression de fêtes, diagnostiqua-t-elle. Un phénomène habituel. Les psychiatres en voient chaque année. »

Elle n'avait pas de raison d'être déprimée. Howard avait appelé dans la soirée. Le frère de Kate avait téléphoné de Hong-Kong et elle avait eu toute la famille au bout du fil : Scott, sa femme Pam et les deux enfants. Mais tout cela n'avait fait qu'aggraver son sentiment de solitude.

Kate fut encore plus triste lorsque sa mère appela de Floride : seule depuis la mort de son mari, elle faisait toujours contre mauvaise fortune bon cœur. Elle essaya de convaincre sa fille — et de se convaincre elle-même — qu'elle était satisfaite et heureuse de la vie qu'elle menait.

— Les gens d'ici sont très bien, Kate ! Tu les aimerais beaucoup. Ils sont gais et puis il y a toujours quelque chose à faire : activités diverses, jeux, nous avons même monté une pièce la semaine dernière. C'est moi qui tenais le rôle de l'ingénue ; nous nous sommes amusés, oui, nous nous sommes beaucoup amusés.

Mais elle s'était soudain mise à pleurer et avait avoué :

— Mon Dieu, ma chérie, ton père me manque tellement que, chaque soir, je m'attends à ce qu'il ouvre la porte toute grande comme il avait l'habitude de le faire lorsqu'il revenait de l'un de ses voyages d'affaires. Et il me semble encore l'entendre crier : « Coucou, chérie, c'est moi, je suis rentré ! »

Kate s'endormit en pleurant cette nuit-là. Mais le lendemain matin, elle se réveilla tôt et partit pour l'hôpital. L'habitude et la routine paraissaient être les meilleurs remèdes à la solitude, de même que la certitude qu'il ne restait plus que trois mois. Trois mois pendant lesquels tout ce qu'elle avait appris lui servirait à mettre au monde des êtres humains tout neufs.

Le jour vint enfin où Kate Kincaid fut affectée à son premier accouchement.

Sa patiente s'appelait Mrs Elizabeth Downey. Agée de vingt ans, elle était mariée depuis dix-huit mois seulement, et c'était son premier enfant.

Avant d'entrer dans la salle d'accouchement Kate passa

mentalement en revue le dossier Downey, pour en avoir tous les détails présents à l'esprit. Mrs Carberry leur avait appris qu'une bonne préparation était le meilleur moyen de faire face aux complications susceptibles de se présenter.

Kate vérifia ses fournitures pharmaceutiques, s'assura qu'elle disposait bien d'une poire aspirante pour dégager le nez du bébé afin qu'il puisse respirer, de pinces pour nouer le cordon ainsi que de sparadrap. Elle prépara aussi des scalpels et du fil à suture pour être prête à recoudre s'il le fallait.

Sa patiente était bien un peu hypertendue, mais pas suffisamment pour que cela pose un problème. Durant sa grossesse, elle s'était plainte des maux habituels : mal de dos, constipation, nausées et, pendant les dernières semaines, insomnies.

Sous l'œil perçant de Miss Abbott, Kate se livra à un examen abdominal et vaginal complet de sa patiente, pour déterminer la position de l'enfant, sa présentation et la dilatation du col.

De temps en temps elle comparait les battements de cœur du fœtus au rythme des contractions. Le cœur du bébé d'Elizabeth Downey réagissait merveilleusement : il ralentissait à chaque contraction, mais revenait à cent quarante battements à la minute aussitôt après.

L'enfant se présentait de façon classique, la tête la première. Les contractions de la mère étaient régulières et d'une intensité ne justifiant pas l'administration d'un médicament.

C'était une règle qu'on lui avait enfoncée dans la tête pendant ses trois mois d'études théoriques : pas d'intervention si ce n'est pas indispensable. Laisser autant que possible agir la nature.

Kate continua à surveiller le pouls, la respiration et la tension artérielle de la mère, ainsi que le rythme cardiaque du fœtus. Périodiquement, Miss Abbott vérifiait les observations de Kate. Tout était normal.

Le processus de la délivrance commença. La dilatation était à son maximum. Les douleurs de la patiente augmentaient de fréquence et d'intensité. Il fallait maintenant donner à la mère le masque à oxygène, l'autoriser à s'en servir selon ses besoins.

A chaque contraction de Mrs Downey, Kate l'encourageait :

— Poussez ! Poussez, poussez !

Aux cris de la future mère et à l'intensité de ses contractions, Kate sut que le bébé allait paraître. Elle vit le sommet de la tête qui émergeait lentement au rythme des poussées. Bientôt la tête fut entièrement dehors. Kate prit une poire aspirante pour vider le nez du bébé afin qu'il puisse respirer seul pour la première fois. Puis elle facilita la sortie du bébé que le corps de la mère semblait soulagé de laisser partir. Elle pinça le cordon, le coupa. Le placenta se détachait et l'utérus commençait à se contracter.

Kate reporta son attention sur le bébé : tout était normal. Elle examina ses yeux et lui mit des gouttes. Enfin, elle enveloppa l'enfant dans un lange et le tendit à sa mère, qui le prit délicatement et lui sourit.

Quelques minutes plus tard, Mrs Downey avait expulsé le placenta. L'accouchement était réussi.

***

Deux heures plus tard, Elizabeth Downey était de retour dans son lit. On avait nourri son petit garçon qui était maintenant à la nursery, couché dans son berceau.

Kate Kincaid était enfin libre de se détendre. Son uniforme était trempé, la sueur collait ses cheveux contre ses tempes. Elle avait l'impression d'avoir elle-même accouché et ressenti toutes les douleurs et réactions, celles de la mère et celles de l'enfant.

— Allez boire un café. Nous parlerons après, fit Miss Abbott.

Kate alla à la caféteria, se demandant ce que Miss Abbott voulait dire. Elle revécut en pensée chaque étape de l'accouchement, chaque geste qu'elle avait fait. Avait-elle négligé quelque chose ? « Dieu merci, au moins, tout s'est bien passé », se dit-elle.

Elle cherchait une place pour s'asseoir lorsqu'elle aperçut sœur Ellen à une table d'angle. Le premier accouchement d'Ellen avait aussi été prévu pour ce même jour, et elle semblait tranquille comme à l'accoutumée.

— C'est bien utile, la foi ! plaisanta Kate. Si cela te permet d'être calme un jour comme aujourd'hui...

Ellen n'eut pas l'ombre d'un sourire. Son visage se décomposa lentement et des larmes roulèrent sur ses joues.

— Ellen, qu'est-ce qui s'est passé ?

— Mort. Tout allait très bien. Puis son petit cœur a commencé à battre de façon désordonnée. J'ai envoyé chercher le docteur Boyd. Il est arrivé tout de suite mais c'était trop tard. Le bébé s'était étranglé tout seul, avec le cordon. Il est sorti tout bleu et inerte. Complètement inerte.

Kate contourna la table pour embrasser Ellen. La jeune religieuse s'appuya contre elle et se laissa aller à pleurer ouvertement.

— Ce n'est pas ta faute, Ellen chérie, ce sont des choses qui arrivent et on n'y peut rien, dit Kate en lui tapotant doucement l'épaule.

Ellen continua à pleurer.

— Cette petite chose sans défense, si parfaitement formée mais tellement inerte. Elle est morte sans même avoir vécu.

Dans l'heure qui suivit, Kate se présenta au bureau de Miss Abbott, en se préparant à l'énumération des insuffisances qu'elle avait manifestées pendant l'accouchement de Mrs Downey. Lorsqu'elles étaient entre elles, Kate, Ellen et Emily parlaient de Christine Abbott comme de « la mère supérieure », affirmant qu'elle aurait fait une excellente abbesse et que son patronyme lui convenait très bien [1].

Miss Abbott se carra dans son fauteuil, prit son paquet de cigarettes et en alluma une, tout en faisant remarquer :

— Triste habitude, celle de fumer. Ne vous y mettez jamais.

C'était la seule faiblesse que la directrice se permettait de montrer et encore, dans son bureau seulement.

— Alors, avez-vous appris quelque chose ?

— Oui, dit Kate. Ça valait le coup de passer des nuits à étudier tous ces bouquins. Ça valait le coup, rien que pour voir ce bébé émerger en bonne santé et se mettre à brailler.

— Voilà qui est très gentil et très sentimental, mais qu'avez-vous appris au juste ?

— J'ai appris que dans la plupart des cas c'est la mère

1. Abbott : en anglais, abbesse.

et la nature qui se chargent de tout et qu'il ne faut leur apporter d'assistance que lorsqu'elle est nécessaire et seulement là où elle est nécessaire.

— C'est exactement ça, mais ne croyez pas que ce sera aussi facile à chaque fois. Des quinze accouchements que vous devez mener à bien pour être pleinement qualifiée, il y en aura de difficiles. Il peut même s'en produire de dangereux. Alors, ne soyez sûre de rien. Ne vous laissez jamais aller. Les choses peuvent tourner mal à n'importe quel moment et jusqu'à la fin. Soyez toujours en alerte, éveillée, rapide. Que chaque partie de vous-même le soit, l'esprit, les mains, l'instinct ; c'est un travail d'équipe. La vie ou la mort peuvent être une question de minutes, ne l'oubliez jamais.

Bien qu'ayant reçu son congé, Kate ne bougea pas.

— Oui, Miss Kincaid ?

— Miss Abbott, au sujet de sœur Ellen...

— Oui, je sais. Dommage. Mais cela arrive rarement. Il y a des années que nous n'avons pas perdu de bébé de cette façon-là.

— Il faut que nous fassions quelque chose.

— L'enfant était mort-né, étranglé par le cordon. Il n'y avait rien à faire.

— Sœur Ellen pense que c'est de sa faute.

— Le docteur Boyd lui a expliqué qu'elle n'était pas responsable de cette issue malheureuse.

— Mais elle se sent cependant terriblement coupable.

— Je vois.

— Il faudrait qu'elle réussisse très vite un accouchement, suggéra Kate.

— Cela peut s'arranger.

Plusieurs jours passèrent, au cours desquels l'ironie de la situation s'imposa à Kate.

A l'hôpital de la Montagne, aucune sage-femme ne se qualifiait ni ne recevait son diplôme avant d'avoir effectué quinze accouchements, et pourtant le planning familial conduit par ce même hôpital était si efficace que le taux des naissances dans toute la région allait fortement en diminuant. Il y avait donc moins d'accouchements que n'en auraient espéré les trois élèves et il leur fallait attendre assez longtemps entre deux délivrances.

Emily McClendon exprima sa frustration en déclarant :

— Je me sens comme une femme arrivée à terme et qui ne parvient pas à mettre son enfant au monde. J'aimerais tellement mettre en pratique toute la théorie apprise pendant ces neuf longs mois.

Le premier cas qui se présenta fut attribué à sœur Ellen. Kate et Emily auraient aimé être présentes pour l'encourager. Mais elles avaient été affectées à la consultation prénatale où, tout en se concentrant sur leur travail, elles attendaient impatiemment les comptes rendus que les autres infirmières venaient leur donner quand elles quittaient la maternité.

Le travail fut très long. La mère, une primipare, souffrait beaucoup. Sœur Ellen, le visage en sueur comme celui de sa patiente, conseillait, encourageait, réconfortait la jeune femme. C'était un siège, les pieds se présentant en premier.

Avec une délicatesse infinie, Ellen amena les petites jambes à l'air libre. Elle les entoura d'une serviette aseptisée pour s'assurer une meilleure prise et continua d'exercer une légère pression, tout en soulevant le bébé pour faciliter sa sortie. Une fois qu'il fut dehors, elle aspira avec une poire les mucosités du nez et, au premier cri poussé, elle le remit à Miss Abbott qui était restée à côté d'elle.

— Bon travail, murmura Miss Abbott. Allez vite prendre un café.

Kate et Emily rejoignirent Ellen à la caféteria. Les jeunes femmes s'étreignirent en signe de triomphe.

— Assieds-toi, dit Kate à l'adresse d'Ellen. Aujourd'hui, c'est à nous de t'apporter ton café.

Lorsque Kate fut revenue, la jeune religieuse dit tout bas et avec humilité :

— C'était un siège, une dure épreuve.

— Nous le savons, dit Kate. On nous a tenues au courant, mais tu t'en es très bien tirée, parfaitement même.

— Et puis, un si beau bébé. Sain, costaud. Tous les bébés devraient naître comme ça.

— Tous les bébés devraient bénéficier de l'aide et de l'assistance de femmes comme toi, dit Kate.

***

Pendant les semaines qui suivirent, Kate et Ellen dirigèrent treize accouchements de plus. Emily avait eu de la chance ; elle avait complété sa série de quinze. Prête pour son diplôme, elle passa brillamment son examen et fut la première auxiliaire et sage-femme de leur groupe à partir. Et fidèle à son idée, elle s'en alla vers les vergers de Géorgie s'occuper des travailleurs saisonniers et de leurs familles.

Au moment de se séparer, elles réalisèrent les liens créés par leur année de stage. Il y eut des embrassades, des pleurs et des rires. Elles se promirent de rester en contact. Peu importait où on les enverrait : elles s'écriraient. Une amitié était née, qui durerait toute la vie.

Comme le docteur Boyd devait assister à un séminaire médical dans la grande ville, il se proposa pour déposer Emily à l'aéroport. Il attendit patiemment dans le parking que les trois jeunes femmes se soient dit leur dernier « au revoir ». Kate et Ellen agitèrent les bras pendant que la voiture prenait la direction de la route goudronnée ; Emily leur fit de grands signes jusqu'au moment où la voiture disparut.

*
* *

Kate avait été affectée à la prochaine naissance, mais sœur Ellen avait reçu un message urgent de l'ordre auquel elle appartenait : on allait envoyer des religieuses en Afrique pour y travailler dans une tribu très pauvre. On avait tellement besoin d'une sage-femme que l'évêque acceptait de fermer les yeux sur le passé d'Ellen si elle pouvait avoir son diplôme en temps voulu. On allait la mettre au service d'une noble cause, celle de veiller à ce que les femmes de là-bas mettent au monde des enfants non seulement viables mais aussi bien portants.

Kate fut très contente de céder son tour.

Ce fut une délivrance difficile, au cours de laquelle Ellen, sous le regard de Miss Abbott, fit preuve d'une grande habileté et d'un calme admirable.

Malgré la nécessité d'une épisiotomie et d'une anesthésie locale, tout se passa au mieux et c'est un bon gros bébé en excellente santé qu'Ellen mit dans les bras de sa mère.

Plus tard dans la soirée, Miss Abbott écrivit dans le dossier d'Ellen : « La candidate est extrêmement qualifiée. Elle montre du sang-froid dans les cas d'urgence et applique très adroitement les théories qu'on lui a enseignées. »

Deux jours plus tard, Kate et Ellen se faisaient leurs adieux sur le parking de l'hôpital. Les deux jeunes femmes s'embrassèrent et se firent des promesses mutuelles. Elles versèrent l'une et l'autre quelques larmes et éprouvèrent le sentiment d'avoir bénéficié ensemble de quelque chose de plus qu'un simple enseignement pendant l'année qu'elles avaient passée à Adelphi.

— Tu m'écriras, n'est-ce pas, Ellen ?

— Toi aussi !

— Et si tu vois l'évêque, dis-lui de ma part qu'il a failli se priver d'une jeune femme extraordinaire quand il t'a censurée.

Le chauffeur klaxonnait, impatient d'entreprendre le long trajet qui les séparait de la grande ville. Elles se quittèrent, après s'être embrassées une dernière fois. Ellen monta dans la camionnette et fit ses derniers signes d'adieu à Miss Abbott et à Kate avant de prendre la route vers le monde extérieur.

— C'était une des meilleures, dit doucement Kate, en regardant disparaître le véhicule dans le tournant.

— C'est vrai, dit la directrice. Dévouée, capable et forte aussi bien spirituellement que physiquement. Où qu'on l'envoie, elle fera du bon travail. — Elle se tourna vers Kate. — Bon, je suppose que maintenant vous êtes pressée de voir arriver votre quinzième accouchement et de partir.

— Eh ! oui. Je n'ai pas encore décidé de ma destination mais j'ai hâte de ne plus être une élève et d'être responsable de mes actes.

— Je connais ça, dit Miss Abbott. Et le quinzième pourrait bien arriver plus tôt que vous ne le pensez.

Kate, intriguée, regarda la directrice.

— J'ai reçu un appel de Miss Danforth, qui s'occupe de l'avant-poste de la Rivière. Une certaine Mrs McCready est à terme, mais Miss Danforth ne peut l'accompagner jusqu'ici, car elle a deux urgences sur place. Le père va donc nous amener la maman ce soir : soyez prête !

22

Dans la salle de travail, Kate étudiait le dossier de Mrs Frank McCready. Si cet accouchement se passait bien, il serait le dernier exigé pour son diplôme.

Comme d'habitude, Miss Abbott était là pour surveiller le déroulement de l'opération.

Heureusement le dossier ne prévoyait aucune difficulté. Mrs McCready, trente et un ans, avait déjà mis au monde trois enfants sans incident et elle était en bonne santé.

Elle en était à la première phase du travail, qui progressait normalement. Kate enfila des gants stériles et se livra à un examen abdominal et vaginal pour déterminer la position et la présentation de l'enfant à naître. Malgré sa souffrance, la parturiente essaya de sourire à Kate : elle comprenait que cette jeune sage-femme était un peu crispée et cherchait à la rassurer, mais elle grimaçait à chaque contraction.

Kate plaça le disque métallique de son stéthoscope sur le ventre proéminent de Mrs McCready pour écouter le cœur du fœtus. Les réactions du bébé étaient bonnes. Décidant qu'aucune médication n'était nécessaire, elle recommanda à sa patiente de respirer normalement et bien à fond.

La descente du fœtus avait commencé. Mrs McCready entrait dans la seconde phase du travail. Le bébé sortirait bientôt. Kate savait que chez une multipare la naissance doit suivre la dilatation maximale dans un délai de moins d'une heure. Les minutes passèrent. Mrs McCready se mit à transpirer plus abondamment. Et Kate surveillait la pendule murale. Lorsque l'heure se fut presque écoulée, elle dut admettre que quelque chose clochait. Elle exhorta sa patiente à pousser et pousser encore. Mrs McCready cherchait à coopérer en faisant les plus grands efforts, mais le bébé n'était pas encore engagé dans le vagin.

Consciente de la présence de Miss Abbott, qui demeurait impassible mais dont les yeux la jugeaient manifestement, Kate incita la parturiente à pousser encore plus fort.

— Je n'ai jamais autant souffert, haleta Mrs McCready. Même pour le premier.

L'heure dont on disposait était maintenant presque entièrement passée. Il fallait se rendre à l'évidence : un incident dont les conséquences pouvaient être dangereuses et même fatales avait interrompu le processus régulier de l'accouchement. La sage-femme et la patiente comprenaient l'une et l'autre qu'une délivrance normale était impossible.

Kate alla au téléphone :

— Nous avons une urgence en maternité. Faites appeler le docteur Boyd.

Elle préparait une poire aspirante quand Boyd entra en trombe.

Il savait ce que cet accouchement représentait pour Kate, mais s'abstint de tout commentaire. Il se lava soigneusement les mains pendant que Kate le mettait au courant de la situation : une multipare, soixante-quatre minutes passées, un deuxième stade qui se prolongeait, un bon rythme cardiaque de l'enfant, qui réagissait bien aux contractions.

— Soixante-quatre minutes ?

Sans rien dire de plus, Boyd vérifia les constatations de Kate pour déterminer la raison de ce retard. Tout ce qu'il put établir confirmait les conclusions de Kate et son diagnostic fut le même. Il donna brièvement ses ordres.

Kate prépara une piqûre et la fit dans le bras de Mrs McCready, dont les yeux reflétaient une certaine peur. Pour la rassurer, Kate lui dit :

— Ce médicament est utilisé lorsque les contractions sont sans effet. Continuez à pousser et à respirer comme vous avez appris à le faire.

Il leur fallait attendre l'effet du médicament. S'il était nul, le danger encouru par l'enfant exigerait une césarienne.

Kate, Boyd et Miss Abbott surveillaient maintenant alternativement la pendule et la façon dont les choses se déroulaient. Mrs McCready manifestait en cette situation un grand courage.

Considérant qu'elle avait atteint la limite de risque, Boyd prit sa décision :

— Il faut ouvrir.

Il partit immédiatement vers la salle d'opération. Kate prépara rapidement sa patiente pour une césarienne. Lorsqu'elle amena le chariot sur lequel était couchée Mrs McCready, la panseuse et l'anesthésiste étaient là, et tout était prêt.

Boyd était efficace, adroit et compétent. En moins d'une demi-heure, il sortit, pour le donner à Kate, un petit garçon qui gigotait. Ses réactions étaient normales, constata Kate avec un soulagement sans nom. Il n'avait pas souffert de cette seconde phase prolongée. Mais elle, Kate, avait échoué : par sa faute, il avait fallu recourir à la chirurgie.

Après avoir confié Mrs McCready à l'infirmière de garde à la maternité, Kate descendit à la caféteria. Emily lui manquait terriblement ainsi que sœur Ellen. Elle aurait eu besoin de camaraderie, de consolation, de la présence de quelqu'un devant qui elle n'aurait pas honte de pleurer, de quelqu'un qui comprendrait.

Elle était en proie à cet intense sentiment d'abandon quand Miss Abbott parut. La première réaction de Kate fut la colère. Comment cette femme qui l'avait tyrannisée pendant toute la durée de ses études pouvait-elle être assez cynique pour venir lui faire des reproches maintenant ? Oui, c'était son quinzième accouchement, si important. Non, les choses ne s'étaient pas passées comme elles auraient dû. Mais, pour autant qu'elle se le rappelait, elle avait strictement suivi les consignes. Elle était décidée à ne pas accepter les reproches de la directrice sans se défendre.

— Eh bien, Miss Kincaid ! Quelle matinée !

— Oui, plutôt !

— Dommage qu'il ait fallu une césarienne.

— J'ai fait tout ce que j'ai pu, répliqua Kate.

— Vous avez fait une chose...

— Miss Abbott, coupa Kate d'une voix rageuse. Vous m'avez cherché querelle continuellement depuis que je suis intervenue pour la petite Eloïse, et je l'ai accepté. Mais cette fois-ci, non ! Non, non et non ! Vous dites que j'ai fait quelque chose de mal ? Et quoi ? Dites-le, allez dites-le !

La directrice écouta sans broncher cette tirade.

— C'est fini ? fit-elle doucement.

Kate se radoucit aussitôt.

— Oui.

— Alors, je peux peut-être continuer ? J'allais dire que vous avez fait aujourd'hui une chose qui, à mes yeux, est plus importante qu'un quinzième accouchement réussi.

Kate lança un regard incertain à Miss Abbott. Etait-ce encore une façon sadique de se moquer d'elle ?

— Dès votre arrivée ici, continua la directrice, et même avant, par votre dossier universitaire, j'ai deviné en vous un besoin d'avoir toujours raison, d'être sans faille. Ce que je cherchais depuis des mois, c'était une preuve d'humilité de votre part. Je voulais que vous admettiez, comme nous tous, que vous êtes un être humain susceptible de se tromper.

» Pour moi, en effet, il y a toujours eu un dernier test qu'une bonne sage-femme se doit de réussir : connaît-elle les limites de ses possibilités professionnelles ? Est-elle capable de savoir que le moment est venu d'appeler un obstétricien ? Voilà qui m'importait plus que de vous voir effectuer un quinzième accouchement. Cela, je sais que vous en êtes capable. Je vous le répète, c'est l'humilité que j'attendais de vous : le moment où vous placeriez le bien-être de votre patiente au-dessus de votre orgueil. Et, aujourd'hui, vous l'avez fait. C'est un commencement, un bon commencement. Je vous félicite, Miss Kincaid. Vous avez fait du bon travail.

Elle se leva et quitta la table sans un sourire. Kate resta assise, silencieuse, abasourdie, trop étonnée pour savourer la joie provoquée par ces mots.

Avant la fin de la semaine, Kate avait effectué son quinzième accouchement. C'était un beau bébé en bonne santé et c'est avec une satisfaction inhabituelle que Kate le déposa tendrement dans les bras de sa mère. Elle venait de mettre un enfant au monde, mais elle venait aussi de se libérer de douze longs mois d'études et d'épreuves. Elle ne put résister à l'envie de lancer un regard à Miss Abbott, qui manifesta son approbation d'un signe de tête, mais toujours sans sourire.

Toutefois ce signe de tête était suffisant. Kate poussa un grand soupir de soulagement : elle était libre, libre de retourner vers la civilisation.

Il fallait qu'elle téléphone tout de suite à Howard.

— Ici Brewster, aboya-t-il.

— Kincaid à l'appareil, lança Kate sur le même ton. — Incapable de retenir sa joie plus longtemps, elle s'esclaffa. — Ça y est ! J'ai réussi. J'ai mon diplôme. Je suis libre. Je serai à la maison pour Pâques.

Avec la réserve que lui imposait la présence dans son bureau d'un client important, Howard répondit :

— Voilà une excellente nouvelle. Faites-moi savoir où et quand et j'y serai.

Kate raccrocha, un large sourire aux lèvres. La vie lui paraissait tout à coup merveilleuse.

Elle, Kate Kincaid, auxiliaire médicale de famille et sage-femme, avait atteint son objectif. Elle était venue à bout d'une longue année d'études faite d'isolement et de séparation. Elle était maintenant libre de penser à elle non en tant que citoyenne de deuxième zone mais comme professionnelle reconnue par tous.

Sans se départir de son sourire béat, elle récapitula les relations qu'elle s'était faites à Adelphi : Mrs Russel, cette adorable vieille dame qui l'avait pratiquement adoptée ; Eloïse, qui non seulement s'était révélée plus brillante encore que ne le soupçonnait Kate, mais égayait la maison des Russel, devenue grâce à elle le foyer de trois générations — une grand-mère, une jeune femme et une petite fille. Mrs Russel avait pris l'habitude de coudre des vêtements pour l'enfant, de lui préparer de petits plats, de répondre à ses incessantes questions, de lire avec elle les livres envoyés par Miss Talmadge.

Et puis il y avait Christine Abbott, qui n'exigeait rien moins de ses élèves que la perfection, mais qui était capable de se montrer si indulgente et compréhensive envers les malades. Et puis, il y avait Ray, le médecin qui était revenu par amour pour son pays.

Il y avait aussi les familles dont Kate s'était occupées. Elle prit la résolution de rendre visite à chacune d'elles pour leur faire ses adieux de vive voix. Elle essaierait une dernière fois de convaincre Mrs Persons de renoncer à son tabac trop riche en mélasse. Elle insisterait auprès des Torrence pour qu'Eloïse fasse des études secondaires : n'importe quel établissement serait ravi de la faire bénéficier d'une bourse. Et puis il y avait le charmant vieux professeur, Mr Spencer, et... La liste semblait ne pas avoir de fin. Ces quinze femmes qu'elle avait accouchées avec succès et tous ces bébés...

Elle en était là de ses réflexions quand la porte s'ouvrit soudain, livrant passage à Miss Abbott.

— Oh, excusez-moi, Miss Kincaid ! Je vous croyais partie.

— Je téléphonais.

— Oui, oui, je vois. J'espère que je ne vous dérange pas, dit la directrice, en proie à la plus grande agitation.

— Je peux faire quelque chose ? demanda Kate.

— Miss Owens... — Elle éclata en sanglots. — Miss Owens...

— Que se passe-t-il ?

— Il y a quatre jours, on a décelé une tumeur. Le docteur Boyd a fait faire une biopsie en ville. Nous venons de recevoir les résultats.

— Oh non... murmura Kate.

— Pauvre Miss Owens, une si bonne infirmière, une femme merveilleuse, merveilleuse...

— Peut-être n'est-ce pas aussi grave, dit Kate d'une voix qui se voulait réconfortante.

— Ça, c'est le langage que nous tenons à nos malades.

— Quand l'opère-t-on ?

— Demain. Je dois absolument la remplacer. Wildwood est l'avant-poste le plus chargé : il faut une infirmière des plus compétentes. Il faut que je réfléchisse très sérieusement à la question. J'aimerais rester seule, s'il vous plaît.

— Puis-je aller vous chercher quelque chose ? Avez-vous dîné ?

— Non, mais je vous remercie. Filez vite. Vous aussi avez eu une dure journée. A demain.

23

Kate s'éveilla tôt le lendemain matin, mal à l'aise et en proie à des sentiments mitigés. Les tristes nouvelles concernant Léona Owens l'emportaient sur le soulagement ressenti à l'idée d'être enfin libre de rentrer chez elle après si longtemps.

Elle contempla le paysage par la fenêtre de sa chambre. Bientôt, ces montagnes ne seraient plus pour elle qu'un souvenir, le souvenir vivace d'une année importante de sa vie. Si près de les quitter, elle comprenait maintenant pourquoi les gens qui y étaient nés revenaient, comme poussés par quelque force magique. Elle savait qu'elle-même aurait un jour envie de revoir cette région.

Des rires venaient de la cuisine. Elle alla voir. Mrs Russel et Eloïse s'amusaient comme des petites folles.

— Eh bien, marmotte ! dit Mrs Russel en voyant Kate. Vous avez dormi longtemps cette nuit. C'est vrai que vous êtes rentrée tard. Je devrais même dire trop tard.

Devant le regard surpris de Kate, Mrs Russel s'adressa à Eloïse :

— Vas-y, petite, montre-lui.

Timidement Eloïse sortit de son cartable une feuille de papier d'écolier en haut de laquelle était écrit : « A présenter au concours de poésie inter-écoles de l'Etat. R.D. »

— R.D. ? fit Kate.

— C'est Mr Danforth, notre directeur, dit Eloïse.

Kate s'assit et commença à lire le poème. Il parlait d'une jolie dame blonde venue un jour rendre visite à une petite fille qui aimait lire et écrire, et qui était devenue son amie.

« Un poème sur moi ? » songea Kate, avec émotion. Elle attira Eloïse vers elle et l'embrassa.

— Il faudra que tu m'écrives souvent, très souvent. Je veux savoir si ton poème a gagné et si tu vas au lycée de la grande ville et plus tard à l'université. Promets-moi que nous nous écrirons toute notre vie.

Elle joua avec quelques mèches des fins cheveux dorés de l'enfant. Eloïse la regarda et demanda :

— Pourquoi il faut que j'écrive ?

— Parce que... commença Kate en se rendant compte pour la première fois qu'elle n'avait parlé de son départ à personne. Parce que je vais partir bientôt.

Sans dire un mot, l'enfant se pressa désespérément contre elle comme pour la faire changer d'avis.

— J'ai fait mon quinzième accouchement hier. Mon stage est fini.

— Tu vas partir... balbutia Eloïse.

— Oui, ma chérie.

— Tu ne vas pas t'en aller pendant que je serai chez mes parents, ce week-end ?

— Non, je viendrai te chercher lundi matin comme d'habitude.

L'enfant resta accrochée à Kate, la tête appuyée contre sa poitrine jusqu'au moment où Mrs Russel lui rappela gentiment :

— Il est l'heure, mon enfant, l'heure d'aller à l'école.

— Tu seras ici lorsque je reviendrai ? demanda Eloïse à Kate.

— Ici ou à l'hôpital. Je te le promets.

Après un dernier baiser, l'enfant prit ses affaires de classe et partit.

— Je ne me suis jamais rendu compte... dit Kate.

— Elle parle de vous tout le temps. Elle est encore toute jeune, mais elle comprend parfaitement que vous avez modifié le cours de sa vie.

— Veillez à ce qu'elle me tienne au courant de ce qui arrivera à son poème, dit Kate.

Le téléphone sonna.

— C'est pour vous, Kate. Miss Abbott.

Kate s'empara de l'appareil. La directrice avait retrouvé son ton sévère : il n'y avait plus trace de l'émotion qu'elle avait manifestée la veille au soir.

— Miss Kincaid, pouvez-vous être dans mon bureau dans quinze minutes ?

— Oui, oui, bien sûr.

Christine Abbott était au téléphone quand Kate entra.

— Dites-lui de ne pas se faire de souci, disait-elle. Nous ferons le nécessaire. Et je viendrai la voir aussitôt que je pourrai.

Elle raccrocha et leva les yeux sur Kate.

— Il a fallu lui faire une totale. Pauvre Miss Owens. Je dois donc organiser pour le long terme. Je ne peux pas fermer Wildwood : il y a des centaines de personnes qui dépendent de cet avant-poste.

Kate faillit dire : « J'aimerais vous rendre service mais j'ai fini ici. J'ai fini mon année, j'ai fait mon travail, et puis il y a Howard, à qui j'ai promis de rentrer pour Pâques. Je veux rentrer et leur montrer à tous, au docteur Morse et aux autres. Et vous me demandez de retarder tout ça et de prolonger ma réclusion ici ? Non ! Non ! Vous n'avez pas le droit de me demander ça ! »

Puis tout à coup, elle sut ce qu'il fallait faire.

— Combien de temps cela prendra-t-il de trouver une remplaçante pour Léona ?

— Des semaines. Probablement des mois.

— Je... Je resterai.

— Vous rendez-vous compte qu'il vous faudra prendre en charge la responsabilité de tout un district ? Plus de trois cents familles ?

— Oui.

— Ce ne sera pas facile.

— Je sais.

— Très bien, Miss Kincaid ! Et merci, ajouta-t-elle. J'espérais que vous le feriez, mais je n'estimais pas avoir le droit de vous le demander.

— Quand dois-je commencer ?

— Eva, la secrétaire de Miss Owens, a téléphoné. Il y a déjà des malades qui attendent.

— Je vais donc ramasser mes affaires et partir.

— Passez à la pharmacie de l'hôpital et voyez ce qu'il vous faut comme médicaments.

— Avant... J'ai un coup de téléphone à donner, un coup de téléphone personnel.

— Mais bien sûr.

Elle sortit pour laisser Kate seule.

— C'est toi, chérie ? fit la voix enjouée d'Howard. Alors à quelle heure arrives-tu ? Quel avion prends-tu ?

— Howard, commença-t-elle. Howard, mon chéri, essaie de comprendre...

— Comprendre quoi ? demanda-t-il, passant soudain de l'enthousiasme à l'impatience.

— Nous venons d'avoir une urgence. On a besoin de moi ici.

— Ne me dis pas que tu vas être retardée. J'ai déjà fait des projets pour que le week-end de Pâques soit formidable.

— Il ne s'agit pas d'un simple week-end, ni même d'une semaine.

— Qu'est-ce que tu veux dire ? demanda-t-il, glacial.

— Cela peut prendre des semaines, voire des mois.

— Des mois ? Mais hier encore...

— Howard chéri, je viens de te le dire : c'est une urgence.

— Une urgence, dit-il en colère, ça ne dure pas des mois.

— Mais ce n'est pas une situation qui se produit couramment...

— Depuis un an ta vie se compose de situations anormales, coupa-t-il sèchement. Je t'ai suppliée de ne pas aller là-bas ; tu n'as pas voulu m'écouter. — Il marqua une pause. — Et si je te disais qu'il te faut maintenant faire un choix ? Soit tu rentres, soit nous tirons un trait ?

Kate resta silencieuse quelques instants puis répondit :

— Dans ce cas, je crains d'être obligée de choisir la deuxième solution.

Elle s'arrêta à la réserve pharmaceutique de l'hôpital où l'attendait un grand carton de médicaments. Il lui faudrait aussi faire l'inventaire de ce qui restait à Wildwood et évaluer les besoins en bandages, antiseptiques, matériel de suture, antidote aux morsures de serpent et, d'une manière générale, tout ce que pouvaient exiger les dizaines de maladies et de blessures que les patients ne manqueraient pas de présenter.

Elle chargea ses sacoches et le carton dans la jeep et démarra.

Plus elle s'élevait dans la montagne, plus elle avait chaud, ce qui lui parut curieux. L'année dernière, à cette époque, lorsqu'elle était venue pour la première fois, il faisait froid ; le temps était hivernal. Et pourtant, elle sentait le col de sa chemise de flanelle s'imprégner d'humidité. Elle ouvrit la vitre pour bénéficier de la fraîcheur de l'air, mais rien n'y fit.

Elle était en nage : la transpiration de la peur. On venait soudain de lui confier la liberté, la responsabilité et le défi professionnels qu'elle avait réclamés pendant des années, et cela la terrifiait.

Elle essaya de se rappeler le nom de l'écrivain qui avait déclaré : « Il n'y a qu'une chose qui soit pire que le fait de ne pas obtenir ce que vous voulez : c'est de l'obtenir. » Elle comprenait maintenant ce qu'il avait voulu dire.

Lorsqu'elle atteignit Wildwood, cinq voitures attendaient déjà sur le parking. Ce n'était pas le moment de s'abandonner à la peur. Elle essuya son visage humide, attrapa ses sacoches qu'elle jeta par-dessus son épaule et, d'un pas décidé, marcha jusqu'à la porte.

— Bonjour ! claironna-t-elle à l'intention des personnes qui attendaient. Miss Owens... je veux dire Léona, m'a envoyée pour la remplacer pendant quelque temps. Elle est à l'hôpital de la grande ville, où elle se tient au courant des nouvelles techniques médicales.

Elle espérait que cette explication avait été rassurante, mais elle n'en n'était pas certaine car on continuait à la fixer sans rien dire, ce qui augmentait sa gêne et son sentiment d'être une étrangère.

— Bon, si on commençait ? lança-t-elle d'un ton jovial. Qui se dévoue ?

Une jeune mère qui tenait un bébé de deux ans se leva de sa chaise. Elle avait amené l'enfant pour un contrôle de routine. Kate ausculta le bambin qui s'intéressait plus aux instruments chirurgicaux qui brillaient dans leur vitrine qu'à ce qu'on lui faisait subir. Il fallait véritablement se battre pour le maintenir et l'examiner en même temps. Son développement semblait normal. Elle lui fit faire des tests avec des cubes et des jeux. Il avait l'air de progresser fort bien sur les plans neurologique et intellectuel, ce que Kate fut ravie de communiquer à la mère. Elle puisa dans ce premier cas le minimum de confiance qui lui était nécessaire.

La deuxième personne était également venue pour un contrôle. C'était une femme enceinte qui entamait son deuxième trimestre. Kate consulta son dossier : âgée de vingt-six ans, elle avait déjà deux enfants en bonne santé. Kate examina son cœur, ses poumons, prit son pouls et sa tension. Tout allait bien. Quant au futur bébé, il semblait se porter à merveille.

Mais le troisième cas était différent. Différent et alarmant. Il s'agissait d'une petite fille de neuf ans ; elle avait les yeux brillants et fatigués d'une enfant en proie à une fièvre violente, que Kate discerna au simple toucher. La mère, une jeune femme mince aux cheveux noirs et aux yeux sombres, se tenait, anxieuse, près de sa fille.

— Il y a combien de temps qu'elle est comme ça ? demanda Kate en prenant la température de l'enfant.

— Quatre jours.

— Vous auriez dû l'amener plus tôt.

— Je n'ai pas pu, expliqua la mère. Il fallait que je m'occupe des autres et il n'y avait personne pour me remplacer. Jusqu'à ce matin, quand ma mère est venue.

Kate inspecta la gorge de l'enfant et vit tout de suite qu'il s'agissait d'une mauvaise angine. Avec une spatule de bois, elle préleva un peu de la matière blanche qui suintait des amygdales irritées. Puis elle palpa les ganglions du cou, qu'elle trouva très sensibles.

Elle sentit monter une bouffée de colère à l'égard de cette mère qui avait attendu quatre jours. Ignorait-elle donc que cette affection de la gorge, si elle n'était pas soignée à temps, pouvait dégénérer en rhumatisme articulaire ou en souffle au cœur ? Il fallait prescrire sur-le-champ un traitement de choc.

— Est-ce que Marcy a déjà pris de la pénicilline ?

— Je ne sais pas, répondit la femme. C'est Léona qui sait.

Kate se reporta au dossier de l'enfant. Il n'y était pas question d'administration de pénicilline. Pouvait-elle prendre le risque d'une médication orale, qui pourrait ne pas être administrée aussi consciencieusement qu'il le fallait pendant les dix jours nécessaires au traitement ? L'état de l'enfant la décida à utiliser la pénicilline par voie hypodermique. Il lui fallait donc prévoir une éventuelle allergie.

Elle prépara les médicaments, la seringue, la gaze et l'alcool ; pour commencer, elle essuya la sueur sur son propre visage puis fit la piqûre. Après avoir reposé son matériel, elle dit à la petite :

— Maintenant, reste sagement couchée et repose-toi un peu. Tout va aller très bien. Si tu as sommeil, laisse-toi aller et dors !

Elle fit signe à la mère de la rejoindre dans le couloir.

— Restez ici et veillez sur elle. Si elle souffre et surtout si elle a du mal à respirer, appelez-moi. Et tout de suite, n'est-ce pas ?

— Oui, madame.

Kate emmena la personne suivante dans l'autre petite salle. C'était un homme d'un certain âge, qui avait mal aux reins. Il se rebiffa lorsqu'elle lui demanda d'enlever son pantalon de toile.

— Une jeune femme qui vient d'ailleurs et qui demande à un homme de faire des choses qu'il aurait honte de faire devant sa propre fille !

Kate soupçonnait un problème de prostate, peut-être même une tumeur maligne. Elle enfila un doigtier de caoutchouc et procéda à un toucher rectal.

— Mais qu'est-ce que vous faites ? C'est mon rhumatisme qui m'ennuie, c'est tout.

Malgré les jurons qu'il mêlait maintenant à ses protestations, Kate continua. De son doigt ganté elle décela une petite masse dure qui confirmait ses soupçons. Il faudrait une biopsie.

Mais avant de fournir des explications, il lui fallait aller voir sa petite patiente dans l'autre salle : elle était toujours très fébrile, mais heureusement elle respirait sans difficulté. Il s'était écoulé huit minutes déjà et il n'y avait pas de signe d'allergie à la pénicilline. L'enfant essaya de faire un sourire à Kate avant de se rendormir. Celle-ci ne serait rassurée qu'après vingt minutes de délai.

Elle retourna vers l'autre patient, qu'elle surprit en train d'essayer d'enfiler son pantalon par-dessus ses vieilles chaussures éculées.

— Bon Dieu, il fut un temps où un homme pouvait remettre son pantalon sans être espionné par une bonne femme.

— Mr Rutledge, je crains qu'il vous faille entrer à l'hôpital. Nous aurons besoin d'analyses.

— Des analyses, et pourquoi donc ?

Pour ne pas l'inquiéter, à plus forte raison si ses soupçons ne se confirmaient pas, Kate déclara :

— Il y a des choses dont on ne peut pas être sûr avec un simple examen de routine.

— Routine, dites-vous ? Vous trouvez que c'est de la routine ? Et l'hôpital ? Quel hôpital ?

L'éventuelle gravité de la situation venait de changer sa colère en curiosité inquiète. Kate avait suffisamment pratiqué les gens de la montagne pour savoir qu'il voulait en réalité connaître l'importance de la menace qui pesait sur lui. Si elle parlait de l'hôpital de la Montagne, il saurait avec certitude que ce n'était pas trop grave. Mais si elle mentionnait la grande ville, il y avait toutes les chances pour que cela fût sérieux.

— Puisqu'il faut que vous quittiez de toute façon votre maison, vous feriez aussi bien d'aller à la grande ville. Ils sont mieux équipés, bien mieux équipés, dit-elle.

Elle vit dans le regard bleu d'acier que sa tentative de camouflage n'avait pas réussi. Le vieil homme cligna des yeux puis fixa un point invisible sur le mur, comme pour se plaindre à la cantonade.

— De nos jours, vous allez voir une infirmière, une simple infirmière, et rien que la tête qu'elle fait suffit pour vous rendre malade. Vous vous sentez dix fois plus mal en partant qu'en arrivant. Et puis, d'abord, à l'hôpital de la grande ville, ils ne vous prennent pas si vous n'avez pas d'argent.

— C'est faux. Vous avez droit aux soins, comme tout le monde.

Il grogna et à contrecœur manifesta son accord.

— Je m'arrangerai pour que la prochaine personne de l'hôpital en partance pour la grande ville vous emmène avec elle, dit Kate.

— J'étais sûr quand vous avez fait votre examen qu'il n'allait rien donner de bon, dit l'homme en cherchant à masquer sa reconnaissance sous une réflexion bourrue.

— Je vous avertirai dès que j'aurai trouvé quelqu'un, dit Kate en le voyant se diriger vers la porte.

— D'ici là, je dormirai avec ma Bible sous mon oreiller.

Ce simple aveu montrait qu'il était conscient de la gravité de son état.

Kate retourna à sa petite patiente, qui dormait en respirant normalement. Les trente minutes étaient passées, il n'y avait plus de danger d'allergie à la pénicilline. Mais jusqu'à l'arrivée de la réponse du laboratoire, le mieux serait de garder l'enfant et de lui faire ses quatre piqûres quotidiennes, plutôt que de la confier à la mère qui risquerait d'arrêter le traitement au moindre signe d'amélioration.

Kate consulta le dossier pour trouver le prénom de la femme :

— Ellie, je peux prendre soin de Marcy ici. Mais il y a quelque chose que vous devez faire : rentrez chez vous et examinez toutes les gorges...

— Même celle de grand-mère ?

— Oui, répondit Kate. Même celle de grand-mère. Celles de tout le monde : vos enfants et votre mari. Et si quelqu'un a des points blancs dans la gorge, vous me l'envoyez. Et sans tarder, d'accord ?

La femme opina du bonnet, mais son visage se ferma un peu plus encore. A l'inquiétude de Kate, elle se rendait compte que sa petite fille était dans un état sérieux :

— Soyez gentille avec elle : elle a peur des étrangers.

— Je serai gentille, promit Kate.

— Et votre nom ? Vous ne m'avez pas dit votre nom.

— Kate, Kate Kincaid.

— Je ferai ce que vous avez dit, Kate.

Elle eut un dernier regard pour son enfant endormie et elle l'embrassa gentiment, sans la réveiller.

Puis elle partit.

24

Le reste de la journée se déroula comme le début : un flot incessant de maux, certains légers, d'autres plus inquiétants. Et la journée devint soirée. Lorsque l'afflux des patients se calma un peu, Kate fit sa troisième piqûre de pénicilline à Marcy, de moins en moins fiévreuse. Puis elle put enfin s'asseoir et déguster la tasse de café qu'Eva l'avait forcée à accepter. Elle constata que son chemisier était à tordre : toute la journée, elle avait transpiré.

Chaque patient avait été la cause de frayeurs nouvelles. Avait-elle fait un bon diagnostic ? Si oui, avait-elle bien prescrit le traitement adéquat ? N'avait-elle pas négligé quelque symptôme important qui pourrait, par la suite, s'avérer dangereux, peut-être même mortel ? N'avait-elle pas fait mal sans nécessité à l'un des enfants qu'elle avait soignés ?

Chaque fois que la sonnette de la porte d'entrée avait résonné, elle s'était sentie assaillie par une peur nouvelle.

Des familles entières dépendaient de Kate Kincaid. Elle n'avait pas imaginé l'importance des responsabilités qui lui incombaient.

Elle poussa un soupir de fatigue, puis finit son café et se dit, en guise de consolation, que c'était au moins terminé pour la journée. Mais le répit ne fut pas long : elle se rappelait la mise en garde de Miss Abbott au tout début du stage : « Ceux qui viennent ne constituent qu'une partie de votre problème. Ce sont ceux qui ne viennent pas quand ils devraient qui représentent la partie la plus délicate. »

— Eva ! Apportez-moi les dossiers de tous les patients que nous attendions et qui ne sont pas venus, appela-t-elle.

Eva lui apporta une pile de dossiers, mais aussi un sandwich et du café. Kate grignota le sandwich tout en feuilletant les dossiers. La plupart ne prévoyait que des vérifications de routine à la suite de diagnostics antérieurs ne mentionnant pas de risque. Un jour ou deux de retard n'auraient pas d'importance.

Mais l'un des cas se révéla être critique. Le nom porté sur le dossier était celui de Longley, Marcus.

Il s'agissait d'un veuf vivant seul dans une cabane isolée. Mineur de charbon dans sa jeunesse, il avait été atteint de silicose ; d'après des radios récentes, cette affection était chronique, sans acuité. Il y a quelques années, Longley était devenu diabétique. On lui avait prescrit de l'insuline, on lui avait appris à se l'administrer lui-même en piqûre et, depuis trois ans, on lui fournissait gratuitement le médicament. Il venait régulièrement à Wildwood tous les quinze jours, prendre les ampoules qu'il mettait au frais dans le puits de son jardin. Les visites de routine prouvaient que le diabète était maîtrisé.

Toutefois, cette semaine-là, il n'était pas venu chercher sa provision d'insuline et de seringues. Kate réalisa avec frayeur qu'il ne devait plus avoir de médicament depuis deux jours. La régularité de ses visites dans le passé rendait cette absence encore plus inquiétante. Si quelque malaise ou accident avait empêché Longley de venir à Wildwood, il devait être en manque d'insuline, peut-être même en coma diabétique. Il n'y avait pas une minute à perdre.

Kate se leva d'un bond, se passa un peu d'eau sur le visage, et fit une quatrième piqûre à sa petite patiente, tout en donnant des instructions à Eva :

— Prenez une provision d'insuline dans le réfrigérateur et mettez des seringues et des aiguilles pour deux semaines dans ma sacoche.

— Votre sacoche ? Mais où voulez-vous aller maintenant ?

— Chez Marcus Longley.

— Vous ne pouvez pas faire le trajet à cette heure-ci, protesta Eva.

— Vous n'avez jamais vu un coma diabétique ? Moi, si. Il faut que j'y aille.

— Mais il fera nuit avant que vous arriviez !

— Je dois y aller. Au fait, comment y va-t-on ?

Eva donna avec réticence les indications nécessaires. Les

sacoches bouclées, Kate démarra dans le crépuscule naissant.

Il faisait déjà nuit lorsqu'elle arriva au sentier de terre qui menait aux bois touffus. La jeep heurtait des morceaux de rochers qui dépassaient du sol puis s'enfonçait dans les ornières. Kate finit par apercevoir dans la lumière de ses phares une voiture d'au moins trente ans d'âge mais qui semblait bien entretenue et, derrière, la cabane qui n'était pas éclairée. Elle sentit ses pires craintes se confirmer.

Elle se gara près de la vieille voiture et après s'être assurée d'un coup de lampe-torche qu'il n'y avait pas de serpent au sol, s'aventura au-dehors.

— Mr Longley ! Marcus, Marcus ! Je suis Kate Kincaid, de Wildwood. C'est moi, l'infirmière. Je remplace Léona pendant quelque temps. Marcus, vous m'entendez ?

Pas de réponse. Avec appréhension, elle se dirigea vers la bâtisse. Ses pas firent craquer le plancher de la terrasse, mais le silence continua de régner. Dans ces montagnes, où la méfiance était de règle, c'était signe qu'il n'y avait rien de vivant alentour. Elle poussa avec précaution la porte, qui grinça sur des gonds mal huilés. Elle éclaira lentement autour d'elle dans la pièce.

Le vieux poêle noir était froid et éteint. Un instant elle espéra que ses craintes étaient injustifiées, que peut-être Longley était parti rendre visite à quelqu'un et n'était pas rentré depuis plusieurs jours. Mais si c'était le cas, pourquoi sa vieille voiture se trouvait-elle dehors ?

Elle entra. Il y avait des assiettes sur la table avec des restes de nourriture dans l'une d'entre elles : de la bouillie d'avoine. Le dernier repas de Longley ? Les gens de la montagne étaient des gens propres ; ils avaient le respect d'eux-mêmes et de leur foyer. Si Longley était parti, il aurait desservi et nettoyé avant de s'en aller.

Elle repéra une porte, sculptée à la main. S'il était quelque part, c'était là, derrière. Elle alla lentement dans cette direction, faisant craquer à chaque pas le plancher ancien. Il n'y avait pas de loquet. Elle poussa la porte et découvrit un simple lit de bois.

Longley était couché dedans, partiellement couvert d'un vieux couvre-pied en patchwork que sa femme avait dû coudre un demi-siècle plus tôt. Son visage émacié semblait justifier l'inquiétude de Kate, mais soudain, elle s'aperçut que la poitrine de l'homme se soulevait imperceptiblement.

Elle se pencha sur lui, chercha son pouls, le trouva très faible. Il fallait de suite administrer l'insuline. L'homme ne bougea pas lorsqu'elle enfonça l'aiguille. Après avoir injecté le produit, elle commença son examen.

Elle lui piqua la plante des pieds sans qu'il y eût de réaction immédiate. Mais comme elle continuait, il finit par se recroqueviller vaguement, ce qui fut un premier signe encourageant. Elle lui ouvrit les yeux de force et dirigea sur eux le rayon lumineux de sa lampe : là encore, il y eut une très légère réaction. Elle prit sa tension, qui était basse, dangereusement basse. En lui reprenant le pouls, elle constata qu'il était devenu un peu plus fort et régulier.

Il fallait attendre que l'insuline agisse. Kate quitta le chevet du malade pour essayer de trouver les lampes à pétrole dont on devait certainement se servir dans la maison : il y en avait une dans la pièce et deux autres dans la cuisine. Elle les alluma toutes les trois. Avec du petit bois et quelques bûches, elle fit du feu dans le vieux poêle en fonte. De temps en temps, elle s'assurait de l'état de Longley ; celui-ci répondait maintenant plus fortement aux piqûres d'épingle et lorsqu'elle lui remit le faisceau lumineux dans les yeux, il essaya de tourner la tête.

Quand le feu se mit à flamber, Longley grognait et marmonnait sans que Kate puisse comprendre, mais elle fut heureuse de ce signe de vie. Elle mit la bouilloire sur le poêle et fouilla le placard à la recherche de quelque chose de comestible. Sous l'effet de l'insuline, il aurait faim lorsqu'il s'éveillerait.

Elle trouva quelques pommes de terre qu'elle pela et mit à cuire, un peu de pain rassis qu'elle fit griller, du café, et, dans le garde-manger sur la terrasse, un peu de beurre et de lait. Le lait avait caillé mais le beurre semblait encore utilisable.

Longley respirait profondément et soupirait après chaque expiration. Elle alla dans la chambre.

— Mr Longley, Marcus...

Il eut un sursaut et ouvrit les yeux :

— Qui êtes-vous ?

— Kate Kincaid. C'est moi qui remplace Léona pendant quelque temps.

— Ah oui, Léona...

— Vous avez sans doute faim maintenant ? Venez ici manger quelque chose, dit Kate.

— J'n'ai point faim, dit-il en se détournant.

— C'est impossible...

— Point faim, j'vous dis.

Kate savait qu'il devait avoir faim maintenant que l'insuline était dans son organisme. Alors pourquoi s'obstinait-il à le nier ? C'est alors qu'elle réalisa qu'il s'était habitué à toujours manger après avoir pris de l'insuline. Plutôt que d'admettre qu'il n'avait plus de médicament, il prétendait obstinément qu'il n'avait pas faim.

Kate le sortit d'embarras :

— Tout va bien, Marcus. Je vous ai fait une injection pendant que vous... pendant que vous dormiez.

— Et je n'ai rien senti ? demanda-t-il, incrédule.

— J'ai fait en sorte que vous n'ayez pas mal.

— Vous n'êtes pas en train de vous moquer de moi, non ?

— Je ne me moque pas de vous. Je vous ai fait une piqûre.

— Dans ce cas, je peux manger quelque chose, bien que je n'aie pas faim.

La voracité avec laquelle il avala ses pommes de terre bouillies, ses tartines beurrées et son café montrait à quel point il était affamé. Il finit par se sentir gêné et demanda :

— Et vous, vous n'avez pas faim ? Servez-vous, prenez quelque chose.

Il y avait à peine assez pour lui et Kate répondit :

— J'ai dîné avant de venir. Mais cela me ferait très plaisir de prendre une tasse de café avec vous.

Elle étudia son visage éclairé par la lampe à pétrole. Les joues, maigres et creusées de rides profondes, avaient repris quelques couleurs. Il avait un nez bien droit et ses yeux gris et vifs étaient devenus brillants. A plus de soixante-dix ans, Longley était toujours bel homme et l'âge semblait lui avoir donné une certaine noblesse. Kate le soupçonnait d'être aussi un homme fier — chose qu'elle ne devrait pas oublier quand viendrait le moment de lui poser certaines questions.

— Marcus, vous auriez dû descendre à Wildwood il y a deux jours...

Elle remarqua son mouvement de recul et son attitude moins ouverte et moins amicale.

— Ou... ais, répondit-il, moins pour signifier qu'il était d'accord que pour permettre à Kate de continuer.

— Nous ne vous avons pas vu. Vous n'avez pas pris votre insuline. A la suite de quoi vous êtes tombé dans le coma. Vous rendez-vous compte que vous avez failli mourir ?

— J'suis pas mort quand même.

— Si je n'étais pas venue ce soir, c'est pourtant ce qui serait arrivé.

— Mais vous êtes venue et, après tout, c'est votre devoir. Alors, il n'y a pas vraiment de problème, n'est-ce pas ?

Il était volontairement évasif, et Kate se demanda s'il avait choisi délibérément de se priver d'insuline pour mourir d'une façon moins honteuse, moins violente que le suicide. Mais les gens de cette montagne n'avaient pas l'habitude de se suicider : ils étaient trop butés, trop orgueilleux. Elle fit encore une tentative :

— Marcus, vous n'êtes pas venu chercher votre insuline. Pourquoi ?

Il détourna son regard. Kate prit sa main, maigre et osseuse, qui, de glacée, était devenue tiède.

Il ne la regarda pas pour autant, mais se mit à parler :

— Dans l'temps, un bonhomme pouvait grimper dans sa voiture et filer à Wildwood. C'était agréable de voir Léona et Evy. Ce sont des jeunes filles bien aimables et puis on pouvait plaisanter, on se racontait des blagues.

— Léona n'est absente que depuis hier. Et vous deviez venir il y a deux jours, fit remarquer Kate.

— Est-ce que vous allez cesser de m'interrompre ? répondit-il avec colère. J'essaie de vous expliquer. Dans le temps, ça se passait comme ça. Mais de nos jours... Eh bien, un bonhomme ne peut pas juste grimper dans sa voiture et partir ! Je veux dire... A moins d'être très malade, on ne peut pas gaspiller l'argent comme ça... Pas au prix où est l'essence. C'est un luxe que je ne peux vraiment plus m'offrir, termina-t-il en secouant tristement la tête.

C'était donc là son secret. Il n'avait plus les moyens d'acheter l'essence pour descendre à Wildwood. Trop fier, il se serait plutôt laissé mourir que de l'avouer. Par égard pour ses sentiments, Kate improvisa :

— Je pense que vous n'êtes pas au courant, mais nous

avons un nouveau service à Wildwood : nous livrons leurs médicaments aux patients qui en ont besoin. A partir de maintenant, c'est moi qui vous apporterai le vôtre.

Il la regarda soupçonneusement, mais elle hocha la tête avec tant d'autorité qu'il finit par la croire.

— Ces derniers temps, des fois, j'me faisais tellement de souci pour ça que j'n'en dormais pas des nuits entières, admit-il. — Il sourit. — Alors vous allez m'amener le truc vous-même ? C'est vraiment gentil. Prenez un peu plus de café.

Pendant qu'elle buvait, Longley l'observa à la lumière de la lampe :

— Vous êtes mignonne. Vous me rappelez Elizabeth, notre aînée. Elle est en Californie maintenant. C'était une vraie beauté : elle a tiré l'œil de c't'ingénieur qu'est venu la première fois qu'on a parlé des mines à ciel ouvert. Il est resté rien que pour lui faire la cour. Après ils sont sortis ensemble et maintenant elle vit en Californie et moi j'ai des p'tits-enfants que j'ai même jamais vus.

Il remua ce qui restait de café dans sa tasse, avant de lever les yeux et d'admettre :

— Si vous n'étiez pas venue...

— Il ne faut plus jamais laisser passer autant de temps entre deux injections, vous me comprenez, Marcus. Vous pourriez être drôlement trac-traque si cela se reproduisait.

Il sourit en l'entendant employer un mot du parler montagnard et lui fit le plus beau compliment qu'il pouvait lui faire :

— Vous êtes comme nous autres, vous !

⁂

Il était minuit passé depuis bien longtemps lorsque Kate rentra à Wildwood. Avant de se détendre cependant, elle alla voir sa petite patiente et fut soulagée de constater que la fièvre était entièrement tombée.

Elle se fit du café chaud, se prépara un sandwich et apporta le tout dans son petit bureau encombré car elle avait décidé d'écrire à Howard. Après plusieurs formules d'excuses qu'elle déchira, Kate pensa qu'il n'y avait qu'un moyen d'effacer la dureté dont elle avait fait preuve l'autre jour au téléphone : expliquer en détail les cas dont elle s'était occupée en ce premier jour et ce, le plus simplement possible :

Comme tu peux le voir, mon chéri, je ne chôme pas. Jeunes, vieux, très malades ou simplement inquiets, tous se reposent sur moi.

Et moi j'ai besoin d'eux et je me repose sur eux à ma façon. C'est à leur contact que je saurai si je suis capable de faire le travail que j'ai choisi. Est-ce que j'en sais suffisamment ? Suis-je assez adroite, assez patiente ? Car je dois te l'avouer : je n'ai pas cessé de transpirer depuis ce matin, depuis que je suis responsable de ce qui se passe ici. C'est la peur, mon chéri, c'est la peur ! Et aussi le manque de confiance en moi. Eh ! oui, ta petite Kate doute parfois d'elle-même. Voilà au moins une chose que j'aurai apprise ici, le doute, mais je me dis continuellement que cela ira mieux demain.

Cela n'alla pas mieux le lendemain, ni d'ailleurs les lendemains qui suivirent. La peur ne la quittait pas et, le quatrième jour, elle noua autour de son cou un petit foulard pour absorber la sueur qui semblait ne jamais vouloir s'arrêter.

A plusieurs reprises, à des moments de grande tension, elle fut tentée d'appeler Miss Abbott pour lui avouer :

— Je ne suis pas à la hauteur ! Envoyez quelqu'un pour me remplacer.

Chaque fois une nouvelle urgence l'obligea à retarder le coup de téléphone. Les urgences ! Il y en avait dont on pouvait facilement venir à bout ; d'autres avaient dépassé le point de non-retour. Il y en avait aussi d'ordre psychologique ou spirituel, comme celle qu'on lui présenta un samedi matin.

Lorsque les Woodson entrèrent pour la première fois dans la salle de consultation, Kate pensa qu'il s'agissait de la mère et du fils ; la femme était mince, frêle et paraissait beaucoup plus âgée que l'homme qui la soutenait. Mais lorsqu'Eva lui apporta leur dossier, elle vit tout de suite le problème, car les notes de Léona étaient brèves mais sans ambiguïté :

« Cancer de l'utérus, chimiothérapie post-opératoire. La

famille insiste pour que la malade ne soit pas tenue au courant de la gravité de son état. »

Même si cet avertissement n'avait pas été précisé dans le dossier, elle aurait pu le lire dans les yeux du mari, qui couvait littéralement sa femme.

— Elle se sent bizarre de partout maintenant, annonça-t-il.

— Je vais l'examiner, répondit Kate, en lui faisant signe de les laisser seules.

Mais, du regard, l'homme demanda à Kate de le suivre. Une fois la porte fermée, il chuchota :

— Je ne lui ai jamais dit. Je voudrais la gâter jusqu'au bout.

— Je comprends. Mais il vaudrait peut-être mieux qu'elle sache. Elle connaîtrait la cause de la douleur et pourrait mieux l'accepter.

— J'ai promis aux enfants de ne jamais le lui dire.

— Elle a pourtant le droit de se préparer pour la fin, fit remarquer Kate.

— Nous n'en parlerons plus, dit Woodson pour mettre fin à toute discussion.

— Comme vous voudrez. Et maintenant, excusez-moi.

Mrs Woodson s'était déjà déshabillée et attendait, allongée, sur la table d'examen. La pauvre femme s'était tellement habituée à ces consultations qu'elle avait acquis un automatisme résigné.

Kate se livra à la comédie de l'auscultation de l'estomac. Elle sentait les métastases qui avaient entièrement envahi le corps, dures au toucher. Elle ne pouvait rien faire d'autre que prescrire un analgésique plus puissant qui combattrait la douleur croissante. L'effet serait de courte durée car les douleurs ne feraient qu'augmenter.

L'examen terminé, Mrs Woodson demanda :

— Ça a empiré, n'est-ce pas ?

— Disons que ça ne s'améliore pas comme cela devrait, fit Kate, en essayant d'éviter le regard de sa patiente.

— Vous pouvez me dire la vérité, vous savez. Mon homme ne veut pas me la dire, ma famille non plus. Mais vous, vous pouvez : je suis en train de mourir, n'est-ce pas ? Le cancer s'est propagé et personne ne peut l'arrêter ?

Kate n'avait plus d'échappatoire. La femme s'était servie

du seul mot dont on essayait de la protéger. Mais, visiblement, elle avait deviné depuis longtemps.

— C'est vrai, dit-elle en prenant la main frêle et froide. Nous ne pouvons rien faire pour l'enrayer.

— Il reste encore du temps, beaucoup de temps ?

Kate secoua la tête.

Au lieu de pleurer, la femme poussa un soupir.

— Dieu soit loué ! Je n'en peux plus d'avoir mal. Je n'en peux plus de rester couchée. Avant, Tom ne m'avait jamais menti. Le pire, ce n'est pas la douleur, c'est les efforts qu'il fait pour essayer de me cacher la vérité.

— Ça lui fait plaisir de croire que vous ne savez rien, observa gentiment Kate.

— N'empêche qu'il faut que je fasse mes adieux avant de partir. Mes adieux à Tom, mes adieux aux petits. Et comment je peux faire si je suis censée ne pas savoir ? demanda-t-elle avec simplicité. — Elle réfléchit. — Je trouverai un moyen, un moyen de leur faire savoir que je sais.

Kate ne put qu'admirer la force de cette femme, que rien dans la vie n'avait préparée à une fin aussi tragique et qui, face à la mort, montrait plus de courage que sa famille. Mais elle fut interrompue dans ses pensées par la voix d'Eva, qui criait :

— Kate ! Kate ! Venez vite !

Elle traversa la réception en courant et trouva Eva sur le perron. Au premier coup d'œil elle vit ce qui se passait : assis sur le siège avant d'une vieille voiture arrêtée au pied de l'escalier, un homme d'une soixantaine d'années se tenait la poitrine, cherchant son souffle avec difficulté. On voyait à son visage pâle et tiré qu'il souffrait beaucoup. Kate avait souvent observé ces symptômes : une crise cardiaque.

« Deux choses ! dicta aussitôt son subconscient. D'abord, de l'oxygène pour éviter les lésions cérébrales. Ensuite, l'hôpital. »

Elle courut à la voiture et écarta l'épouse terrifiée qui se tenait, impuissante, près de son mari.

— Regardez-moi faire ! ordonna-t-elle.

Appuyant la tête de l'homme en arrière pour faciliter le passage de l'air frais, elle commença une réanimation par bouche-à-bouche. Entre deux respirations, elle demanda à Eva de lui apporter une seringue et un médicament pour soulager la douleur.

Aussitôt le calmant administré elle commanda à la femme :

— A vous, maintenant !

Elle l'observa qui s'essayait à la réanimation et rectifia ses gestes lorsqu'ils devenaient par trop malhabiles. Une fois le processus maîtrisé, elle se tourna vers Eva et la pria d'amener la jeep. Rassemblant toutes ses forces, elle souleva le malade qu'elle déposa à l'arrière du véhicule :

— Ne vous arrêtez surtout pas, lança-t-elle à l'épouse tandis qu'elle se mettait au volant. Vous, Eva, téléphonez à l'hôpital et dites-leur que j'arrive avec un cardiaque en crise. Qu'ils préviennent le docteur Boyd.

25

Le chemin était desséché par deux semaines sans pluie et rendu glissant par une épaisse couche de poussière. La jeep dérapait à chaque cahot et à chaque nid de poule. Kate avait du mal à la maintenir sur la route ; elle en eut encore plus lorsqu'un gros camion de charbon arriva en face d'elle, l'obligeant à se ranger sur le bas-côté.

Tout en se débattant pour rester à la vitesse maximum sans perdre le contrôle du véhicule, elle se retournait de temps en temps pour s'assurer que la femme continuait le bouche-à-bouche. Elle se rendit compte que celle-ci paraissait très fatiguée.

Elle dut attendre d'avoir atteint la route goudronnée pour la remplacer.

— Vous savez conduire ? Vous savez conduire vite ?

La femme s'interrompit le temps de hocher la tête.

— Prenez le volant. Je vais prendre votre place.

Elle arrêta la jeep sur le talus, passa sur le siège arrière, et tapa sur l'épaule de la femme pour la relayer.

Une infirmière avec un chariot attendait dans le parking ; pendant qu'à elles deux, elles déposaient le malade sur le brancard, Boyd sortit de l'hôpital en courant. Kate poussa le chariot vers la porte des Urgences. Boyd marchait à son côté et prenait les paramètres du malade.

Kate essaya d'entrer avec eux dans la salle des soins intensifs, mais Boyd lui dit :

— Vous en avez assez fait. Allez vous reposer un peu !

Miss Abbott conduisit Kate dans son bureau et envoya l'une des nouvelles stagiaires chercher du café.

— Eh bien ! maintenant, vous voyez comment ça se passe... dit la directrice.

Kate hocha la tête d'un air las.

— Il faudrait que j'aille voir comment va mon malade...

— Il est entre des mains expertes. Profitez-en pour vous reposer un peu. Je vous laisse car j'ai à faire.

Une demi-heure plus tard environ, Boyd vint donner des nouvelles :

— Il est sous la tente à oxygène, avec un goutte-à-goutte, et on le surveille en permanence.

— C'est grave ?

— Sans vous, il serait mort. Maintenant, sauf imprévu, il sera probablement rétabli d'ici trois à quatre semaines.

— Merci, murmura Kate.

— Passons maintenant à son infirmière.

— Qu'est-ce qu'elle a, son infirmière ? demanda Kate sur la défensive.

Boyd lui prit la main et la fit lever. Il la regarda gentiment et caressa du bout des doigts les cernes qui ombraient ses yeux, puis les rides de son front.

— Je vois tous les symptômes d'une extrême lassitude. Vous êtes une jeune dame fatiguée, très fatiguée, dit-il.

— Je... Je n'ai pas pu dormir. La responsabilité, la tension, la continuelle incertitude de ce qui va arriver, la peur... — Elle se détourna de lui avant d'admettre : — Je n'ai jamais laissé tomber de ma vie, mais j'ai été très près de demander à Miss Abbott de me retirer de ce poste. Je ne veux plus être seule à porter le fardeau d'avoir à connaître toutes les réponses, de savoir, dans n'importe quelle situation, ce qu'il faut faire. Je ne veux plus rester.

Elle avait les larmes aux yeux en se retournant vers Boyd, qui la prit dans ses bras. Comme un père, pas comme un amant.

— Kate, Kate. Toutes les infirmières qui s'occupent d'un avant-poste pour la première fois sont terrifiées !

— Mais quand cesserai-je d'avoir peur ?

— Très bientôt, je pense. C'est ça qu'il vous fallait : le premier plongeon dans ces eaux glacées que représente une vie humaine dépendant uniquement de ce que vous allez faire. Et vous avez fait ce qu'il fallait.

— Miss Kincaid ! appela la directrice, de retour dans le bureau. Nous venons de recevoir un appel frénétique d'Eva. Les patients commencent à s'entasser à Wildwood. Vous feriez mieux de repartir !

De l'entrée du parking, Kate aperçut plusieurs personnes assises sur les marches, ce qui signifiait que toutes les chaises de la salle d'attente étaient prises. Déjà mouvementée jusque-là, la journée recommençait.

Heureusement, l'après-midi, il n'y eut que des consultations de routine.

La nuit tombait lorsque le trente-troisième et dernier patient s'en alla. Kate fut heureuse de pouvoir enfin s'asseoir et rester là à respirer calmement. C'est seulement quand Eva lui apporta un sandwich qu'elle se rendit compte qu'elle n'avait pas déjeuné et réalisa à quel point elle était affamée.

Le frugal repas avalé, elle entreprit de dicter au magnétophone le rapport de la journée. Si elle ne le faisait pas tout de suite, plus tard elle n'aurait pas le temps. Et demain il y aurait de nouvelles notes qu'Eva transcrirait à la machine.

Il était neuf heures passées. Tous les bruits et les soucis du jour s'étaient estompés. Au-dehors la nuit était calme, troublée seulement par le bruissement des feuilles des arbres et par les aboiements d'un chien.

Kate était prête à aller se coucher. Elle se dirigea vers sa chambre tout en dénouant le foulard de couleur qu'elle avait pris l'habitude de porter autour du cou : il était encore humide. La guérison magique prédite par Boyd ne s'était pas produite. Kate espéra qu'elle arriverait au moins à retrouver un sommeil paisible. Il n'en fut rien. La nuit se révéla agitée et peuplée de cauchemars.

C'est le bruit du gravier qu'on ratisse qui réveilla Kate. Par la fenêtre, elle vit un jeune homme de dix-huit ans environ, qui effaçait avec un rateau les traces de pneus de la veille. Kate enfila son peignoir et alla sur le porche. L'escalier avait été balayé, sa jeep soigneusement lavée et le pare-brise nettoyé. Le jeune homme ne fit pas attention à elle et continua de travailler.

— Jeune homme ! appela-t-elle.

— Oui, madame ? dit-il en se retournant lentement.

— Qui êtes-vous et que faites-vous là ?

— Jethro Haislip, répondit-il, en se remettant à l'ouvrage.

— Nous n'avons pas de budget pour ce genre de travaux. Je ne pourrai pas vous payer !

— Et je serais drôlement fâché si vous essayiez. Vu la façon dont vous avez sauvé mon grand-père hier, il m'a semblé normal de vous rendre ce service.

— Je vois, dit Kate.

Elle comprit que, dans le code de la montagne, une bonne action en appelait une autre. Ces gens fiers n'aimaient pas devoir quelque chose à quelqu'un.

Elle rentra et se prépara pour la journée. D'abord, une douche rapide et vivifiante. Puis un pantalon et une chemise, qui constituaient une tenue nettement plus pratique que son uniforme d'infirmière. Ensuite, elle brossa, peigna et remonta ses longs cheveux blonds en un chignon, se maquilla très légèrement, et s'examina dans la glace : elle était prête à affronter avec un courage nouveau les épreuves qui l'attendaient.

Mais dans la matinée, son aplomb la quitta quand elle se trouva face à une mère qui portait dans ses bras une petite fille de huit ans, asthmatique, qui cherchait son souffle et que la cyanose rendait bleue. Kate n'avait pas le choix : pour sauver l'enfant, il fallait effectuer une trachéotomie.

En hâte, elle pria Eva de rassembler le matériel nécessaire, enfila des gants aseptisés et prit une seringue pour injecter à la fillette un anesthésique local. Elle avait souvent vu faire des trachéotomies mais n'en avait jamais pratiquées elle-même. En fait, elle n'avait jamais procédé à la moindre incision.

Elle injecta l'anesthésique juste au-dessus de la trachée et attendit qu'il fasse son effet. Lorsqu'elle prit le scalpel, elle transpirait à grosses gouttes et s'obligea à répéter mentalement les règles de l'opération :

« Le patient étendu sur le dos, étirer le cou le plus possible et trouver le cartilage cricoïde. » Elle porta le scalpel sur la région du cou concernée, et, avec beaucoup de soin, fit une incision transversale d'un centimètre et demi. La trachée ainsi ouverte, elle inséra le tube, et l'enfant reçut l'air dont elle avait tant besoin. Kate sentit le petit corps se décrisper au fur et à mesure que les poumons se remplissaient. La respiration devint presque régulière, les joues reprirent une couleur plus naturelle et les lèvres rosirent. Victorieuse dans son combat contre la mort, la fillette ferma les yeux et respira paisiblement. Kate soigna les abords de la petite plaie, consolida la position du tube avec du sparadrap et dégagea l'arrivée d'air.

Elle emporta l'enfant dans la petite salle de soins et expliqua à la mère comment utiliser la seringue pour vider le tube et permettre ainsi à la petite patiente de dormir.

26

La journée fut remplacée par une autre, puis une autre encore. Les malades se succédaient. Chaque soir, Kate consultait la liste des patients et cochait ceux qui n'étaient pas venus se présenter au contrôle.

Il y avait parmi eux une vieille femme, sans indication de prénom et désignée seulement comme « mémé Johnston ». Elle souffrait des inconvénients habituels amenés par l'âge. D'après son dossier, un procédé de durcissement des artères du cerveau était en train de s'installer. Ce n'était pas vraiment urgent, mais il fallait certainement lui faire subir un nouvel examen et probablement augmenter le dosage des médicaments qu'elle prenait.

Kate décida de lui rendre visite. Comme personne, pas même Eva, ne savait comment on se rendait dans le vallon écarté où elle vivait, Kate résolut d'aller se renseigner auprès du propriétaire du bazar et de la seule station-service du petit village le plus proche de Wildwood.

Elle s'arrêta à l'unique pompe, devant le magasin. Trois vieux qui bavardaient assis sur un banc firent silence en l'apercevant.

— Paraît qu'il y a une nouvelle infirmière à Wildwood, fit l'un d'eux en la dévisageant.

— Y'en a qui disent qu'elle est tout ce qu'il y a de mignonne, dit le deuxième.

— Je ne sais pas, ajouta le troisième. J'ai entendu dire qu'elle est bizarre, comme qui dirait.

— Si elle est comme ça, c'est parce qu'il lui faut un homme. Le Bon Dieu n'a jamais fait les femmes pour qu'elles vivent seules, reprit le deuxième. Comment qu'il dit déjà, le pasteur Willis ? C'est une offense au Seigneur.

— Ça c'est bien dit, confirma le premier.

Le deuxième vieillard cracha un jet de jus de chique.

— P't être bien qu'elle ne trouve pas de bonhomme parce qu'elle est si p'tite et si maigre. Une femme, faut qu'y ait dessus de quoi l'attraper.

Elle leur lança un regard furieux en passant devant eux, ce qui les fit sourire. Cleve Brigham était derrière son comptoir, en train d'éplucher le livre de comptes où il notait les noms des clients qui étaient en retard dans le paiement de leurs factures. Il termina une page, la tourna et, sans lever les yeux, demanda :

— Et pour vous madame ?

— Je voudrais faire le plein de ma jeep.

— Est-ce que quelqu'un, dehors, vous en a empêchée ?

— Non, mais je pensais que...

— Dites-moi juste combien, quand vous aurez fini, dit Brigham, bien décidé à ne pas lever le nez de ses comptes.

La confiance était quelque chose qui avait pratiquement disparu de la grande ville. Aux moments les plus durs de la pénurie de carburant, Kate s'était habituée à payer avant même d'être autorisée à se servir, fût-ce d'une goutte d'essence. Ici, on ne soupçonnait même pas qu'elle pourrait tricher. Elle sortit pour faire son plein, vit qu'on l'avait devancée : Will Spencer, professeur de parler rural, de chant et de traditions locales, était en train de remplir le réservoir de la jeep. Mais les trois vieux montagnards n'avaient pas renoncé :

— Randy, qu'est-ce que tu crois qu'il fabrique, ce vieux bonhomme là-bas, avec cette jeunesse ?

— Je n'sais pas, à moins qu'ils nous cachent quelque chose, dit le numéro deux avec un sourire grivois.

Décidée à les ignorer, Kate fit le tour de la jeep et se posta à côté de Spencer qui revissait le bouchon du réservoir. Il vit qu'elle était contrariée :

— Du calme, du calme, mon enfant, dit-il en souriant. S'ils plaisantent, c'est qu'ils ont entendu dire du bien de vous. Rares sont les gens d'ailleurs à être traités comme ça. C'est leur façon de vous présenter leurs hommages.

— Drôle de méthode, commenta Kate. Au fait, pourriez-vous me renseigner ? Je veux rendre visite à une femme qu'on nomme « mémé Johnston ». Tout ce que dit sa fiche, c'est qu'elle habite dans le « vallon des deux sapins ».

Spencer n'eut pas le loisir de répondre. Comme un seul homme, les trois vieux s'étaient levés pour venir les rejoindre. Ils parlaient tous les trois en même temps.

— Voyez-vous, m'dame...

Mais déjà le deuxième indiquait du doigt le bas de la route :

— C'est deux fois plus loin que vous ne pouvez voir.

— Ça paraît loin et ça l'est, renchérit le troisième.

— C'est deux fois plus loin que vous ne pouvez voir, répéta le deuxième. Après, faut qu'vous montiez un peu dans le vallon.

Kate regarda Spencer qui lui expliqua :

— Cela peut vous paraître obscur, mais c'est plutôt logique : « deux fois aussi loin que vous pouvez voir », signifie au-delà des deux prochains virages. Ensuite, tournez à droite sur le sentier et allez jusqu'au bout ; c'est là que vous trouverez mémé. Je la connais bien. Dans ses moments de lucidité, c'est une spécialiste du folklore et des mœurs de la montagne. — Il baissa la voix. — Maintenant, remerciez-les gentiment et partez. Il se fait tard, et je n'aime pas l'allure que prend le temps.

Kate remercia les trois compères pour les indications reçues. Elle mettait son moteur en route lorsque l'un d'eux décocha une dernière flèche :

— D'après la loi de la montagne, il faut deux ou trois femmes à chaque bonhomme. On pourrait peut-être la compter pour une...

Au lieu de s'emporter, Kate sourit et répliqua :

— D'après la loi d'ailleurs, il faudrait que vous vous mettiez à tous les trois pour faire un seul bonhomme !

Les vieux hurlèrent de rire, ravis, et l'un d'eux déclara :

— Bon Dieu ! Mais c'est une d'entre nous !

Kate s'éloigna dans sa jeep. Spencer la regardait pensivement. « Elle apprend vite, celle-là. Elle ira loin. »

Il faisait presque nuit lorsque Kate atteignit le bas du « vallon des deux sapins ». Elle regarda la pente raide, la poussière du chemin et décida de laisser là sa jeep et de grimper à pied. Elle était à mi-chemin quand elle cria :

— C'est Kate Kincaid, de Wildwood. Y a quelqu'un ?

Elle savait qu'il y avait quelqu'un, car les deux petites fenêtres étaient éclairées par une lampe à pétrole. Aussi n'avancerait-elle pas sans permission de peur de se faire tirer dessus.

— Venez, répondit-on de l'intérieur de la cabane.

La femme l'accueillit sur le perron. Elle s'essuyait les mains sur son tablier élimé.

— Vous êtes bien jeune, hein ?

— Je suis assez vieille, répondit Kate. Mrs Johnston ?

— Ou....ais. C'est moi que vous êtes venue voir ou mémé ?

Dans la faible lumière, Kate distinguait son visage : elle avait dû être très belle étant jeune, elle n'avait guère plus de quarante ans maintenant, mais les durs travaux et les sacrifices l'avaient vieillie prématurément.

— Mémé, si vous le permettez.

— Entrez, mais il faut d'abord que j'vous dise qu'elle est très trac-traque. Elle ne porte plus ses lunettes, qui ne lui servent à rien. Elle reste assise à regarder dans le vide. Sauf les fois où qu'elle se chante des chansons, elle ne se rappelle rien. Par moments, elle se souvient du temps où elle était une toute petite fille, mais c'est tout. Si vous pouvez faire quelque chose...

— Je vais jeter un coup d'œil.

Bien que la soirée fût douce, la vieille femme était recroquevillée près du feu. La flamme qui dansait jouait sur son visage et éclairait un teint rose et des cheveux d'un blanc pur. Elle semblait en bonne condition physique mais son regard était flou.

— Mémé, c'est Kate, Kate Kincaid, de Wildwood.

La vieille femme resta silencieuse et Kate l'observa pendant un moment. Une chose était sûre : elle était l'objet de soins méticuleux. Sa robe de cotonnade bon marché était propre et bien repassée. Ses cheveux blancs clairsemés avaient été brossés et peignés. Et comme elle était manifestement incapable de s'occuper d'elle-même, quelqu'un lui avait fait prendre son bain et l'avait habillée pour le dîner.

Sa belle-fille resta à l'écart avec ses enfants, deux garçons qui n'avaient pas plus de douze et quatorze ans et une petite fille de dix ans. Tous observaient Kate.

— Je voudrais l'examiner dans la chambre à coucher, si vous le permettez.

— Rafe, emmène ta mémé dans sa chambre.

Le plus âgé des garçons prit délicatement sa grand-mère dans les bras et la souleva.

— Allez, mémé, je t'emmène.

Il la porta dans une petite pièce curieusement juxtaposée au reste de la cabane : elle avait dû être construite récemment, avec les moyens du bord. Tout y était de fabrication artisanale simple, mais flambant neuf. De toute évidence, elle avait été spécialement conçue à l'intention de mémé, quand la vieille dame avait commencé à perdre la raison.

Mémé se laissa examiner sans difficulté. Kate ne trouva aucun changement inquiétant. Sa tension était élevée mais non excessive, son pouls plutôt régulier. Elle n'était pas en mauvaise forme pour une femme de plus de soixante-dix ans. Mais on pouvait constater les dommages causés au cerveau par l'athérosclérose : des lésions irréversibles. N'ayant rien à dire sur le plan médical, Kate se sentit obligée d'aborder un autre sujet. Il aurait été préférable que l'homme de la maison fût présent, non seulement parce qu'il représentait l'autorité dans la famille, mais parce que mémé était sa mère.

Kate ressortit pour voir la belle-fille.

— Votre mari va rentrer bientôt ?

— Il travaille aux camions de charbon, en bas, à Suffolk. Ça m'étonnerait qu'il revienne avant mardi. Mais vous pouvez me parler à moi. Elle ne va pas plus mal qu'avant ?

A ces mots, les trois enfants s'approchèrent de leur mère.

— Si je me reporte à son dossier, dit Kate, elle n'a pas beaucoup changé.

— Ah, tant mieux !

— Mais ce dont je voudrais discuter avec votre mari et vous...

Elle regarda les enfants pour faire comprendre à la femme que leur présence n'était pas nécessaire, ni même souhaitable. Mais celle-ci attira la petite fille plus près d'elle, pour bien montrer que les enfants avaient le droit d'être là.

— Il me paraît évident, reprit Kate, que c'est un fardeau pour toute la famille d'avoir à vous occuper de votre belle-mère. Les soins à lui prodiguer, la toilette, les vêtements...

— C'est tout ce qu'il y a de normal, dit la femme. Une personne de son âge a droit au respect.

— Mais à quel prix pour le reste de la famille ? fit Kate.

Vous disposeriez de plus de temps pour vos enfants, pour votre mari, pour d'autres choses.

— Et où est-ce qu'elle pourrait aller, ailleurs qu'ici ?

— Il y a des foyers pour les gens de son âge. Des maisons où ces personnes sont bien traitées, bien nourries et où il y a toujours un médecin disponible. Je pense que nous pourrions la faire placer dans un de ces foyers, aux frais du gouvernement, par l'intermédiaire de l'hôpital, expliqua Kate.

Le plus âgé des garçons se hasarda à demander :

— Quel genre d'endroit, vous avez dit ?

— Un foyer pour les gens du troisième âge, répéta Kate.

Le garçonnet se tourna vers sa mère, intrigué.

— Je ne savais pas qu'on pouvait avoir un autre foyer que celui de sa famille. Ça existe, maman ?

— Je n'en ai jamais entendu parler, dit la mère. Je ne vois pas très bien votre père laisser des étrangers s'occuper de sa propre mère. Ce serait mal.

— Mais pensez à ce que cela représenterait pour le reste de votre famille. Pensez au temps que vous pourriez leur consacrer, insista Kate.

— Ils n'en ont pas besoin, dit fermement la femme. Demandez-leur !

Kate n'avait pas besoin de demander : ils se tenaient tous les trois à côté de leur mère, l'air résolu, solidaires.

— Mémé, elle est de la famille et elle reste ici. Jusqu'au jour de son dernier sommeil. Alors, nous appellerons le pasteur Willis pour l'enterrer sur la colline, derrière la maison, à côté de son homme. C'est la seule chose décente à faire, affirma Mrs Johnston.

— J'ai seulement voulu vous montrer qu'il existait d'autres choix.

— C'est possible, mais pas pour nous.

L'aîné des garçons accompagna Kate jusqu'en bas, une lampe à pétrole à la main. A deux reprises, comme elle trébuchait, il la soutint par le bras. Il était jeune mais fort et déjà bien musclé. Il avait dû participer activement à la construction de la chambre réservée à mémé.

Il attendit que Kate ait fait demi-tour avec la jeep. Dans le rétroviseur, on voyait sa lampe à pétrole qui se balançait.

27

Ce fut le bruit de la pluie sur le toit qui réveilla Kate tôt le lendemain matin. Elle sortit du lit, ouvrit les volets et aperçut de grandes flaques dans le jardin. Ce vilain temps ralentirait-il le défilé des patients ? Elle se rappelait qu'au mois de janvier précédent de fortes pluies coïncidant avec la fonte des neiges avaient gonflé les ruisseaux et les rivières jusqu'à les rendre infranchissables dans certains cas.

Dans la kitchenette, elle mit de l'eau à chauffer pour le café. Elle prit sa douche, s'habilla et s'installa devant son petit déjeuner, composé de jus de pamplemousse, de tartines et de café. Si la journée n'était pas trop chargée, elle rattraperait le retard qu'elle avait pris dans l'étude des dossiers. Il faudrait aussi téléphoner à Miss Abbott pour prendre des nouvelles de Léona.

Kate avait sorti une pile de dossiers et commençait à en prendre connaissance lorsqu'elle entendit la clochette de l'entrée.

— Eva ?

— C'est bien moi. Quelle journée !

Eva pénétra dans le petit bureau, son ciré noir dégoulinant d'eau.

— J'ai à peine pu traverser, déclara-t-elle. L'eau est à environ deux centimètres du pont. Il n'y aura pas beaucoup de patients aujourd'hui. Je vais en profiter pour taper toutes ces notes que vous m'avez dictées.

Kate travailla sur ses dossiers, mettant de côté les cas qu'il lui faudrait visiter très vite. Elle regarda sa montre : il était presque neuf heures, une bonne heure pour appeler Miss Abbott.

La directrice répondit avec sa brusquerie habituelle.

— Christine Abbott à l'appareil.
— Katherine Kincaid.
— Il y a quelque chose qui ne va pas ? Ce n'est pas le jour pour les urgences.
— Non, j'appelais seulement pour avoir des nouvelles de Léona.
— Elle va aussi bien qu'on peut aller dans pareil cas.
C'était une réponse très circonspecte, et Kate en eut pleinement conscience.
— Comment se présentent les choses à Wildwood ? demanda Miss Abbott.
— Plutôt bien. Il y a des problèmes, mais nous arrivons à les régler.
— Parfait. Je vous cherche toujours une remplaçante. Je me suis adressée à certaines de nos anciennes élèves, mais aucune n'est libre en ce moment.
Soudain, la ligne devint muette. Kate agita plusieurs fois le crochet, jusqu'au moment où Eva lui dit :
— Cela arrive tout le temps. Dès qu'il y a un orage, la ligne est coupée.
Kate ne répondit pas. Elle avait espéré que Miss Abbott aurait du nouveau au sujet de son remplacement, pour pouvoir parler de son retour dans sa prochaine lettre à Howard — ce qui encouragerait peut-être celui-ci à lui répondre plus gentiment qu'il ne l'avait fait la dernière fois.
Eva alla à la fenêtre pour regarder la pluie rebondir sur le toit en pente du porche.
— Mauvais, dit-elle. On dirait les chutes de Buttermilk. Vous y êtes déjà allée ?
Le téléphone se fit entendre par à-coups, sans jamais arriver à une sonnerie complète. Kate décrocha.
— Oui ! Oui, Miss Abbott ! Je vous entends.
— Nous avons été coupées avant que j'aie eu la possibilité de vous parler de votre petite protégée. Elle a gagné ! Eloïse a gagné le concours de poésie.
— Merveilleux ! s'exclama Kate. Il faudra fêter cela.
— Nous aurons quelque chose de plus à fêter : le prix de poésie était accompagné d'une offre. La fondation Frémont, qui a organisé le concours, a offert une bourse à Eloïse pour qu'elle fasse ses études à la grande ville.
— Merveilleux ! Qu'a dit son père ?

— Nous n'avons pas encore pu le mettre au courant. Les Torrence n'ont pas le téléphone.

— Ah oui, c'est vrai. Dès qu'il pleuvra moins, j'irai chez eux pour leur annoncer la nouvelle.

— Vous pourrez aussi en faire part à Eloïse. Elle est là-haut jusqu'à la fin des vacances scolaires.

— Formidable ! Elle va être follement heureuse. Moi aussi, d'ailleurs... Ah ! la barbe ! s'exclama-t-elle car la ligne avait été de nouveau coupée.

— Vous vous habituerez, dit Eva en s'installant devant sa machine à écrire.

La matinée se passa sans encombre. Il n'y eut que deux visites. L'une concernait un bébé souffrant de coliques. Kate s'assura qu'il n'y avait rien de sérieux et prescrivit un changement de régime. Elle donna au bambin quelques gouttes d'élixir parégorique. Les coliques s'atténuaient déjà quand la mère et son enfant partirent.

L'autre patiente était une jeune fille d'environ quinze ans, qui arriva seule, ruisselante de pluie. Elle était terrifiée à un point qui surprit même Eva. Kate la conduisit dans la salle de consultation et lui fit enlever ses vêtements humides. Avant même de l'avoir examinée, Kate sut pourquoi la jeune fille avait si peur : l'intérieur de ses cuisses était maculé de sang séché.

Elle mit des gants stériles et commença un examen vaginal. Sa patiente eut un mouvement de recul, probablement dû à un sentiment de culpabilité plus qu'à la douleur, et elle se crispa. Kate l'obligea à se détendre et lui fit mettre les pieds dans les étriers métalliques.

— De quoi vous êtes-vous servie ?

Au lieu de répondre, la jeune fille posa une autre question :

— Est-ce que je vais mourir ?

Cette fois, ce fut Kate qui ne répondit pas. Elle continua délicatement son examen. Malgré les saignements, la tentative d'avortement n'avait sans doute pas réussi. Il fallait donc prévenir l'infection puis opérer pour réparer d'éventuelles lacérations.

« Mais procédons par ordre, se dit Kate. Il faut que j'évalue l'importance des dégâts, que je m'assure qu'il n'est pas resté de corps étranger, que je nettoie avec une solution saline pour éviter une contamination quelconque. »

Ceci fait, elle amena en douceur la jeune fille à raconter son histoire. Il s'agissait de l'un des camionneurs de la route du charbon, qu'elle avait rencontré au bazar du village, qui faisait aussi salle de billard. Ils avaient fait quelques parties, bu plusieurs verres et ce qui devait se produire, s'était produit. A ceci près qu'il n'était pas de la montagne et qu'il était parti travailler ailleurs, dans une autre mine à ciel ouvert. Elle n'avait plus jamais entendu parler de lui.

Des semaines plus tard, elle avait découvert qu'elle était enceinte. Elle n'en avait parlé à personne, jusqu'au jour où elle s'était décidée — elle avait essayé d'avorter au milieu de la nuit, quand toute sa famille dormait. Elle s'était mise à saigner, alors elle s'était enfuie de la maison pour qu'ils ne sachent pas. Maintenant, elle ne pouvait plus rentrer chez elle.

Malgré les bruits qui couraient en ville sur le manque de moralité des montagnards, il fallait bien admettre qu'ils étaient profondément croyants. Certes ils buvaient, réglaient parfois leurs querelles à coups de revolver ou de carabine, mais ils étaient très stricts en ce qui concernait la réputation des membres de leur famille dans la communauté.

Kate mit la jeune fille au lit et lui donna un tranquillisant pour l'aider à trouver un peu de ce sommeil dont elle avait tant besoin.

— Il faut la confier au docteur Boyd le plus tôt possible, dit Kate à Eva. Mais après ?

— Vous ne verrez pas souvent une fille de la montagne faire cela, dit Eva. Sa famille lui tiendra plus rigueur de sa tentative d'avortement que de sa grossesse. Et ils prendront soin du petit quand il sera né. Il sera de la famille et ils s'occuperont de lui : ce sera un enfant comme les autres, et jamais personne ne lui fera de remarques désobligeantes.

Une demi-heure plus tard, Kate alla voir la jeune fille : elle dormait profondément. Kate décida de téléphoner à Ray pour vérifier si elle avait bien fait ce qu'il fallait faire. Le jeune médecin la rassura sur ce point : elle n'aurait pu faire mieux.

28

La pluie tomba toute la nuit. Au petit matin, Kate partit assister une jeune mère qui ressentait, avec deux semaines d'avance, les premières douleurs de l'enfantement. Trois heures plus tard, le bébé était là, un solide bambin de plus de trois kilos qui réclamait à cor et à cri le sein maternel.

C'est en regagnant la route goudronnée qu'elle ressentit toute la force de l'orage, car les chemins de terre jusque-là empruntés étaient protégés par les branches des arbres. Sur la route, les grosses gouttes frappaient le véhicule avec une force vengeresse et les essuie-glaces n'arrivaient pas à déblayer le déluge.

Kate conduisait doucement, avec prudence, mais détendue. Et puis tout à coup elle entendit, très loin derrière elle, un profond roulement de tonnerre qui lui sembla durer très longtemps. De plus, il était accompagné d'un bruit qu'elle n'avait jamais associé auparavant à un orage : même à distance, elle entendait des sortes de très fortes explosions, un peu comme une fusillade. Il n'y avait pas de rythme précis ; on entendait d'abord comme des coups de feu d'armes individuelles, puis tout d'un coup un tir rapide de mitrailleuse. Cela lui parut si étrange qu'elle arrêta la voiture pour mieux prêter l'oreille : encore des roulements, des grondements et des pétarades. Puis, pour finir, tout s'arrêta.

Incapable de comprendre de quoi il s'agissait, elle attendit le retour du silence troublé seulement par le fracas de la pluie sur le toit de la jeep. Toujours intriguée, elle redémarra en direction de Wildwood. Elle se dit que les orages de début de printemps peuvent entraîner toutes sortes de phénomènes, comme des chutes de neige, le tonnerre, la grêle et bien d'autres choses encore.

Mais ces craquements géants qui ressemblaient à des explosions, elle n'arrivait pas à se les expliquer.

Elle était encore à plus d'un kilomètre de Wildwood lorsqu'elle vit ce qui lui parut être un mirage, un mirage particulièrement lourd de menaces. De l'obscurité sortaient des lumières tournantes rouges et blanches, ces lumières dont elle avait gardé depuis l'enfance une peur irraisonnée et qui se dirigeaient droit sur elle. Elle s'arrêta : les lumières continuaient d'approcher et elle pouvait même, maintenant, discerner le son d'une sirène qui hurlait.

Un véhicule qui lui était familier perça soudain le brouillard et le rideau de pluie : la gendarmerie locale. Un véhicule dans lequel elle avait vu arriver plus d'une urgence lorsqu'elle était de service à Adelphi. Il roulait très vite malgré les circonstances atmosphériques mais ralentit en arrivant à sa hauteur et se rangea à côté de la jeep. L'homme qui conduisait, Helms, baissa sa vitre et fit signe à Kate d'en faire autant.

Il se pencha au-dehors pour mieux la voir :

— C'est vous Miss Kincaid ?

— Oui.

— Vous feriez mieux de faire demi-tour et de nous suivre. Il va y avoir besoin d'aide.

— De l'aide ? Pourquoi ?

— Vous n'avez pas entendu ?

— Quoi donc ?

— Le glissement de terrain. Vous venez de la direction où cela s'est passé.

— En effet, j'ai entendu une sorte de roulement de tonnerre suivi d'une série d'explosions. C'était donc ça ?

— Oui. Toute cette foutue montagne imbibée de pluie a bougé. Elle a glissé tout droit dans la vallée. Elle cassait les arbres en deux comme si c'étaient des allumettes. Pour autant que nous sachions, elle a touché quelques-uns des vallons. J'ai bien peur qu'ils soient ensevelis.

— Quelle montagne ? demanda Kate.

— La montagne du Diable.

— Mais c'est celle de la Grande Betsy !

— Oui. Harlan passait son temps à les prévenir et à répéter : il faut planter pendant que nous creusons. Mais on ne voulait pas l'écouter. Et tout a dégringolé : la montagne et cette maudite machine.

Pendant qu'il parlait, des ordres frénétiques se faisaient entendre sur son émetteur-récepteur à ondes courtes.

— Il vaudrait donc mieux que vous fassiez demi-tour et que vous nous suiviez. On va avoir besoin d'aide, de beaucoup d'aide. Nous cherchons à joindre le docteur Boyd pour qu'il nous amène une équipe de secours le plus vite possible.

— Je vous suis.

Kate fit demi-tour et partit derrière la voiture de Helms. Assez rapidement elle aperçut un autre gyrophare dans son rétroviseur. On devait mobiliser des renforts dans tous les environs, dans tout le comté. Les feux arrière du véhicule de Helms s'allumèrent soudain, et il s'arrêta. Pour ne pas risquer de déraper par un coup de frein brutal, Kate pompa doucement sur la pédale et la jeep ralentit, puis s'immobilisa. Helms et son adjoint, Henson, sortirent sous la pluie. Kate les rejoignit. Les pieds dans une boue épaisse, ils fixaient le sombre horizon.

Devant eux se dessinait une montagne de terre noire, humide et fumante, piquetée de fragments blanchâtres qui rappelaient à Kate les morceaux d'os humains apparaissant dans une fracture ouverte. Mais il s'agissait là d'arbres cassés, tordus, broyés, déracinés par l'avalanche de boue. On distinguait également des monceaux de broussailles et de larges débris de la route que la boue avait arrachés et en quelque sorte avalés lors de son inexorable avancée.

Un grondement sourd se fit de nouveau entendre. Helms saisit la main de Kate et tira la jeune femme en arrière :

— Filons ! Vite !

Ils coururent rejoindre leurs voitures avant d'être engloutis par la masse de boue qui roulait, plus lentement cette fois mais en continuant d'emporter quelques arbres dont les craquements sinistres se répercutaient dans le ciel de l'aube.

Une fois en lieu sûr Kate rejoignit les deux hommes et, ensemble, ils contemplèrent le désastre.

— Je n'arrive pas à y croire, dit Henson.

— Si ce truc s'est étalé sur autant de largeur que ça en a l'air, il a dû combler plus d'une rivière et plus d'un vallon et emporter des tas de maisons, dit Helms.

— Et des gens aussi, dit Kate. Il faut que nous fassions quelque chose.

— Il faut d'abord les trouver, répondit Helms.

— J'ai des patients là-haut. Les Clinton. Mrs Persons. Mr Spencer. Et les Torrence... Mon Dieu, Eloïse et sa famille !

Impulsivement, Kate se dirigea vers la muraille de terre, mais Helms la retint.

— Vous ne pouvez rien faire là-haut, si ce n'est vous faire tuer vous-même. Une équipe de secours est en route. Il vaut mieux que vous l'attendiez.

— Mais les Torrence ?

— Vous attendrez ! Ici, dans votre voiture, ordonna Helms.

Kate obéit. En regagnant la jeep, elle vit une caravane de véhicules stopper à proximité. Dans l'obscurité, elle entendit une voix familière qui donnait des ordres et demandait du matériel pour creuser : Harlan Jessup. Il recrutait des volontaires qui le suivraient sur le lieu de la catastrophe.

— Je les ai pourtant suppliés, dit-il en reconnaissant Kate. Plantez pendant que nous creusons, leur ai-je dit. Mais ça n'a servi à rien. Et maintenant, regardez ! Je mériterais d'être pendu. Oui, pendu !

Il passa devant elle, à la tête d'une file d'hommes qui portaient des pelles, des pioches, des lampes-torches et des brancards.

Kate leva les yeux au bourdonnement de l'hélicoptère qui approchait. Un projecteur puissant troua la nuit. « Ils ne vont rien trouver, pensa-t-elle. Ils ne vont trouver personne. Et s'ils trouvent quelqu'un... »

Elle sut tout de suite ce qu'elle allait faire. Etant la seule personne à la ronde à avoir des connaissances médicales, elle devait dénicher un local et l'équiper au mieux pour y accueillir les survivants, si survivants il y avait.

Elle alla trouver Helms.

— Donnez-moi un homme pour m'aider. Je vais aller à Wildwood chercher du matériel. Ensuite je m'installerai dans le premier bâtiment encore debout.

— Le Rédempteur, alors, dit Helms.

— Pardon ?

— Oui, le temple de la Pentecôte. Vous en avez déjà entendu parler ?

« Ça oui ! J'en ai entendu parler », pensa Kate qui

n'avait oublié ni la messe ni les fidèles s'adonnant à la manipulation de crotales.

Mais elle se contenta de dire :

— D'accord, je vais m'y installer. Envoyez-moi les survivants.

29

Avec l'aide de Henson, Kate avait entassé autant de fournitures médicales — pansements, bandages, seringues, antibiotiques — que pouvait en contenir la jeep. Elle repartit immédiatement vers le temple de la Pentecôte, en conduisant vite et parfois même dangereusement. A son arrivée, elle vit que l'on avait déjà amené un survivant, et elle donna l'ordre à Henson de commencer à décharger le matériel. Elle jeta un coup d'œil circulaire à l'intérieur de la petite bâtisse, compta sept rangées de bancs et décida qu'ils serviraient de lits tandis que l'autel serait utilisé comme table d'examen et de soins.

Henson déposa précautionneusement le patient sur l'autel. D'emblée, Kate sut que l'unique ampoule qui pendait, nue, du plafond n'éclairait pas suffisamment la scène.

— Apportez-moi une lampe-tempête ! Une forte. Et demandez par radio qu'on m'envoie de quoi m'éclairer mieux.

— Espérons que la ligne électrique pourra le supporter, dit Henson.

— Faites ce que je vous dis, ordonna Kate. Il m'est impossible de travailler dans ces conditions.

Elle examina le blessé avec autant de soin que le lui permettait le faible éclairage. Il était inconscient et portait au visage une vilaine plaie sanguinolente ; quelque chose avait entamé la peau et la chair jusqu'à la pommette. Incapable de déterminer si l'os était fracturé, Kate débrida la plaie et la nettoya. L'homme reprit conscience lorsqu'il sentit la morsure de l'antiseptique.

— Qu'est-ce qui se passe ? demanda-t-il, abasourdi et choqué.

— Chut ! Restez tranquille, dit Kate qui entreprit de suturer la blessure.

Pendant qu'elle travaillait, elle entendit un gros camion qui s'arrêtait devant le temple. Henson entra pour lui faire son rapport :

— Les fournitures envoyées par l'hôpital, annonça-t-il. Tout ce qu'ils avaient. Mais on va nous en envoyer d'autres de la grande ville. Et par hélicoptère, pour aller plus vite.

— De la lumière, insista Kate. Il me faut davantage de lumière.

— Elle arrive. Par hélico.

Kate nouait le dernier fil de suture et s'apprêtait à panser la plaie quand on amena quatre nouveaux : une femme, deux enfants et un homme. Kate les regarda, pour voir lequel d'entre eux elle devrait soigner en premier. Mais aussi dans l'espoir que Eloïse, Benjy ou les parents Torrence figuraient parmi eux, ce qui n'était pas le cas.

Elle porta le petit garçon jusqu'à l'autel et donna l'ordre à Henson d'installer confortablement les autres sur les bancs. Puis elle inspecta les blessures de l'enfant.

Dès lors, Kate travailla sans interruption pendant plusieurs heures. A peine avait-elle fini avec un blessé que Henson le remplaçait par une autre victime. Tandis qu'elle s'activait à la lumière de la lampe-tempête, on apporta d'autres moyens d'éclairage, portatifs et puissants, dont on se servait en cas de panne à l'hôpital de la Montagne.

Elle entendit quelqu'un qui criait :

— Tout est branché ! Faites un essai et espérons que ça ne va pas sauter...

Kate s'arrêta un instant pour voir ce qui allait se passer. Les lumières faiblirent, clignotèrent une seconde, puis devinrent normales.

— Merci, murmura-t-elle, merci les gars !

Son champ de travail était maintenant parfaitement éclairé et elle y voyait très bien. Elle reporta son attention sur la petite fille allongée sur l'autel. En palpant les bras et les jambes de l'enfant, elle décela une fracture du fémur.

Avec la plus grande précaution, elle remit l'os en place et banda la jambe avant de fixer un pansement provisoire avec du sparadrap. Puis elle lui donna à tout hasard un antibiotique et lui fit prendre un sédatif pour qu'elle puisse se reposer sans trop souffrir. Après quoi elle porta la petite fille jusqu'à l'un des bancs et l'y posa délicatement.

Lorsqu'elle revint à l'autel, Henson avait déjà placé une autre victime. Kate travaillait sans relâche car les survivants affluaient, certains en voiture, d'autres à pied, soutenus par des parents ou voisins.

Elle ne s'accorda aucun répit, trop occupée à débrider des plaies, faire des pansements et des sutures, administrer des médicaments, donner des sédatifs, installer des goutte-à-goutte, ce, en se disant qu'on ne lui aurait jamais donné cette liberté à l'hôpital de l'Université.

Chaque fois qu'elle se sentait défaillir par manque de repos, elle se concentrait sur le blessé à soigner et, avec un regain d'énergie, reprenait sa tâche là où elle l'avait interrompue.

Bientôt, tous les bancs furent occupés, et Kate demanda à Henson de réquisitionner un camion qu'il transformerait en ambulance de fortune. Ainsi pourrait-il commencer à évacuer vers l'hôpital de la Montagne les blessés ayant reçu les premiers soins.

« Mais que fait Ray ? Où est l'équipe de secours ? », se demandait Kate, penchée sur l'autel. Elle n'eut pas le loisir de se poser plus longtemps la question car on venait d'amener une vieille dame aux cheveux blancs, qui portait une hideuse entaille au front. Bien qu'à peine consciente, la femme perçut la douleur causée par l'alcool avec lequel Kate nettoyait la plaie. Elle essaya de se contenir, mais se mit à trembler.

— Ne vous gênez pas, madame, pleurez si vous en avez envie, lui dit Kate. Cela vous fera du bien.

Les larmes ruisselèrent sur les joues ridées, mais la vieille femme resta silencieuse pendant que Kate finissait de nettoyer et de panser la blessure.

Puis ce fut une jeune femme, qui présentait une profonde coupure au cuir chevelu. Kate ne trouva pas le moindre signe de lésion du cerveau, nettoya et recousit la plaie en souhaitant qu'il ne survienne pas de complications.

Elle pensait aux traumatismes crâniens et à leurs conséquences quand la fatigue la submergea. Se laissant glisser en avant, elle plongea dans un sommeil quasi comateux.

Elle se réveilla en sursaut quand elle sentit qu'on la soulevait. C'était Miss Abbott.

— Pour vous, la journée est terminée, dit la directrice. Allez vous reposer. Je vais vous faire remplacer.

— Tout ce dont j'ai besoin, c'est un peu de café et j'irai très bien, protesta Kate. Je ne me suis jamais sentie mieux.

— Miss Kincaid, c'est un ordre ! Filez ! Je ne veux plus vous voir ici aujourd'hui.

A contrecœur, Kate contourna l'autel, avança d'un pas, puis s'arrêta pour demander :

— Et le docteur Boyd ? Qu'est-il arrivé au docteur Boyd ?

— Quand nous avons appris que vous faisiez un excellent travail ici, nous avons décidé de mettre en place un autre poste de secours. Le docteur Boyd s'y trouve actuellement. Mais assez parlé. Grimpez dans votre voiture et allez dormir. Dormez tout votre soûl.

Kate passa dans l'une des étroites allées latérales, entre les bancs jonchés de blessés, et se retrouva au-dehors.

Là, elle se rendit compte qu'une énorme opération de secours avait été montée pendant qu'elle se donnait tout entière à son travail. Un camion de ravitaillement était arrivé avec du café et des vivres pour les survivants et les sauveteurs. Avec du matériel de terrassement lourd, on s'apprêtait à attaquer la coulée de boue pour rechercher les victimes qui n'auraient pas encore été découvertes. Deux hélicoptères, pales tournantes et ronronnantes, allaient décoller pour évaluer l'étendue du sinistre.

Outre les puissants projecteurs alimentés par une génératrice mobile, les camions, caméras et câbles des trois chaînes de télévision venues couvrir la catastrophe ajoutaient à la confusion générale. L'endroit ressemblait à la plateforme d'un porte-avions prêt au combat. Ayant besoin de café pour se réconforter, Kate se dirigea vers le camion-cantine où un volontaire servait ceux qui défilaient. C'était en réalité *une* volontaire ainsi que Kate put le constater en approchant.

— Mrs Persons ! Hildy ! Vous vous en êtes sortie, grâce à Dieu...

— Ouais, fit Hildy Persons. Alors, c'est vous ?

— Moi quoi ?

— Y sortent tous du temple du Rédempteur en parlant

de cette ravissante petite qui fait du si bon travail. C'était donc vous ! Tenez, voilà du café.

En prenant la tasse, Kate remarqua :

— Et vous ne chiquez plus. C'est bien, ça ! Très bien !

— Mon œil que c'est bien ! s'exclama Mrs Persons avec colère. Il a fallu que je dégage si vite que j'ai pas eu la possibilité d'en prendre. Il y a trois carottes du meilleur tabac à chiquer de c'comté quelque part, dans ma maison, là-haut. Et je ne les reverrai probablement jamais.

— Cela a été terrible, n'est-ce pas, Hildy ?

— Ouais, terrible. Comme le jour du Jugement dernier, a dit le pasteur Willis. Le monde entier qui se secoue et qui tremble. Un grondement puissant et les arbres qui se cassent comme des allumettes. Mais ma maison est toujours là.

Quelqu'un avait dû signaler la sortie de Kate, car elle fut très rapidement entourée de caméras. Les reporters lui tendaient des micros et la bombardaient de questions :

— C'est vous l'Ange de miséricorde dont on parle ?

— Quel est le cas le plus terrible que vous ayez eu à soigner ?

— Est-ce qu'il y a des gens qui sont morts pendant les soins ?

Elle essaya de s'échapper, mais elle était cernée et les questions continuaient à fuser. Elle se crut finalement obligée de répondre :

— Cela a été moche, très moche. Moi, je n'ai fait que mon devoir. N'importe quelle infirmière en aurait fait autant.

Elle refusa d'en dire plus, mais les questions continuèrent et les journalistes n'abandonnèrent que quand un autre hélicoptère de secours apparut : ils s'élancèrent vers l'engin qui se préparait à atterrir. Seule à nouveau, Kate se détourna et avisa, près du temple, un vaste emplacement recouvert d'une bâche de l'armée. Elle comprit que sous la surface inégale reposaient des cadavres, s'en approcha en tremblant et vit que le corps qui se trouvait le plus à l'extérieur n'était pas entièrement recouvert. Une mèche de cheveux blancs dépassait. Elle s'agenouilla et rabattit la toile.

C'était Will Spencer. Les yeux fermés, le visage reposé, il avait l'air de dormir.

« Seul, pensa tristement Kate. Il est mort seul. Au moins maintenant il est avec sa chère Claire. »

Elle lui baisa la joue et le recouvrit. Se redressant, elle contempla les autres formes inertes, particulièrement les petites, dont l'une était peut-être Eloïse, et essaya, en vain, d'écarter cette pensée. Puis elle ne put s'empêcher de rabattre une nouvelle fois la bâche rigide et humide. Elle reconnut un enfant qu'elle avait soigné, la petite fille sur laquelle elle avait effectué une trachéotomie, qui était allongée là, maintenant, sans vie, la tête tournée de telle façon que l'on pouvait apercevoir la petite cicatrice blanche sur son cou.

Kate ne vit pas la petite Eloïse. Ni d'ailleurs aucun membre de la famille Torrence. Mais alors, où étaient-ils ? Ensevelis par le glissement de la montagne ? Elle décida de les retrouver ; personne ne l'en empêcherait, pas même les sauveteurs. Elle se leva, s'éloigna du poste de secours, se fraya un chemin à travers ce fouillis de véhicules, de câbles électriques, de voitures de patrouille et de camions, et commença l'escalade de la montagne de boue, mêlée de rochers et d'arbres déchiquetés. Elle avait du mal à assurer son pied, glissant, tombant et reculant par moments, avançant parfois à quatre pattes, mais elle réussit à progresser.

Elle grimpa longtemps. Ses mains étaient maculées non seulement de boue mais aussi de sang car elle s'était coupée et blessée sur les arêtes des arbres et des rochers. Elle finit par atteindre l'endroit où était censé débuter le sentier menant à la maison des Torrence. Mais la colline n'était plus là, et le ruisseau non plus. En glissant, la montagne avait comblé et égalisé le sol à tel point que le sommet de la colline se trouvait maintenant au niveau de la boue et des débris accumulés là. Kate osa jeter un coup d'œil dans la direction de la maison des Torrence : par miracle, elle était toujours debout.

— Eloïse, Eloïse, est-ce que tu m'entends ? hurla Kate en s'élançant. Est-ce qu'il y a quelqu'un qui m'entend ?

Une voix finit par s'élever. Une toute petite voix, venue du plus haut de ce qui restait de la colline.

— Kate ?

C'était Eloïse ! L'enfant descendit en courant au-devant de Kate, qui avait repris sa pénible ascension. Elles s'embrassèrent en pleurant.

— J'ai eu très peur quand personne n'a répondu, avoua Kate. Oui, très peur pour vous tous.

— Papa a dit que ça se rapprochait trop, que nous serions plus en sûreté là-haut, expliqua la petite.

— L'important, c'est que vous soyez tous sains et saufs, ma petite Eloïse chérie, dit Kate en couvrant l'enfant de baisers.

***

Howard Brewster tempêtait contre sa secrétaire :

— Mais, nom d'un chien, Miss Sands, il doit y avoir un moyen d'aller là-bas ! Il doit y avoir un aéroport près d'Adelphi !

Terrorisée, car elle ne l'avait jamais vu aussi agité, Miss Sands essaya de s'expliquer :

— Il y a bien un aéroport, monsieur, mais seuls les avions de secours peuvent y atterrir : les avions de l'armée de l'air, les hélicoptères de la marine. Le personnel de la Croix-Rouge aussi. Il est provisoirement fermé au trafic civil.

— Dans ce cas-là, prenez le téléphone et essayez de joindre cet hôpital ! cria Howard. Dieu seul sait ce qui a pu lui arriver ! Et puis non, je vais y aller en voiture. Mille cinq cents kilomètres, ça ne devrait pas prendre plus de quinze heures. Annulez tous mes rendez-vous jusqu'à la fin de la semaine et...

Venant du fond du couloir, la voix d'Elton Travers l'interrompit :

— Howard, venez vite dans mon bureau.

Howard courut sans cesser de hurler des instructions :

— Appelez mon garage ! Je veux ma voiture ici, devant l'immeuble, dans un quart d'heure. Et que le plein soit fait !

Il entra en trombe dans le bureau de Travers, où Klein et Aldrich regardaient la télévision, hypnotisés. Howard Brewster jeta un regard sur l'écran, se rapprocha et se laissa tomber à genoux.

C'était le reportage en direct de la catastrophe. En imperméable sous la pluie, un reporter, micro en main, racontait l'étendue du sinistre.

— ... et la montagne s'est ébranlée. Une vallée entière a été effacée de la carte. On n'a encore aucune estimation du nombre des morts et des blessés, ainsi que des maisons détruites.

Il s'interrompit pour écouter ce qu'on lui disait au casque, et reprit :

— Nous allons maintenant vous passer une interview enregistrée il y a quelques instants.

Une journaliste apparut sur l'écran, au milieu d'un flot de véhicules de secours. A l'arrière-plan se profilait une petite église coiffée d'un clocheton.

— Nous sommes devant le temple de la Rédemption, le premier poste de secours qui a été ouvert dans cette vallée dévastée proche d'Adelphi, en Virginie occidentale. A mon côté la jeune infirmière de l'hôpital de la Montagne, que l'on appelle « l'Ange d'Adelphi » pour la façon dont elle a soigné les blessés et en raison du nombre de vies humaines qu'elle a sauvées, Katherine Kincaid...

Le cameraman agrandit son angle pour montrer une Kate hagarde, trop fatiguée pour s'apercevoir qu'on la filmait, et occupée à répondre aux questions qui fusaient de toutes parts.

— Elle va bien... murmura Howard. — Il se tourna vers ses associés. — Vous avez vu ? Elle va bien. Elle est vivante. Vivante !

Il se dirigea vers le téléphone, toujours marmonnant :

— « L'Ange d'Adelphi »... Elle a sauvé des vies humaines... Vous avez entendu ? « L'Ange d'Adelphi, à cause des blessés qu'elle a soignés et des vies qu'elle a sauvées.

Il appela l'interurbain et dit à l'opératrice.

— Il faut me passer Adelphi. En Virginie. L'hôpital de la Montagne. Miss Kate Kincaid. C'est ça, Kincaid...

C'est alors qu'il se rendit compte qu'il pleurait.

30

Un pompier ramena Kate à Adelphi dans sa voiture, après qu'elle eût conduit les Torrence au temple du Rédempteur. Elle s'endormit avant même que la voiture démarre. Il fallut que son chauffeur la réveille lorsqu'ils arrivèrent à l'hôpital de la Montagne. Elle s'excusa de s'être ainsi laissée aller au sommeil, descendit de la voiture et se dirigea vers l'entrée principale, en affichant une énergie qu'elle était loin de ressentir.

En pénétrant dans la salle d'attente, elle la trouva transformée en un énorme poste d'Urgence. On y avait mis autant de matelas qu'il pouvait en contenir et même des couvertures posées à même le sol. Partout, des femmes, des hommes et des enfants étaient couchés. Certains étaient des sans-abri, les autres des blessés.

Kate reconnut une silhouette familière, celle d'une femme à genoux qui s'occupait d'un petit garçon :

— Laissez-moi faire, je vais prendre soin de lui, Mrs Russel.

Mrs Russel se leva et dit, mi-figue mi-raisin :

— Comment, « laissez-moi faire » ? Ignorez-vous que vous vous adressez à l'une des meilleures infirmières de ce comté ? L'une des plus expérimentées ?

Les deux femmes s'embrassèrent.

— Dieu merci, vous êtes saine et sauve, mon enfant. On dit que vous avez vraiment bien travaillé, là-haut.

— J'ai fait ce que j'ai pu.

— D'après ceux qui sont redescendus, vous avez accompli, dit-on, des miracles. Vous avez été un ange, et vous connaissant comme je vous connais, je le crois bien volontiers. Bon, assez bavardé. Mes patients m'attendent !

Apprenant que Miss Abbott était revenue, Kate alla se présenter à elle. La directrice était à l'étage supérieur, où la nursery avait également été transformée en zone d'urgence. Toutes les infirmières étaient de service vingt-quatre heures sur vingt-quatre. Kate découvrit même de nombreux visages inconnus, sans doute des infirmières d'autres villages et de l'hôpital de la grande ville. Quand Miss Abbott, qui était en train de donner des ordres, eût terminé, Kate s'approcha d'elle :

— Je suis revenue. Qu'est-ce que je peux faire ?

La directrice souligna du doigt les yeux cernés de Kate et secoua la tête avec un air de reproche :

— Ça ne vous suffit donc pas d'être une simple infirmière ? On me dit que vous êtes devenue une équipe d'urgence à vous toute seule. Au fait, avez-vous trouvé les Torrence ?

— Dieu merci, oui.

— Tant mieux. Et maintenant, Miss Kincaid, allez dans mon bureau.

— Oui, et une fois là... ? demanda Kate.

— Vous trouverez un lit de camp : offrez-vous un peu de sommeil.

— Mais...

— C'est un ordre. Je vous réveillerai quand le moment sera venu.

— Bien. Mais avant de...

— J'ai dit non, l'interrompit Miss Abbott, au bord de la colère.

— J'y vais, soupira Kate.

Plus tard, elle ne se rappela pas s'être étendue avant de tomber dans un profond sommeil.

Lorsqu'elle fut réveillée par la sonnerie du téléphone, Kate ne savait absolument pas l'heure qu'il était. Toujours à moitié endormie, elle eut envie de crier :

— La directrice n'est pas là, arrêtez ce tintamarre !

Elle alla jusqu'au bureau en trébuchant et prit l'appareil. Par-dessus le brouhaha et les interférences habituelles du téléphone local, on entendait une voix d'homme :

— Elle est forcément là ! Elle est quelque part, trouvez-la.

Son nom est Kincaid, Kate Kincaid ! Je sais qu'elle est vivante, je l'ai vue à la télévision.

Elle reconnut la voix malgré le bruit.

— « Champion » ! C'est toi ?

— Katie, Katie ? Chérie, tu vas bien ?

— Je suis épuisée, mais je vais bien.

— J'ai été terrifié quand les nouvelles sont arrivées : glissement de terrain, Adelphi, la montagne du Diable. Je me suis rappelé ce que tu m'avais raconté. Quand j'ai vu les images à la télé, je me suis dit que tu étais au milieu de tout ça et même peut-être dessous. Mais après, je t'ai vue. Tu n'en as pas dit long, mais j'ai quand même craqué et j'ai pleuré. Oui, moi, j'ai pleuré. J'ai pleuré rien que parce que je te voyais vivante et indemne. Et j'ai regretté tout ce que j'ai pu te dire de méchant sur le métier d'infirmière. Peux-tu me pardonner ?

— Oui, mon « Champion » chéri, je te pardonne, dit-elle en se rendant compte qu'elle pleurait elle aussi.

— Ecoute, je ne sais pas vraiment comment te le dire, mais reste aussi longtemps qu'on a besoin de toi. Après, dépêche-toi de rentrer à la maison. Ce que je veux dire, c'est que j'attendrai le temps qu'il faudra : des jours, des semaines et même des mois. Pas besoin de m'expliquer, ni de t'excuser. Plus maintenant, j'ai compris. J'ai compris et j'attendrai.

— Je reviendrai le plus vite possible, promit-elle.

— Je t'aime, Katie.

— Moi aussi, je t'aime, « Champion ». Maintenant il faut que je retourne travailler. On a besoin de moi.

— Oui, bien sûr. Mais tu es certaine que tu vas bien ?

— Evidemment, lança-t-elle en souriant.

Elle raccrocha, les yeux brillants. Elle n'avait plus sommeil, maintenant. Elle descendit pour se présenter à Miss Abbott et recevoir une nouvelle affectation.

31

Comme on avait logé les Torrence à Adelphi en attendant que la route soit dégagée, ce matin-là, au lieu d'emmener Eloïse à l'école en voiture, Kate l'y accompagna à pied. Serrant ses nouveaux livres contre sa poitrine, l'enfant demanda :

— C'est la dernière fois ? La dernière fois pour de bon ?

— Oui, répondit Kate. Cet après-midi, je vais à la ville, je prends l'avion et je rentre chez moi.

— Et je ne te verrai jamais plus ? fit l'enfant.

— Je reviendrai sans doute en visite. Ou bien toi, tu peux venir me voir : ça me plairait beaucoup. Mais de toute façon nous nous écrirons. Je veux être au courant de tout ce que tu fais, surtout quand tu iras à l'école à la ville. On m'a dit qu'elle était formidable... Il faudra que tu me racontes tout, tout ce qui se passera. Tu promets d'écrire ?

— Oui, oui, je te le promets.

Elles continuèrent à marcher en silence, puis Eloïse demanda :

— Est-ce que... est-ce que tu auras un jour un enfant à toi ?

— J'aimerais bien avoir un enfant à moi, surtout s'il te ressemble.

— Et si tu as un enfant, je pourrai toujours t'écrire ?

— Bien sûr. Nous nous écrirons toujours.

— Je croyais que quand tu en aurais un à toi, tu ne t'occuperais plus de personne d'autre, dit la petite fille.

— Je m'occuperai toujours de toi, Eloïse, de tout ce que tu fais, de tout ce que tu penses, de tout ce que tu apprends et de tout ce que tu écris. Cela m'intéressera toujours.

A la porte de l'école, Kate s'agenouilla et embrassa Eloïse. L'enfant s'accrocha à elle pendant un moment puis entra en courant dans le bâtiment.

Pendant qu'elle finissait ses deux valises, Kate entendit Mrs Russel dire en tournant autour d'elle :
— Ça va être solitaire ici, terriblement solitaire.
— Mais vous aurez une nouvelle élève la semaine prochaine, lui rappela Kate.
— Ce ne sera pas pareil. Il est venu beaucoup de jeunes femmes, mais aucune comme vous, Kate. Je n'ai pas eu autant de chagrin depuis le jour où Louise est partie pour la guerre.
— Mais vous avez Eloïse et vous allez la garder jusqu'à ce qu'elle parte pour la ville.
— C'est vrai. Elle me donne beaucoup de bonheur. Est-ce que je vous ai montré le pull que j'ai commencé pour elle ? Il est bleu, avec des petites fleurs blanches au crochet autour du cou et sur les poches.

Kate, lors d'une dernière tournée dans les différentes salles, avait fait ses adieux aux infirmières avec qui elle avait travaillé pendant un an. Lorsqu'elle eut terminé, elle monta au premier étage.
Miss Abbott, au téléphone, allumait une cigarette tout en disant :
— Oui ma chère, je sais ce que vous avez vu de notre travail à la télé, pendant la catastrophe. Et c'est très bien de votre part de vouloir venir ici pour votre formation. Croyez que je l'apprécie. Mais il faut d'abord que nous voyons votre dossier. Je vais vous envoyer un formulaire de demande d'admission, mais je vous préviens, le stage n'est pas facile. Ici nous nc prenons que les meilleures. — Elle leva les yeux vers Kate et eut un sourire. — Les meilleures des meilleures, ajouta-t-elle.
Elle raccrocha, envoya une bouffée de fumée au plafond, plongea son regard dans celui de Kate.
— Oui, les meilleures. Comme Kate Kincaid. Je dois dire que je suis assez fière de vous. La première fois, en regardant votre demande d'inscription, je me suis dit : « Voilà une jeune femme combative. Bien dirigée, et suffisamment motivée, elle pourra devenir un crack. Et vous l'êtes

devenue. Pendant la catastrophe, vous nous avez fait honneur. Vous avez installé votre propre poste de secours. Parmi les jeunes médecins qu'il m'a été donné de rencontrer, il y en a plus d'un qui n'aurait pas fait aussi bien.

— Merci, Miss Abbott !

— Si un jour l'envie vous prend de revenir ici pour travailler ou pour enseigner, ou tout simplement pour nous rendre visite, j'en serai heureuse. De toute façon j'aime bien garder le contact. Au fait, Kate, quand vous m'écrirez, rappelez-vous que je m'appelle Christine.

Miss Abbott se leva. Lorsque Kate lui tendit la main, son aînée l'embrassa sur la joue.

Ray Boyd avait pris son après-midi pour l'accompagner à l'aéroport. Il ne dit pas grand-chose pendant le trajet, et elle non plus.

— Etes-vous sûre qu'il n'y a aucun moyen de vous persuader de rester ? finit-il par demander.

— Non, Ray. Je suis très contente d'être venue et très triste de m'en aller. Mais je repars plus forte qu'à mon arrivée, et je suis maintenant certaine que ce sacrifice valait la peine d'être fait. Je sais ce que je vais faire : ce que le docteur Abrams m'avait dit.

— Amener la médecine aux gens ?

— Je vais être auxiliaire médicale en ville, au milieu des pauvres. Là où l'on a besoin d'infirmières compétentes et qui ont de l'expérience. Particulièrement là où des enfants auront besoin de moi. Il y a beaucoup de petites Eloïse dans la grande ville. Et beaucoup de petites Kate Kincaid aussi.

Ray quitta un instant la route des yeux, juste assez longtemps pour montrer la curiosité que cette dernière phrase éveillait en lui.

— Quand j'étais petite, un jour où je regardais avec terreur brûler ma maison, une très gentille infirmière a fait preuve de chaleur humaine : elle m'a rassurée et consolée. Je veux donner du courage à des enfants qui se sentent déshérités, effrayés et abandonnés dans notre monde hostile et difficile. Je veux les réconforter et les soigner. — Un sourire malicieux éclaira son visage. — Il y a une chose qu'il faut que vous admettiez, c'est qu'on a fini par m'accepter, ici.

— Vous accepter ? Ils vous aiment tellement que j'ai pitié de la prochaine nouvelle infirmière qui ira les voir. Je les entends d'ici : « Z'êtes pas terrible. Dans l'temps y'avait une infirmière, Kate Kincaid. Elle était très mignonne, mais drôlement bonne infirmière. Vous n'lui arriv'rez jamais à la cheville. »

Ils rirent tous les deux, puis Ray demanda :

— Et Howard ?

— Nous allons nous marier, bien sûr.

— Bien sûr.

— Et acheter une maison. Après nous aurons un enfant ou deux, j'espère. Lui, il aura son travail et moi, j'aurai le mien. Et nous vivrons comme tout le monde.

— Est-ce qu'il sait la chance qu'il a ? demanda Ray.

— Je crois que nous avons tous les deux de la chance.

Ils ne parlèrent plus jusqu'au moment où Ray arrêta la voiture devant l'aéroport.

— Je ne t'oublierai jamais, Kate.

— Moi non plus, Ray, je ne t'oublierai pas. Ni Adelphi, ni Wildwood, ni les gens d'ici. Jamais.

L'avion était sur la piste, attendant l'autorisation de décoller. Elle sentit les réacteurs gagner en puissance, jusqu'au moment où la poussée la plaqua contre le dossier de son siège. La seconde d'après, ils quittaient le sol.

Bientôt se profileraient sur sa droite les hautes montagnes vertes, où quelque part se cachaient Adelphi et l'hôpital de la Montagne, ainsi qu'une partie de son existence, dont elle se souviendrait toujours avec amour et émotion.

En arrivant elle était Kate Kincaid, infirmière diplômée, un peu prétentieuse et hautaine envers les gens de la montagne. Elle était résolue à engranger le maximum de connaissances et à repartir dès la fin de ses études.

Maintenant, un an et demi plus tard, elle était Kate Kincaid, auxiliaire médicale et sage-femme confirmée et expérimentée, une vraie professionnelle, capable non seulement de soigner une famille entière mais d'aider la venue au monde de beaux enfants. De sa compétence, elle ne tirait plus un orgueil mal placé, mais une certaine dose d'humilité. Et c'est presque à contrecœur qu'elle s'en retournait.

L'hôpital de la Montagne lui avait beaucoup appris sur les métiers d'infirmière et de sage-femme. Quant aux montagnards, ils lui avaient enseigné tant de choses sur la vie, l'honnêteté, le dévouement, l'amitié, la fierté, la confiance... Et aussi sur la loyauté familiale. Des valeurs que certains peuvent trouver surannées, mais qui sont plus nécessaires que jamais dans ce monde d'avions, de satellites, de télévisions, d'ordinateurs, de bombes H, et de familles dispersées.

« " Champion ", promit-elle en silence, je ne serai pas seulement une très bonne infirmière. Je serai aussi la meilleure des épouses et la plus gentille des mamans. »

Elle s'amusa toute seule d'avoir pris cette résolution et se demanda : « Serais-je à nouveau trop sûre de moi ? »

Achevé d'imprimer
sur les Presses Bretoliennes
27160 Breteuil-sur-Iton

N° d'édition : 5182
Dépôt légal : février 1986 — N° d'impression : 352